U0397927

实用护理技能与护理常规

宋 建 等主编

上海科学普及出版社

图书在版编目（CIP）数据

实用护理技能与护理常规／宋建等主编. —上海：上海科学普及出版社，2023.8
ISBN 978-7-5427-8530-5

Ⅰ.①实… Ⅱ.①宋… Ⅲ.①护理学 Ⅳ.①R47

中国国家版本馆CIP数据核字（2023）第139473号

统　　筹　张善涛
责任编辑　郝梓涵
整体设计　宗　宁

实用护理技能与护理常规

主编 宋　建 等

上海科学普及出版社出版发行

（上海中山北路832号　邮政编码200070）

http://www.pspsh.com

各地新华书店经销　山东麦德森文化传媒有限公司印刷
开本　787×1092 1/16　印张 19　插页 2　字数 502 000
2023年8月第1版　　2023年8月第1次印刷

ISBN 978-7-5427-8530-5　定价：198.00元
本书如有缺页、错装或坏损等严重质量问题
请向工厂联系调换
联系电话：0531-82601513

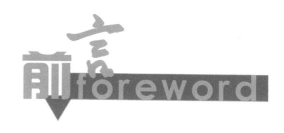

　　护理工作在我国医疗卫生事业的发展中发挥着重要的作用,广大护理工作者在协助临床诊疗、救治生命、促进康复、减轻疼痛及增进医患关系和谐方面肩负着重要责任。随着"以患者为中心"向"以人的健康为中心"的变革,护理学科建设、基础护理理论与应用的研究呈现出蓬勃发展的趋势,我国护理事业如何与国际接轨成为了广大护理工作者共同关心的问题。为了使国际先进的护理理论在我国得到熟练应用,缩短从理论到实践的距离,我们特组织从事多年临床护理工作和护理教学工作的专业人员精心编写了《实用护理技能与护理常规》一书,旨在更新护理学知识,分享国内外最新的护理学研究进展。

　　本书着眼于护理工作的实际需要,在内容编排上,详略得当、轻重有度、重点突出;在体例编排上,以病因、病理、发病机制、临床表现、诊断与治疗原则为前提,以护理评估、护理诊断、护理措施、护理评价为主干;在版面设计上,简约大方、风格清新、特色鲜明。本书对临床常见病的护理进行了详细归纳和总结,突出了护理过程中需要注意的关键问题,体现了个体化、整体化的护理观念,使读者既能掌握专科护理的技术与要领,又能将所学知识及时应用于临床工作。本书条理清晰、结构合理、实用性强,适合各级医疗机构的护理人员及医学院校护理专业学生阅读。

　　在本书编写过程中,编者竭尽所能,力求表述准确、深入浅出,以做到既体现出现代护理学的发展,又具有可读性和实用性。但由于编写水平有限、编写时间仓促,书中可能存在不足之处,望广大读者批评指正。

《实用护理技能与护理常规》编委会
2023 年 5 月

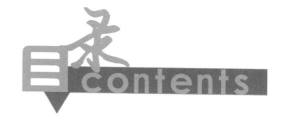
contents

第一章 护理程序

第一节 概　述

护理程序是一种系统而科学地安排护理活动的工作方法,目的是确认和解决护理对象对现存或潜在健康问题的不良反应。它是指在护理服务活动中,通过一系列有目的、有计划、有步骤的行动,为护理对象提供生理、心理、社会、文化及发展的整体护理。

一、护理程序的特征

护理程序作为护理人员照顾护理对象的独特工作方法,具有以下几个方面的特征。

(一)个体性

根据患者的具体情况和需求设计护理活动,满足不同的需求。

(二)目标性

以识别及解决护理对象的健康问题,以及对健康问题的反应为特定目标,全面计划及组织护理活动。

(三)系统性

以系统论为理论框架,指导护理工作的各个步骤系统而有序地进行,每一项护理活动都是系统中的一个环节,保证了护理活动的连续性。

(四)连续性

不限于某特定时间,而是随着护理对象反应的变化随时进行。

(五)科学性

综合了现代护理学的理论观点和其他学科的相关理论,如控制论、需要论等学说为理论基础。

(六)互动性

在整个过程中,护理人员与护理对象、同事、医师及其他人员密切合作,以全面满足服务对象的需要。

(七)普遍性

护理程序适合在任何场所、为任何护理服务对象安排护理活动。

二、护理程序的理论基础

护理程序在现代护理理论基础上产生,通过一系列目标明确的护理活动为服务对象的健康服务,可作为框架运用到面向个体、家庭和社区的护理工作中。相关的理论基础主要包括系统论、需要层次论、生长发展理论、应激适应理论、沟通理论等,具体见表 1-1。

表 1-1　护理程序的理论基础与应用

理论	应用
一般系统理论	理论框架、思维方法、工作方法
需要层次论	指导分析资料、提出护理问题
生长发展理论	制订计划
应激适应理论	确定护理目标、评估实施效果
沟通理论	手收集资料、实施计划、解决问题过程

三、护理程序的步骤

护理程序由评估、诊断、计划、实施和评价五个步骤组成,这五个步骤之间相互联系,互为影响(图 1-1)。

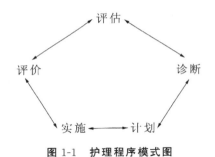

图 1-1　护理程序模式图

(1)护理评估:是护理程序的第一步,收集护理对象生理、心理、社会方面的健康资料并进行整理,以发现和确认服务对象的健康问题。

(2)护理诊断:在评估基础上确定护理诊断,以描述护理对象的健康问题。

(3)护理计划:对如何解决护理诊断涉及的健康问题做出决策,包括排列护理诊断顺序、确定预期目标、制订护理措施和书写护理计划。

(4)护理实施:即按照护理计划执行护理措施的活动。

(5)护理评价:即将护理对象对护理的反应与预期目标进行比较,根据预期目标达到与否,评定护理计划实施后的效果。必要时,应重新评估服务对象的健康状况,引入护理程序的下一个循环。

（戚红美）

第二节 护 理 评 估

护理评估是有目的、有计划、有步骤地收集有关护理对象生理、心理、社会文化和经济等方面的资料,对此进行整理与分析,以判断服务对象的健康问题,为护理活动提供可靠的依据。具体包括收集资料、整理资料和分析资料三部分。

一、收集资料

(一)资料的来源

1.直接来源

护理对象本人,是第一资料来源也是主要来源。

2.间接来源

(1)护理对象的重要关系人,也就是社会支持性群体,包括亲属、关系亲密的朋友、同事等。

(2)医疗活动资料,如既往实验室报告、出院小结等健康记录。

(3)其他医护人员,放射医师、化验师、药剂师、营养师、康复师等。

(4)护理学及其他相关学科的文献等。

(二)资料的内容

在收集资料的过程中,各个医院均有自己设计的收集资料表,无论依据何种框架,基本内容主要包括一般资料、生活状况及自理程度、健康检查及心理-社会状况等。

1.一般资料

包括患者姓名、性别、出生日期、出生地、职业、民族、婚姻、文化程度、住址等。

2.现在的健康状况

包括主诉、现病史、入院方式、医疗诊断及目前用药情况。目前的饮食、睡眠、排泄、活动、健康管理等日常生活形态。

3.既往健康状况

包括既往史、创伤史、手术史、家族史、有无过敏史、有无传染病。既往的日常生活形态、烟酒嗜好、女性还包括月经史和婚育史。

4.护理体检

包括体温、脉搏、呼吸、血压、身高、体重、生命体征、各系统的生理功能及有无疼痛、眩晕、麻木、瘙痒等,有无感觉(视觉、听觉、嗅觉、味觉、触觉)异常,有无思维活动、记忆能力等障碍等认知感受形态。

5.实验室及其他辅助检查结果

包括最近进行的辅助检查的客观资料,如实验室检查、X线、病理检查等。

6.心理方面的资料

包括对疾病的认知和态度、康复的信心,病后情绪、心理感受、应对能力等变化。

7.社会方面的资料

包括就业状态、角色问题和社交状况;有无重大生活事件,支持系统状况等;有无宗教信仰;

享受的医疗保健待遇等。

(三)资料的分类

1.按照资料的来源划分

包括主观资料和客观资料:主观资料指患者对自己健康问题的体验和认识。包括患者的知觉、情感、价值、信念、态度、对个人健康状态和生活状况的感知。主观资料的来源可以是患者本人,也可以是患者家属或对患者健康有重要影响的人。客观资料指检查者通过观察、会谈、体格检查和实验等方法得到或被检测出的有关患者健康状态的资料。客观资料获取是否全面和准确主要取决于检查者是否具有敏锐的观察能力及丰富的临床经验。

当护士收集到主观资料和客观资料后,应将两方面的资料加以比较和分析,可互相证实资料的准确性。

2.按照资料的时间划分

包括既往资料和现时资料:既往资料是指与服务对象过去健康状况有关的资料,包括既往病史、治疗史、过敏史等。现时资料是指与服务对象现在发生疾病有关的状况,如现在的体温、脉搏、呼吸、血压、睡眠状况等。

护士在收集资料时,需要将既往资料和现时资料结合起来分析。

(四)收集资料的方法

1.观察

观察是指护理人员运用视、触、叩、听、嗅等感官获得患者、家属及患者所处环境的信息并进行分析判断,是收集有关服务对象护理资料的重要方法之一。观察贯穿在整个评估过程中,可以与交谈同时进行。护士应及时、敏锐、连续的对服务对象进行观察,如患者出现面容痛苦、呈强迫体位,就提示患者是否有疼痛,由此进一步询问持续时间、部位、性质等。观察作为一种技能,护理人员在实践中需要不断培养和锻炼,以期得到发展和提高。

2.交谈

护患之间的交谈是一种有目的的医疗活动,使护理人员获得有关患者的资料和信息。一般可分为两种。①正式交谈:指事先通知患者,有目的、有计划的交谈,如入院后的采集病史。②非正式交谈:指护士在日常护理工作中与患者随意自然的交谈,不明确目的,不规定主题、时间,是一种"开放式交流",以便及时了解到服务对象的真实想法和心理反应。交谈时护士应注意沟通技巧的运用,对一些敏感性话题应注意保护患者的隐私。

3.护理体检

护理人员运用体检技能,为护理对象进行系统的身体评估,获取与护理有关的生命体征、身高、体重等,以便收集与护理诊断、护理计划有关的患者方面的资料,以及时了解病情变化和发现护理对象的健康问题。

4.阅读

包括查阅护理对象的医疗病历(门诊和住院)、各种护理记录及实验室和辅助检查结果,以及有关文献等。也可以用心理测量及评定量表对服务对象进行心理-社会评估。

二、整理资料

为了避免遗漏和疏忽相关和有价值的资料,得到完整全面的资料,常依据某个护理理论模式设计评估表格,护理人员依据表格全面评估,整理资料。

(一)按戈登的功能性健康形态整理分类

1.健康感知-健康管理形态

指服务对象对自己健康状态的认识和维持健康的方法。

2.营养代谢形态

包括食物的利用和摄入情况。如营养、液体、组织完整性、体温调节及生长发育等的需求。

3.排泄形态

主要指肠道、膀胱的排泄状况。

4.活动-运动形态包括运动、活动、休闲与娱乐状况。

5.睡眠-休息形态

指睡眠、休息及精神放松的状况。

6.认知-感受形态

包括与认知有关的记忆、思维、解决问题和决策,以及与感知有关的视、听、触、嗅等功能。

7.角色-关系形态

家庭关系、社会中角色任务及人际关系的互动情况。

8.自我感受-自我概念形态

指服务对象对于自我价值与情绪状态的信念与评价。

9.性-生殖形态

主要指性发育、生殖器官功能及对性的认识。

10.应对-压力耐受形态

指服务对象压力程度、应对与调节压力的状况。

11.价值-信念形态

指服务对象的思考与行为的价值取向和信念。

(二)按马斯洛需要层次进行整理分类

1.生理需要

体温 39 ℃,心率 120 次/分,呼吸 32 次/分,腹痛等。

2.安全的需要

对医院环境不熟悉,夜间睡眠需开灯,手术前精神紧张,走路易摔倒等。

3.爱与归属的需要

患者害怕孤独,希望有亲友来探望等。

4.尊重与被尊重的需要

如患者说:"我现在什么事都不能干了""你们应该征求我的意见"等。

5.自我实现的需要

担心住院会影响工作、学习,有病不能实现自己的理想等。

(三)按北美护理诊断协会的人类反应形态分类

1.交换

包括营养、排泄、呼吸、循环、体温、组织的完整性等。

2.沟通

主要指与人沟通交往的能力。

3.关系

指社交活动、角色作用和性生活形态。

4.价值

包括个人的价值观、信念、宗教信仰、人生观及精神状况。

5.选择

包括应对能力、判断能力及寻求健康所表现的行为。

6.移动

包括活动能力、休息、睡眠、娱乐及休闲状况,日常生活自理能力等。

7.知识

包括自我概念,感知和意念;包括对健康的认知能力、学习状况及思考过程。

8.感觉

包括个人的舒适、情感和情绪状况。

三、分析资料

(一)检查有无遗漏

将资料进行整理分类之后,应仔细检查有无遗漏,并及时补充,以保证资料的完整性及准确性。

(二)与正常值比较

收集资料的目的在于发现护理对象的健康问题。因此护士应掌握常用的正常值,将所收集到的资料与正常值进行比较,并在此基础上进行综合分析,以发现异常情况。

(三)评估危险因素

有些资料虽然目前还在正常范围,但是由于存在危险因素,若不及时采取预防措施,以后很可能会出现异常,损害服务对象的健康。因此,护士应及时收集资料评估这些危险因素。

护理评估通过收集服务对象的健康资料,对资料进行组织、核实和分析,确认服务对象对现存的或潜在的健康问题或生命过程的反应,为做出护理诊断和进一步制订护理计划奠定了基础。

四、资料的记录

(一)原则

书写全面、整洁、简练、流畅,客观资料运用医学术语,避免使用笼统、模糊的词,主观资料尽量引用护理对象的原话。

(二)记录格式

根据资料的分类方法,参考各医院,甚至各病区的特点自行设计,多采用表格式记录。与患者第一次见面收集到的资料记录称入院评估,要求详细、全面,是制订护理计划的依据,一般要求入院后24小时内完成。住院期间根据患者病情天数,每天或每班记录,反映了患者的动态变化,用以指导护理计划的制订、实施、评价和修订。

(戚红美)

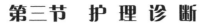

第三节 护理诊断

护理诊断是护理程序的第二个步骤,是在评估的基础上对所收集的健康资料进行分析,从而确定服务对象的健康问题及引起健康问题的原因。护理诊断是一个人生命过程中的生理、心理、社会文化发展及精神方面健康状况或问题的一个简洁、明确的说明,这些问题都是属于护理职责范围之内,能够用护理的方法解决的问题。

一、护理诊断的概念

1990 年,北美护理诊断协会(NANDA)提出并通过了护理诊断的定义:护理诊断是关于个人、家庭、社区对现存或潜在的健康问题及生命过程反应的一种临床判断,是护士为达到预期的结果选择护理措施的基础,这些预期结果应能通过护理职能达到。

二、护理诊断的组成部分

护理诊断有四个组成部分:名称、定义、诊断依据和相关因素。

(一)名称

名称是对服务对象健康状况的概括性的描述。应尽量使用 NANDA 认可的护理诊断名称,以便于护士之间的交流和护理教学的规范。常用改变、受损、缺陷、无效或低效等特定描述语。例如,排便异常(便秘);有皮肤完整性受损的危险。

(二)定义

定义是对名称的一种清晰的、正确的表达,并以此与其他诊断相鉴别。一个诊断的成立必须符合其定义特征。有些护理诊断的名称虽然十分相似,但仍可从定义中发现彼此的差异。例如,"压力性尿失禁"的定义是"个人在腹内压增加时立即无意识地排尿的一种状态""反射性尿失禁"的定义是"个体在没有要排泄或膀胱满胀的感觉下可以预见的不自觉地排尿的一种状态"。虽然两者都是尿失禁,但前者的原因是腹内压增高,后者的原因是无法抑制的膀胱收缩。因此,确定诊断时必须认真区别。

(三)诊断依据

诊断依据是做出护理诊断的临床判断标准。诊断依据常常是患者所具有的一组症状和体征,以及有关病史,也可以是危险因素。对于潜在的护理诊断,其诊断依据则是原因本身(危险因素)。

诊断依据依其在特定诊断中的重要程度分为主要依据和次要依据。

1.主要依据

主要依据是指形成某一特定诊断所应具有的一组症状和体征及有关病史,是诊断成立的必要条件。

2.次要依据

次要依据是指在形成诊断时,多数情况下会出现的症状、体征及病史,对诊断的形成起支持作用,是诊断成立的辅助条件。

例如,便秘的主要依据是"粪便干硬,每周排大便不到三次",次要依据是"肠鸣音减少,自述肛门部有压力和胀满感,排大便时极度费力并感到疼痛,可触到肠内嵌塞粪块,并感觉不能排空"。

(四)相关因素

相关因素是指造成服务对象健康状况改变或引起问题产生的情况。常见的相关因素包括以下几个方面。

1.病理生理方面的因素

指与病理生理改变有关的因素。例如,"体液过多"的相关因素可能是右心衰竭。

2.心理方面的因素

指与服务对象的心理状况有关的因素。例如,"活动无耐力"可能是由疾病后服务对象处于较严重的抑郁状态引起。

3.治疗方面的因素

指与治疗措施有关的因素(用药、手术创伤等)。例如,"语言沟通障碍"的相关因素可能是使用呼吸机时行气管插管。

4.情景方面的因素

指环境、情景等方面的因素(陌生环境、压力刺激等)。例如,"睡眠形态紊乱"可能与住院后环境改变有关。

5.年龄因素

指在生长发育或成熟过程中与年龄有关的因素。如婴儿、青少年、中年、老年各有不同的生理、心理特征。

三、护理诊断与合作性问题及医疗诊断的区别

(一)合作性问题—潜在并发症

在临床护理实践中,护士常遇到一些无法完全包含在 NANDA 制订的护理诊断中的问题,而这些问题也确实需要护士提供护理措施,因此,1983 年有学者提出了合作性问题的概念。她把护士需要解决的问题分为两类:一类经护士直接采取措施可以解决,属于护理诊断;另一类需要护士与其他健康保健人员尤其是医师共同合作解决,属于合作性问题。

合作性问题需要护士承担监测职责,以及时发现服务对象身体并发症的发生和情况的变化,但并非所有并发症都是合作性问题。有些可通过护理措施预防和处理,属于护理诊断;只有护士不能预防和独立处理的并发症才是合作性问题。合作性问题的陈述方式是"潜在并发症:××××"。如"潜在并发症:脑出血"。

(二)护理诊断与合作性问题及医疗诊断的区别

1.护理诊断与合作性问题的区别

护理诊断是护士独立采取措施能够解决的问题;合作性问题需要医师、护士共同干预处理,处理决定来自医护双方。对合作性问题,护理措施的重点是监测。

2.护理诊断与医疗诊断的区别

明确护理诊断和医疗诊断的区别对区分护理和医疗两个专业、确定各自的工作范畴和应负的法律责任非常重要。两者主要区别见表1-2。

表 1-2　护理诊断与医疗诊断的区别

项目	护理诊断	医疗诊断
临床判断的对象	对个体、家庭、社会的健康问题/生命过程反应的一种临床判断	对个体病理生理变化的一种临床判断
描述的内容	描述的是个体对健康问题的反应	描述的是一种疾病
决策者	护士	医疗人员
职责范围	在护理职责范围内进行	在医疗职责范围内进行
适应范围	适用于个体、家庭、社会的健康问题	适用于个体的疾病
数量	往往有多个	一般情况下只有一个
是否变化	随病情的变化	一旦确诊不会改变

（戚红美）

第四节　护理计划

制订护理计划是如何解决护理问题的一个决策过程,计划是对患者进行护理活动的指南,是针对护理诊断制订具体护理措施来预防、减轻或解决有关问题。其目的是为了确认护理对象的护理目标,以及护士将要实施的护理措施,使患者得到合适的护理,保持护理工作的连续性,促进医护人员的交流和评价。制订计划包括 4 个步骤。

一、排列护理诊断的优先顺序

一般情况下,患者可以存在多个护理诊断,为了确定解决问题的优先顺序,根据问题的轻重缓急合理安排护理工作,需要对这些护理诊断包括合作性问题进行排序。

(一)排列护理诊断

一个患者可同时有多个护理问题,制订计划时应按其重要性和紧迫性排出主次,一般把威胁最大的问题放在首位,其他的依次排列,这样护士就可根据轻、重、缓、急有计划地进行工作,通常可按如下顺序排列。

1.首优问题

首优问题是指会威胁患者生命,需立即行动去解决的问题。如清理呼吸道无效、气体交换受阻等。

2.中优问题

中优问题是指虽不会威胁患者生命,但能导致身体上的不健康或情绪上变化的问题,如活动无耐力、皮肤完整性受损、便秘等。

3.次优问题

次优问题指人们在应对发展和生活中变化时所产生的问题。这些问题往往不是很紧急,如营养失调、知识缺乏等。

(二)排序时应该遵循的原则

(1)按马斯洛的人类基本需要层次论进行排列,优先解决生理需要。这是最常用的一种方法。生理需要是最低层次的需要,也是人类最重要的需要,一般来说,影响了生理需要满足或生理功能的平衡状态威胁最大的护理问题是需要优先解决的护理诊断。如与空气有关的"气体交换障碍""清理呼吸道无效"、与水有关的"体液不足"、与排泄有关的"尿失禁""潴留"等。

具体的实施步骤可以按以下方法进行:首先列出患者的所有护理诊断,将每一诊断归入五个需要层次,然后由低到高排列出护理诊断的先后顺序。

(2)考虑患者的需求。马斯洛的理论为护理诊断的排列提供了一个普遍的原则,但由于护理对象的复杂性、个体性,相同的需求对不同的人,其重要性可能不同。因此,在无原则冲突的情况下,可与患者协商,尊重患者的意愿,考虑患者认为最重要的问题予以优先解决。

(3)现存的问题优先处理,但不要忽视潜在的和有危险的问题。有时它们常常也被列为首优问题而需立即采取措施或严密监测。

二、制订预期目标

预期目标是指通过护理干预,护士期望患者达到的健康状态或在行为上的改变。其目的是指导护理措施的制订。预期目标不是护理行为,但能指导护理行为,并作为对护理效果进行评价的标准。每一个护理诊断都要有相应的目标。

(一)预期目标的制订

1.目标的陈述公式

时间状语+主语+(条件状语)+谓语+行为标准。

(1)主语:是指患者或患者身体的任何一部分,如体温、体重、皮肤等,有时在句子中省略了主语,但句子的逻辑主语一定是患者。

(2)谓语:指患者将要完成的行动,必须用行为动词来说明。

(3)行为标准:主语进行该行动所达到的程度。

(4)条件状语:指患者完成该行为时所处的特定条件。如"拄着拐杖"行走50 m。

(5)时间状语:是指主语应在何时达到目标中陈述的结果,即何时对目标进行评价,这一部分的重要性在于限定了评价时间,可以督促护士尽心尽力地帮助患者尽快达到目标,评价时间的确定,往往需要根据临床经验和患者的情况来确定。

2.预期目标的种类

根据实现目标所需时间的长短可将护理目标分为短期目标和长期目标两大类。

(1)短期目标:指在相对较短的时间内要达到的目标(一般指一周内),适合于病情变化快、住院时间短的患者。

(2)长期目标:是指需要相对较长时间才能实现的目标(一般指一周以上甚至数月)。

长期目标是需要较长时间才能实现的,范围广泛;短期目标则是具体达到长期目标的台阶或需要解决的主要矛盾。如下肢骨折患者,其长期目标是"三个月内恢复行走功能",短期目标分别为:"第一个月借助双拐行走""第二个月借助手杖行走""第三个月逐渐独立行走"。短期目标与长期目标互相配合、呼应。

(二)制订预期目标的注意事项

(1)目标的主语一定是患者或患者的一部分,而不能是护士。目标是期望患者接受护理后发生的改变,达到的结果,而不是护理行动本身或护理措施。

(2)一个目标中只能有一个行为动词。否则在评价时,如果患者只完成了一个行为动词的行为标准就无法判断目标是否实现。另外行为动词应可观察和测量,避免使用含糊的不明确的词语;可运用下列动词:描述、解释、执行、能、会、增加、减少等,不可使用含糊不清、不明确的词,如了解、掌握、好、坏、尚可等。

(3)目标陈述的行为标准应具体,以便于评价。有具体的检测标准;有时间限度;由护患双方共同制订。

(4)目标必须具有现实性和可行性,要在患者的能力范围之内,要考虑其身体心理状况、智力水平、既往经历及经济条件。目标完成期限的可行性,目标结果设定的可行性。患者认可,乐意接受。

(5)目标应在护理工作所能解决范围之内,并要注意医护协作,即与医嘱一致。

(6)目标陈述要针对护理诊断,一个护理诊断可有多个目标,但一个目标不能针对多个护理诊断。

(7)应让患者参与目标的制订,这样可使患者认识到对自己的健康负责不仅是医护人员的责任,也是患者的责任,护患双方应共同努力以保证目标的实现。

(8)关于潜在并发症的目标,潜在并发症是合作性问题,护理措施往往无法阻止其发生,护士的主要任务在于监测并发症的发生或发展。潜在并发症的目标陈述为:护士能及时发现并发症的发生并积极配合处理。如"潜在并发症:心律失常"的目标是"护士能及时发现心律失常的发生并积极配合抢救"。

三、制订护理措施

护理措施是护士为帮助患者达到预定目标而制订的具体方法和内容。规定了解决健康问题的护理活动方式与步骤。是一份书面形式的护理计划,也可称为"护嘱"。

(一)护理措施的类型

护理措施可分为依赖性护理措施、协作性护理措施和独立性护理措施三类。

1.依赖性的护理措施

即来自医嘱的护理措施,它描述了贯彻医疗措施的行为。如医嘱"每晨测血压1次""每小时巡视患者1次"。

2.协作性护理措施

协作性护理措施是护士与他健康保健人员相互合作采取的行动。如患者出现"营养失调:高于机体的需要量"的问题时,为帮助患者达到理想体重的目标,需要和营养师一起协商、讨论,制订护理措施。

3.独立性护理措施

独立性护理措施是护士根据所收集的资料,凭借自己的知识、经验、能力,独立思考、判断后做出的决策,是在护理职责范围内。这类护理措施完全由护士设计并实施,不需要医嘱。如长期卧床患者存在的"有皮肤破损的危险",护士每天定时给患者翻身、按摩受压部位皮肤,温水擦拭等措施都是独立性护理措施。

(二)护理措施的构成

完整的护理措施计划应包括:护理观察措施、行动措施、教育措施三部分。

例如,护理诊断——胸痛:与心肌缺血、缺氧致心肌坏死有关。

护理目标:24 小时内患者主诉胸痛程度减轻。

制订护理措施如下。

1.观察措施

(1)观察疼痛的程度和缓解情况。

(2)观察患者心律、心率、血压的变化。

2.行动措施

(1)给予持续吸氧,2～4 L/min。(依赖性护理措施)

(2)遵医嘱持续静脉点滴硝酸甘油 15 滴/分。(依赖性护理措施)

(3)协助床上进食、洗漱、大小便。(独立性护理措施)

3.教育措施

(1)教育患者绝对卧床休息。

(2)保持情绪稳定。

(三)制订护理措施应注意的注意事项

1.针对性

护理措施针对护理目标制订,一般一个护理目标可通过几项措施来实现,措施应针对目标制订,否则即使护理措施没有错误,也无法促使目标实现。

2.可行性

护理措施要切实可行,措施制订时要考虑以下问题。①患者的身心问题:这也是整体护理中所强调的要为患者制订个体化的方案。措施要符合患者的年龄、体力、病情、认知情况,以及患者自己对改变目前状况的愿望等。如对老年患者进行知识缺乏的健康教育时,让患者短时间内记忆很多教育内容是困难的。护理措施必须是患者乐于接受的。②护理人员的情况:护理人员的配备及专业技术、理论知识水平和应用能力等是否能胜任所制订的护理措施。③适当的医院设施、设备。

3.科学性

护理措施应基于科学的基础上,每项护理措施都应有措施依据,措施依据来自护理科学及相关学科的理论知识。禁止将没有科学依据的措施用于患者。护理措施的前提是一定要保证患者的安全。

4.一致性

护理措施不应与其他医务人员的措施相矛盾,否则容易使患者不知所措,并造成不信任感,甚至可能威胁患者安全。制订护理措施时应参阅其他医务人员的病历记录、医嘱,意见不一致时应共同协商,达成一致。

5.指导性

护理措施应具体,有指导性,不仅使护理同一患者的其他护士很容易地执行措施,也有利于患者。如对于体液过多需低盐饮食的患者,正确的护理措施:①观察患者的饮食是否符合低盐要求。②告诉患者和家属每天摄盐<5 g。含钠多的食物除咸味食品外,还包括发面食品、碳酸饮料、罐头食品等。③教育患者及家属理解低盐饮食的重要性等。

不具有指导性护理措施:①嘱患者每天摄盐量<5 g。②嘱患者不要进食含钠多的食物。

四、护理计划成文

护理计划成文是将护理诊断、目标、护理措施以一定的格式记录下来而形成的护理文件。不仅为护理程序的下一步实施提供了指导,也有利于护士之间及护士与其他医务人员之间的交流。护理计划的书写格式,因不同的医院有各自具体的条件和要求,所以书写格式也是多种多样的。大致包括日期、护理诊断、目标、措施、效果评价几项内容,见表1-3。

表1-3 护理计划

日期	护理诊断	护理目标	护理措施	评价	停止日期	签名
2021-02-19	气体交换受阻	1、	1、			
		2、	2、			
			3、			
2021-02-22	焦虑	1、	1、			
		2、	2、			
			3、			

护理计划应体现个体差异性,一份护理计划只对一个患者的护理活动起作用。护理计划还应具有动态发展性,随着患者病情的变化,护理的效果而调整。

(戚红美)

第五节 护理实施

实施是为达到护理目标而将计划中各项措施付诸行动的过程。实施的质量如何与护士的专业知识、操作技能和人际沟通能力三方面的水平有关.实施过程中的情况应随时用文字记录下来。

实施过程包括实施前准备、实施和实施后记录三个部分,一般来讲,实施应发生于护理计划完成之后,但在某些特殊情况下,如遇到急诊患者或病情突变的住院患者,护士只能先在头脑中迅速形成一个初步的护理计划并立即采取紧急救护措施,事后再补上完整的护理计划。

一、实施前的准备

护士在执行护理计划之前,为了保证护理效果,应思考安排以下几个问题,即"五个W"。

(一)"谁去做"

对需要执行的护理措施进行分类和分工,确定护理措施是由护士做,还是辅助护士做;哪一级别或水平的护士做;是一个护士做,还是多个护士做。

(二)"做什么"

进一步熟悉和理解计划,执行者对计划中每一项措施的目的、要求、方法和时间安排应了如指掌,以确保措施的落实,并使护理行为与计划一致。此外,护士还应理解各项措施的理论基础,保证科学施护。

（三）"怎样做"

（1）分析所需要的护理知识和技术：护士必须分析实施这些措施所需要的护理知识和技术，如操作程序或仪器设备使用的方法，若有不足，则应复习有关书籍或资料，或向其他有关人员求教。

（2）明确可能会发生的并发症及其预防：某些护理措施的实施有可能对患者产生一定程度的损伤。护士必须充分预想可能发生的并发症，避免或减少对患者的损伤，保证患者的安全。

（3）如患者情绪不佳，合作性差，那么需要考虑如何使措施得以顺利进行。

（四）"何时做"

实施护理措施的时间选择和安排要恰当，护士应该根据患者的具体情况、要求等多方面因素来选择执行护理措施的时机，例如，健康教育的时间，应该选择在患者身体状况良好、情绪稳定的情况下进行以达到预期的效果。

（五）"何地做"

确定实施护理措施的场所，以保证措施的顺利实施。在健康教育时应选择相对安静的场所；对涉及患者隐私的操作，更应该注意选择环境。

二、实施

实施是护士运用操作技术、沟通技巧、观察能力、合作能力和应变能力去执行护理措施的过程。在实施阶段，护理的重点是落实已制订的措施，执行医嘱、护嘱，帮助患者达到护理目标，解决问题。在实施中必须注意既要按护理操作常规规范化地实施每一项措施，又要注意根据每个患者的生理、心理特征个性化地实施护理。

实施是评估、诊断和计划阶段的延续，需随时注意评估患者的病情及患者对护理措施的反应及效果，努力使护理措施满足患者的生理、心理需要、促进疾病的康复。

三、实施后的记录

实施后，护士要对其所执行的各种护理措施及患者的反应进行完整、准确的文字记录，即护理病历中的护理病程记录，以反映护理效果，为评价做好准备。

记录可采用文字描述或填表，在相应项目上打"√"的方式。常见的记录格式有 PIO 记录方式，PIO 即由问题（problem，P）、措施（intervention，I）、结果（outcome，O）组成。"P"的序号要与护理诊断的序号一致并写明相关因素，可分别采用 PES、PE、SE 三种记录方式。"I"是指与 P 相对应的已实施的护理措施。即做了什么，但记录并非护理计划中所提出的全部护理措施的罗列。"O"是指实施护理措施后的结果。可出现两种情况：一种结果是当班问题已解决；另一种结果是当班问题部分解决或未解决，若措施适当，由下一班负责护士继续观察并记录；若措施不适宜，则由下一班负责护士重新修订并制订新的护理措施。

记录是一项很重要的工作，其意义在于：①可以记录患者住院期间接受护理照顾的全部经过；②有利于其他医护人员了解情况；③可作为护理质量评价的一个内容；④可为以后的护理工作提供资料；⑤它是护士辛勤工作的最好证明。

（戚红美）

第六节　护理评价

评价是有计划的、系统的将患者的健康现状与确定的预期目标进行比较的过程。评价是护理程序的第五步,但实际上它贯穿于整个护理程序的各个步骤,如评估阶段,需评估资料收集是否完全,收集方法是否正确;诊断阶段,需评价诊断是否正确,有无遗漏,是否是以收集到的资料为依据;计划阶段,需评价护理诊断的顺序是否合适,目标是否可行,措施是否得当;实施阶段,需评价措施是否得到准确执行,执行效果如何等。评价虽然位于程序的最后一步,但并不意味着护理程序的结束,相反,通过评价发现新问题,重新修订计划,而使护理程序循环往复地进行下去。

评价包括以下几个步骤。

一、收集资料

收集有关患者目前健康状态的资料,资料涉及的内容与方法同评估部分的相应内容。

二、评价目标是否实现

评价的方法是将患者目前健康状态的资料与计划阶段的预期目标相比较,以判断目标是否实现。经分析可得出 3 种结果:①目标已达到;②部分达到目标;③未能达到目标。

例:预定的目标为"一个月后患者拄着拐杖行走 50 m",一个月后评价结果如下。

患者能行走 50 m——目标达到。

患者能行走 30 m——目标部分达到。

患者不能行走——目标未达到。

三、重审护理计划

对护理计划的调整包括以下几种方式。

(一)停止

重审护理计划时,对目标已经达到,问题已经解决的,停止采取措施,但应进一步评估患者可能存在的其他问题。

(二)继续

问题依然存在,计划的措施适宜,则继续执行原计划。

(三)修订

对目标部分实现或目标未实现的原因要进行探讨和分析,并重审护理计划,对诊断、目标和措施中不适当的内容加以修改,应考虑下述问题:收集的资料是否准确和全面;护理问题是否确切;所定目标是否现实;护理措施设计是否得当及执行是否有效;患者是否配合等。

护理程序作为一个开放系统,患者的健康状况是一个输入信息,通过评估、计划和实施,输出患者健康状况的信息,经过护理评价结果来证实计划是否正确。如果患者尚未达到健康目标,则需要重新收集资料、修改计划,直到患者达到预期的目标,护理程序才告停止。因此,护理程序是一个周而复始,无限循环的系统工程(图 1-2)。

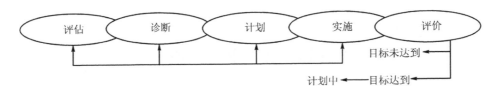

图 1-2　护理程序的循环过程

　　护理程序是一种系统的解决问题的程序,是护士为患者提供护理照顾的方法,应用护理程序可以保证护士给患者提供有计划、有目的、高质量、以患者为中心的整体护理。因此它不仅适用于医院临床护理、护理管理,同时它还适用于其他护理实践,如社区护理、家庭护理、大众健康教育等,是护理专业化的标志之一。

（戚红美）

第二章　临床护理技术

第一节　皮 下 注 射

一、目的

（1）注入小剂量药物，用于不宜口服给药而需在一定时间内发生药效时。

（2）预防接种。

（3）局部供药，如局部麻醉用药。

二、评估

（一）评估患者

（1）双人核对医嘱。

（2）核对患者床号、姓名、住院号和腕带（请患者自己说出床号和姓名）。

（3）评估患者病情、意识状态、配合能力、用药史、药物过敏史、不良反应史等。

（4）向患者解释操作目的和过程，取得患者配合。

（5）查看注射部位皮肤情况（皮肤颜色，有无皮疹、感染）。

（6）协助患者取舒适坐位或卧位。

（二）评估环境

安静整洁，宽敞明亮，必要时遮挡。

三、操作前准备

（一）人员准备

仪表整洁，符合要求。洗手，戴口罩。

（二）按医嘱配制药液

（1）操作台上放置注射盘、纸巾、无菌治疗巾、无菌镊子、2 mL 注射器、医嘱用药液、安尔碘、75％乙醇、无菌棉签。

（2）双人核对药液标签、药名、浓度、剂量、有效期、给药途径。

（3）检查瓶口有无松动、瓶身有无破裂、药液有无混浊、沉淀、絮状物和变质。

（4）检查注射器、安尔碘、75％乙醇、无菌棉签等，包装无破裂，在有效期内。

（5）按正规操作抽吸药液，并贴好标识，置于无菌盘内。

（6）再次核对药液，记录时间并签名。

（三）物品准备

治疗车上层放置无菌盘（内置抽吸好的药液）、治疗盘（安尔碘、75％乙醇）、注射单、快速手消毒剂，以上物品符合要求，均在有效期内。治疗车下层放置生活垃圾桶、医疗废物桶、锐器盒。

四、操作程序

（1）携用物推车至患者床旁，核对床号、姓名、住院号和腕带（请患者自己说出床号和姓名）。

（2）根据注射目的选择注射部位（上臂三角肌下缘、两侧腹壁、后背、股前侧和外侧等）。

（3）常规消毒皮肤，待干。

（4）二次核对患者床号、姓名和药名。

（5）排尽空气；取干棉签夹于左手示指与中指之间。

（6）一手绷紧皮肤，另一手持注射器，示指固定针栓，针头斜面向上，与皮肤呈 $30°\sim40°$（过瘦患者可捏起注射部位皮肤，并减少穿刺角度）快速刺入皮下，深度为针梗的 $1/2\sim2/3$；松开紧绷皮肤的手，抽动活塞，如无回血，缓慢推注药液。

（7）注射毕用无菌干棉签轻压针刺处，快速拔针后按压片刻。

（8）再次核对患者床号、姓名和药名，注射器按要求放置。

（9）协助患者取舒适体位，整理床单位，并告知患者注意事项。

（10）快速手消毒剂消毒双手，记录时间并签名。

（11）推车回治疗室，按医疗废物处理原则处理用物。

（12）洗手，根据病情书写护理记录单。

五、注意事项

（1）遵医嘱和药品说明书使用药品。

（2）长期注射者应注意更换注射部位。

（3）注射中、注射后观察患者不良反应和用药效果。

（4）注射 <1 mL 药液时须使用 1 mL 注射器，以保证注入药液剂量准确无误。

（5）持针时，右手示指固定针栓，但不可接触针梗，以免污染。

（6）针头刺入角度不宜超过 $45°$，以免刺入肌层。

（7）尽量避免应用对皮肤有刺激作用的药物做皮下注射。

（8）若注射胰岛素时，需告知患者进食时间。

（宋　建）

第二节　皮 内 注 射

一、目的

(1)进行药物过敏试验,以观察有无变态反应。

(2)预防接种。

(3)局部麻醉的起始步骤。

二、评估

(一)评估患者

(1)双人核对医嘱。

(2)核对患者床号、姓名、住院号和腕带(请患者自己说出床号和姓名)。

(3)评估患者病情、意识状态、配合能力、用药史、药物过敏史、不良反应史。

(4)向患者解释操作目的和过程,取得患者配合。

(5)查看注射部位皮肤情况(皮肤颜色,有无皮疹、感染和皮肤划痕阳性)。

(6)协助患者取舒适坐位或卧位。

(二)评估环境

安静整洁,宽敞明亮,必要时遮挡。

三、操作前准备

(一)人员准备

仪表整洁,符合要求。洗手,戴口罩。

(二)按医嘱配制药液

(1)操作台(治疗室):注射盘、无菌治疗巾、无菌镊子、1 mL 注射器、药液、安尔碘、75％乙醇、无菌棉签等。

(2)双人核对药液标签,药名、浓度、剂量、有效期、给药途径。

(3)检查瓶口有无松动、瓶身有无破裂、药液有无混浊、沉淀、絮状物和变质。

(4)检查注射器、安尔碘、75％乙醇、无菌棉签、包装无破裂、是否在有效期内。

(5)按正规操作抽吸药液,并贴好标识,置于无菌盘内。

(6)再次核对皮试液,并签名。

(三)物品准备

治疗车上层放置无菌盘(内置已抽吸好的药液)、治疗盘(75％乙醇、无菌棉签)、备用(1 mL 注射器1支、0.1％盐酸肾上腺素1支,变态反应时用)、快速手消毒剂、注射单,以上物品符合要求,均在有效期内。治疗车下层放置生活垃圾桶、医疗废物桶、锐器盒。

四、操作程序

(1)携用物推车至患者床旁,核对床号、姓名、住院号、腕带和药物过敏史(请患者自己说出床号和姓名)。

(2)选择注射部位(过敏试验选择前臂掌侧下 1/3;预防接种选择上臂三角肌下缘;局部麻醉则选择麻醉处)。

(3)75％乙醇常规消毒皮肤。

(4)二次核对患者床号、姓名和药名。

(5)排尽空气,药液至所需刻度,且药液不能外溢。

(6)一手绷紧局部皮肤,一手持注射器,针头斜面向上,与皮肤呈 5°刺入皮内。

(7)待针头斜面完全进入皮内后,放平注射器,固定针栓并注入 0.1 mL 药液,使局部形成一个圆形隆起的皮丘(皮丘直径 5 mm,皮肤变白,毛孔变大)。

(8)迅速拔出针头,勿按揉和压迫注射部位。

(9)20 分钟后观察患者局部反应,做出判断。

(10)协助患者取舒适体位,整理床单位。

(11)快速手消毒剂消毒双手,签名。

(12)推车回治疗室,按医疗废物处理原则处理用物。

五、20 分钟后判断结果

(1)核对患者床号、姓名、住院号和腕带(请患者自己说出床号和姓名)。

(2)须经两人判断皮试结果,并将结果告知患者和家属。

(3)洗手,皮试结果记录在病历、护理记录单和病员一览表等处。阳性用红笔标记"＋",阴性用蓝色或黑笔标记"－"。

(4)如对结果有怀疑,应在另一侧前臂皮内注入 0.1 mL 生理盐水做对照试验。

六、皮内试验结果判断

(一)阴性

皮丘无改变,周围无红肿,并无自觉症状。

(二)阳性

局部皮丘隆起,局部出现红晕、硬块,直径＞1 cm 或周围有伪足;或局部出现红晕,伴有小水疱者;或局部发痒者为阳性。严重时可出现过敏性休克。观察反应的同时,应询问有无头晕、心慌、恶心、胸闷、气短、发麻等不适症状,如出现上述症状时不可使用青霉素。

七、注意事项

(1)皮试药液要现用现配,剂量准确。

(2)备好相应抢救设备与药物,及时处理变态反应。

(3)行皮试前,尤其行青霉素过敏试验前必须询问患者家族史、用药史和药物过敏史,如有药物过敏史者不可做试验。

(4)药物过敏试验时,患者体位要舒适,不可采取直立位。

(5)选择注射部位时应注意避开瘢痕和皮肤红晕处。

(6)皮肤试验时禁用碘剂消毒,对乙醇过敏者可用生理盐水消毒,避免反复用力涂擦局部皮肤。

（7）拔出针头后，注射部位不可用棉球按压揉擦，以免影响结果观察。

（8）进针角度以针尖斜面全部刺入皮内为宜，进针角度过大易将药液注入皮下，影响结果的观察和判断。

（9）如需做对照实验，应用另一注射器和针头，抽吸无菌生理盐水，在另一前臂相同部位皮内注射0.1 mL，观察20分钟进行对照。告知患者皮试后20分钟内不要离开病房。如对结果有怀疑，应在另一侧前臂皮内注入0.1 mL生理盐水做对照试验。

（10）正确判断试验结果，对皮试结果阳性者，应在病历、床头或腕带、门诊病历和病员一览表上醒目标记，并将结果告知医师、患者和家属。

（11）特殊药物皮试，按要求观察结果。

（宋　建）

第三节　肌内注射

一、目的

注入药物，用于不宜或不能口服或静脉注射，且要求比皮下注射更快发生疗效时。

二、评估

（一）评估患者

（1）双人核对医嘱。

（2）核对患者床号、姓名、住院号和腕带（请患者自己说出床号和姓名）。

（3）评估患者病情、治疗情况、意识状态、用药史、药物过敏史、不良反应史、肢体活动能力和合作程度。

（4）向患者解释操作目的和过程，取得患者配合。

（5）查看注射部位皮肤情况（皮肤颜色，有无皮疹、感染和皮肤划痕阳性）。

（6）协助患者取舒适坐位或卧位。

（二）评估环境

安静整洁，宽敞明亮，必要时遮挡。

三、操作前准备

（一）人员准备

仪表整洁，符合要求。洗手，戴口罩。

（二）按医嘱配制药液

（1）操作台：注射盘、无菌盘、2 mL注射器、5 mL注射器、医嘱所用药液、安尔碘、无菌棉签。如注射用药为油剂或混悬液，需备较粗针头。

（2）双人核对药物标签、药名、浓度、剂量、有效期、给药途径。

（3）检查瓶口有无松动、瓶身有无破裂、药液有无混浊、变质。

（4）检查无菌注射器、安尔碘、无菌棉签等，包装无破裂，在有效期内。

（5）按正规操作抽吸药液，并贴好标识，置于无菌盘内。

（6）再次核对药液，记录时间并签名。

（三）物品准备

治疗车上层放置无菌盘（内置抽吸好药液）、安尔碘、注射单、无菌棉签、快速手消毒剂，以上物品符合要求，均在有效期内。治疗车下层放置生活垃圾桶、医疗废物桶、锐器盒。

四、操作程序

（1）携用物推车至患者床旁，核对床号、姓名、住院号和腕带（请患者自己说出床号和姓名）。

（2）协助患者取舒适体位，暴露注射部位，注意保暖，保护患者隐私，必要时可遮挡。

（3）选择注射部位（臀大肌、臀中肌、臀小肌、股外侧和上臂三角肌）。

（4）常规消毒皮肤，待干。

（5）再次核对患者床号、姓名和药名。

（6）拿取药液并排尽空气，取干棉签，夹于左手示指与中指之间，以一手拇指和示指绷紧局部皮肤，另一手持注射器，中指固定针栓，将针头迅速垂直刺入，深度约为针梗的2/3。

（7）松开紧绷皮肤的手，抽动活塞。如无回血，缓慢注入药液，同时观察反应。

（8）注射毕，用无菌干棉签轻按进针处，快速拔针，按压片刻。

（9）再次核对患者床号、姓名和药名。

（10）协助患者取舒适体位，整理床单位，注射后观察用药反应。

（11）快速手消毒剂消毒双手，记录时间并签名。

（12）推车回治疗室，按医疗废物处理原则处理用物。

（13）洗手，根据病情书写护理记录单。

五、常用肌内注射定位方法

（一）臀大肌肌内注射定位法

注射时应避免损伤坐骨神经。

1.十字法

从臀裂顶点向左或右侧画一水平线，然后从髂嵴最高点做一垂线，将一侧臀部被划分为4个象限，其外上象限并避开内角为注射区。

2.连线法

从髂前上棘至尾骨做一连线，其外1/3处为注射部位。

（二）臀中肌、臀小肌肌内注射定位法

（1）以示指尖和中指尖分别置于髂前上棘和髂嵴下缘处，在髂嵴、示指、中指之间构成一个三角形区域，示指与中指构成的内角为注射部位。

（2）髂前上棘外侧三横指处（以患者手指的宽度为标准）。

（三）股外侧肌肌内注射定位法

在股中段外侧，一般成人可取髋关节下10 cm至膝关节的范围。此处大血管、神经干很少通过，且注射范围广，可供多次注射，尤适用于2岁以下的幼儿。

（四）上臂三角肌内注射定位法

取上臂外侧,肩峰下 2～3 横指处。此处肌肉较薄,只可做小剂量注射。

（五）体位准备

1.卧位

臀部肌内注射时,为使局部肌肉放松,减轻疼痛与不适,可采用以下姿势。

（1）侧卧位:上腿伸直,放松,下腿稍弯曲。

（2）俯卧位:足尖相对,足跟分开,头偏向一侧。

（3）仰卧位:常用于危重和不能翻身的患者,采用臀中肌、臀小肌肌内注射法较为方便。

2.坐位

为门诊患者接受注射时常用体位。可供上臂三角肌或臀部肌内注射时采用。

六、注意事项

（1）遵医嘱和药品说明书使用药品。

（2）药液要现用现配,在有效期内,剂量要准确。选择两种药物同时注射时,应注意配伍禁忌。

（3）注射时应做到"两快一慢"(进针、拔针快,推注药液慢)。

（4）选择合适的注射部位,避免刺伤神经和血管,无回血时方可注射。

（5）注射时切勿将针梗全部刺入,以防针梗从根部衔接处折断。若针头折断,应先稳定患者情绪,并嘱患者保持原位不动,固定局部组织,以防断针移位,同时尽快用无菌血管钳夹住断端取出;如断端全部埋入肌肉,应速请外科医师处理。

（6）对需长期注射者,应交替更换注射部位,并选择细长针头,以避免减少硬结的发生。如因长期多次注射出现局部硬结时,可采用热敷、理疗等方法予以处理。

（7）2 岁以下婴幼儿不宜选用臀大肌内注射,因其臀大肌尚未发育好,注射时有损伤坐骨神经的危险,最好选择臀中肌或臀小肌内注射。

（宋　建）

第四节　静　脉　注　射

一、目的

（1）所选用药物不宜口服、皮下及肌内注射,又需迅速发挥药效时。

（2）注入药物做某些诊断性检查,如对肝、肾、胆囊等造影时需静脉注入造影剂。

二、评估

（一）评估患者

（1）双人核对医嘱。

（2）核对患者床号、姓名、住院号和腕带(请患者自己说出床号和姓名)。

(3)了解患者病情、意识状态、配合能力、药物过敏史、用药史。

(4)评估患者穿刺部位的皮肤状况、肢体活动能力、静脉充盈度和管壁弹性。选择合适的静脉注射部位,评估药物对血管的影响程度。

(5)向患者解释静脉注射的目的和方法,告知所注射药物的名称,取得患者配合。

(二)评估环境

安静整洁,宽敞明亮。

三、操作前准备

(一)人员准备

仪表整洁,符合要求。洗手,戴口罩。

(二)物品准备

1.操作台

治疗单、静脉注射所用药物、注射器。

2.按要求检查所需物,符合要求方可使用

(1)双人核对药物名称、浓度、剂量、有效期、给药途径。

(2)检查药物的质量、标签,液体有无沉淀和变色,有无渗漏、浑浊和破损。

(3)检查注射器和无菌棉签的有效期、包装是否紧密无漏气,安尔碘的使用日期是否在有效期内。

3.配制药液

(1)安尔碘棉签消毒药物瓶口,掰开安瓿,瓿帽弃于锐器盒内。

(2)打开注射器,将外包装袋置于生活垃圾桶内,固定针头,回抽针栓,检查注射器,取下针帽置于生活垃圾桶内,抽取安瓿内药液,排气,置于无菌盘内。在注射器上贴上患者床号、姓名、药物名称、用药方法的标签。

(3)再次核对空安瓿和药物的名称、浓度、剂量、用药方法和时间。

4.备用物品

治疗车上层治疗盘内放置备用注射器一支、安尔碘、无菌棉签,无菌盘内放置配好的药液、垫巾。以上物品符合要求,均在有效期内。治疗车下层放置生活垃圾桶、医疗废物桶、锐器盒,含有效氯 250 mg/L 消毒液桶。

四、操作程序

(1)携用物推车至患者床旁,核对床号、姓名、住院号和腕带(请患者自己说出床号和姓名)。

(2)向患者说明静脉注射的方法、配合要点、注射药物的作用和不良反应。

(3)协助患者取舒适体位,充分暴露穿刺部位,放垫巾于穿刺部位下方。

(4)在穿刺部位上方 5～6 cm 处扎压脉带,末端向上,以防污染无菌区。

(5)安尔碘棉签消毒穿刺部位皮肤,以穿刺点为中心向外螺旋式旋转擦拭,直径＞5 cm。

(6)再次核对患者床号、姓名和药名。

(7)嘱患者握拳,使静脉充盈,左手拇指固定静脉下端皮肤,右手持注射器与皮肤呈 15°～30°自静脉上方或侧方刺入,见回血可再沿静脉进针少许。

(8)保留静脉通路者,安尔碘棉签消毒静脉注射部位三通接口,以接口处为中心向外螺旋式旋转擦拭。

（9）静脉注射过程中,观察局部组织有无肿胀,严防药液渗漏,如出现渗漏立即拔出针头,按压局部,另行穿刺。

（10）拔针后,指导患者按压穿刺点 3 分钟,勿揉,凝血功能差的患者适当延长按压时间。

（11）再次核对患者床号、姓名和药名。

（12）将压脉带与输液垫巾对折取出,输液垫巾置于生活垃圾桶内,压脉带放于含有效氯 250 mg/L 消毒液桶中。整理患者衣物和床单位,观察有无不良反应,并向患者讲明注射后注意事项。快速手消毒剂消毒双手,推车回治疗室,按医疗废物处理原则处理用物。

（13）洗手,在治疗单上签名并记录时间。按护理级别书写护理记录单。

五、注意事项

（1）严格执行查对制度,需双人核对医嘱。

（2）严格遵守无菌操作原则。

（3）了解注射目的、药物对血管的影响程度、给药途径、给药时间和药物过敏史。

（4）选择粗直、弹性好、易固定的静脉,避开关节和静脉瓣。常用的穿刺静脉为肘部浅静脉、贵要静脉、肘正中静脉、头静脉。小儿多采用头皮静脉。

（5）根据患者年龄、病情和药物性质掌握注入药物的速度,并随时听取患者主诉,观察病情变化。必要时使用微量注射泵。

（6）对需要长期注射者,应有计划地由小到大、由远心端到近心端选择静脉。

（7）根据药物特性和患者肝、肾功能或心脏功能,采用合适的注射速度。随时听取患者主诉,观察体征和其病情变化。

（宋　建）

第五节　氧　疗　技　术

本节主要讲解鼻导管或面罩吸氧的操作方法。

一、目的

纠正各种原因造成的缺氧状态,提高患者血氧含量及动脉血氧饱和度。

二、操作前准备

（一）告知患者
操作目的、方法、注意事项、配合方法。

（二）评估患者
（1）病情、意识、呼吸状态、缺氧程度、心理反应、合作程度。

（2）鼻腔状况:有无鼻息肉、鼻中隔偏曲或分泌物阻塞等情况。

（三）操作护士

着装整洁、修剪指甲、洗手、戴口罩。

（四）物品准备

治疗车、一次性吸氧管或吸氧面罩、湿化瓶、蒸馏水、氧流量表、水杯、棉签、吸氧卡、笔、快速手消毒剂、污物桶、消毒桶。

（五）环境

安全、安静、整洁。

三、操作过程

（1）携用物至患者床旁，核对腕带及床头卡。

（2）协助患者取适宜体位。

（3）清洁双侧鼻腔。

（4）正确安装氧气装置，管路或面罩连接紧密，确定氧气流出通畅。

（5）根据病情调节氧流量。

（6）固定吸氧管或面罩。

（7）填写吸氧卡。

（8）用氧过程中密切观察患者呼吸、神志、氧饱和度及缺氧程度改善情况等。

（9）整理床单位，协助患者取舒适卧位。

（10）整理用物，按医疗垃圾分类处理用物。

（11）擦拭治疗车。

（12）洗手、记录、确认医嘱。

四、注意事项

（1）保持呼吸道通畅，注意气道湿化。

（2）保持吸氧管路通畅，无打折、分泌物堵塞或扭曲。

（3）面罩吸氧时，检查面部、耳郭皮肤受压情况。

（4）吸氧时先调节好氧流量再与患者连接，停氧时先取下鼻导管或面罩，再关闭氧流量表。

（5）注意用氧安全，尤其是使用氧气筒给氧时注意防火、防油、防热、防震。

（6）长期吸氧患者，湿化瓶内蒸馏水每天更换一次，湿化瓶每周浸泡消毒一次，每次 30 分钟，然后洗净、待干、备用。

（7）新生儿吸氧应严格控制用氧浓度和用氧时间。

五、评价标准

（1）患者能够知晓护士告知的事项，对服务满意。

（2）操作过程规范、安全，动作娴熟。

（宋　建）

第六节 排痰技术

一、有效排痰法

（一）目的

对不能有效咳痰的患者进行叩背,协助排出肺部分泌物,保持呼吸道通畅。

（二）操作前准备

1.告知患者

操作目的、方法、注意事项、配合方法。

2.评估患者

（1）病情、意识状态、咳痰能力、影响咳痰的因素、合作能力。

（2）痰液的颜色、性质、量、气味。

（3）肺部呼吸音情况。

3.操作护士

着装整洁、修剪指甲、洗手、戴口罩。

4.物品准备

听诊器、隔离衣、快速手消毒剂,必要时备雾化面罩、雾化液。

5.环境

整洁、安静。

（三）操作步骤

（1）穿隔离衣,核对腕带及床头卡。

（2）协助患者取侧卧位或坐位。

（3）叩击患者胸背部,手指合拢呈杯状由肺底自下而上、自外向内叩击。

（4）拍背后,嘱患者缓慢深呼吸用力咳出痰液。

（5）听诊肺部呼吸音清。

（6）协助患者清洁口腔。

（7）整理床单位,协助患者取舒适卧位。

（8）整理用物,脱隔离衣。

（9）洗手、记录,确认医嘱。

（四）注意事项

（1）注意保护胸、腹部伤口,合并气胸、肋骨骨折时禁做叩击。

（2）根据患者体型、营养状况、耐受能力,合理选择叩击方式、时间和频率。

（3）操作过程中密切观察患者意识及生命体征变化。

（五）评价标准

（1）患者能够知晓护士告知的事项,对服务满意。

（2）操作过程规范、安全,动作娴熟。

二、经鼻或经口腔吸痰

(一)目的
充分吸出痰液,保持患者呼吸道通畅,确保患者安全。

(二)操作前准备
1.告知患者和家属

操作目的、方法、注意事项、配合方法。

2.评估患者

(1)病情、意识状态、生命体征、承受能力、合作程度。

(2)双肺呼吸音、痰鸣音、氧疗情况、SpO_2、咳嗽能力。

(3)痰液的性状。

(4)义齿、口腔及鼻腔状况。

3.操作护士

着装整洁、修剪指甲、洗手、戴口罩。

4.物品准备

治疗车、治疗盘、吸痰包、一次性吸痰管、灭菌注射用水、负压吸引装置一套、隔离衣、快速手消毒剂、污物桶、消毒桶;必要时备压舌板、开口器、舌钳、口咽通气道、听诊器。

5.环境

整洁、安静。

(三)操作过程
(1)穿隔离衣,携用物至患者床旁,核对腕带及床头卡。

(2)协助患者取适宜卧位,取下活动义齿。

(3)连接电源,打开吸引器,调节负压吸引压力 20.0～26.7 kPa(150～200 mmHg)。

(4)戴一次性无菌手套,连接吸痰管。

(5)吸痰管经口或鼻插入气道(进管时阻断负压),边旋转边向上提拉,每次吸痰时间不超过15 秒。

(6)吸痰过程中密切观察患者生命体征、血氧饱和度及痰液情况,听诊呼吸音。

(7)吸痰结束,用手上的一次性手套包裹吸痰管,丢入污物桶。

(8)冲洗管路。

(9)整理床单位,协助患者取安全、舒适体位。

(10)整理用物,按医疗垃圾分类处理用物;消毒仪器及管路。

(11)脱隔离衣,擦拭治疗车。

(12)洗手、记录、确认医嘱。

(四)注意事项
(1)观察患者生命体征、血氧饱和度变化及痰液情况,并准确记录。

(2)遵循无菌原则,插管动作轻柔。吸痰管到达适宜深度前避免负压,逐渐退出的过程中提供负压。

(3)选择粗细、长短、质地适宜的吸痰管。

(4)按需吸痰,每次吸痰时均须更换吸痰管。

(5)患者痰液黏稠时可以配合翻身叩背、雾化吸入,患者发生缺氧症状时(如发绀、心率下降)应停止吸痰,休息后再吸。

(6)吸痰过程中,鼓励并指导清醒患者深呼吸,进行有效咳痰。

(五)评价标准

(1)患者和家属能够知晓护士告知的事项,并能配合操作。

(2)遵循无菌原则、消毒隔离制度。

(3)操作过程规范、安全、有效,动作轻柔。

三、气管插管吸痰

(一)目的

充分吸出痰液,保持患者呼吸道通畅。

(二)操作前准备

1.告知患者和家属

操作目的、方法、注意事项、配合方法。

2.评估患者

(1)病情、意识状态、合作程度。

(2)心电监护及管路状况。

3.操作护士

着装整洁、修剪指甲、洗手、戴口罩。

4.物品准备

治疗车、负压吸引装置一套、一次性吸痰管、无菌生理盐水、隔离衣、快速手消毒剂、污物桶、消毒桶。

5.环境

安静、整洁。

(三)操作过程

(1)穿隔离衣,携用物至患者床边,核对患者腕带及床头卡。

(2)协助患者取仰卧位,头偏向操作者侧。

(3)吸痰前给予 2 分钟纯氧吸入。

(4)连接电源,打开吸引器,调节负压吸引压力 20.0～26.7 kPa(150～200 mmHg)。

(5)戴一次性无菌手套,连接吸痰管。

(6)正确开放气道,迅速将吸痰管插入至适宜深度,边旋转边向上提拉,每次吸痰时间不超过15 秒。

(7)观察患者生命体征、血氧饱和度变化,痰液的性状、量及颜色,听诊呼吸音。

(8)吸痰结束后再给予纯氧吸入 2 分钟。

(9)吸痰管用手上的一次性手套包裹,丢入污物桶。

(10)冲洗管路并妥善放置。

(11)整理床单位,协助患者取安全、舒适体位。

(12)整理用物,按医疗垃圾分类处理用物。

(13)脱隔离衣,擦拭治疗车。

(14)洗手、记录、确认医嘱。

（四）注意事项

(1)观察患者生命体征及呼吸机参数变化,如呼吸道被痰液堵塞、窒息,发生应立即吸痰。

(2)遵循无菌原则,每次吸痰时均须更换吸痰管,应先吸气管内,再吸口鼻处。

(3)吸痰前整理呼吸机管路,倾倒冷凝水。

(4)掌握适宜的吸痰时间。呼吸道管路每周更换消毒一次,发现污染严重,随时更换。

(5)注意吸痰管插入是否顺利,遇有阻力时,应分析原因,不得粗暴操作。

(6)选择型号适宜的吸痰管,吸痰管外径应≤气管插管内径的1/2。

(7)吸痰过程中,鼓励并指导清醒患者深呼吸,进行有效咳痰。

（五）评价标准

(1)患者和家属能够知晓护士告知的事项,并能配合操作。

(2)遵循无菌技术、标准预防、消毒隔离原则。

(3)护士操作过程规范、安全、有效。

四、排痰机使用

（一）目的

协助排除肺部痰液,预防、减轻肺部感染。

（二）操作前准备

1.告知患者

操作目的、方法、注意事项、配合方法。

2.评估患者

(1)病情、意识状态、耐受能力、心理反应、合作程度。

(2)胸部皮肤情况及肺部痰液分布情况。

3.操作护士

着装整洁、修剪指甲、洗手、戴口罩。

4.物品准备

振动排痰机、叩击头套、快速手消毒剂。

5.环境

整洁、安静、私密。

（三）操作步骤

(1)携用物至患者床旁,核对腕带及床头卡。

(2)协助患者取适宜体位。

(3)连接振动排痰机电源,开机。

(4)调节强度、频率。

(5)选择排痰模式(自动和手动),定时。

(6)安装适宜的叩击头及套。

(7)叩击头振动后,方可放于胸部背部及前后两侧并给予适当的压力治疗。

(8)治疗结束,撤除叩击头套。

(9)整理床单位,协助患者取安全、舒适卧位。

（10）整理用物，按医疗垃圾分类处理用物。

（11）洗手、记录、确认医嘱。

（四）注意事项

（1）注意皮肤感染、胸部肿瘤、心内附壁血栓、严重心房颤动、心室颤动、急性心肌梗死、不能耐受振动的患者严禁使用。

（2）密切监测患者病情变化，如患者感到不适，应及时停止治疗。

（3）应将叩击头置于叩击部位不动，持续数秒，再更换叩击部位，或叩击头缓慢在身体表面移动，要避免快速移动，以免影响治疗效果。

（4）根据患者情况选择治疗时间，一般为5~10分钟。

（五）评价标准

（1）患者和家属能够知晓护士告知的事项，对服务满意。

（2）注意观察患者肺部情况。

（3）护士操作过程规范、准确。

（张玉霞）

第七节　口腔护理技术

一、卧床患者

（一）目的

保持患者口腔清洁，预防口腔感染；观察口腔黏膜和舌苔有无异常，便于了解病情变化。

（二）操作前准备

1.告知患者及家属

告知操作目的、方法、注意事项，指导患者操作过程中的配合。

2.评估患者

（1）病情、意识状态、自理能力、治疗情况、合作程度。

（2）口唇、口腔黏膜、牙龈、舌苔状况；有无活动性义齿。

3.操作护士

着装整洁、修剪指甲、洗手、戴口罩。

4.物品准备

治疗车、治疗盘、口腔护理包、口腔护理液、温开水、一次性多用巾（或毛巾）、手电筒、隔离衣、快速手消毒剂、消毒桶、污物桶；遵医嘱备口腔用药。

5.环境

整洁、安静。

（三）操作过程

（1）穿隔离衣，携用物至患者床旁，核对腕带及床头卡。

（2）协助患者取适宜体位、头偏向操作者。

(3)颔下垫多用巾,放置弯盘。

(4)温水棉球湿润口唇。

(5)药液棉球擦拭牙齿表面、颊部、舌面、舌下及硬腭部。

(6)清点棉球,温开水漱口。

(7)擦净面部,观察口腔情况,必要时遵医嘱用药。

(8)撤去多用巾。

(9)整理床单位,协助患者恢复舒适体位。

(10)整理用物,按医疗垃圾分类处理用物。

(11)脱隔离衣。

(12)擦拭治疗车。

(13)洗手、记录、确认医嘱。

(四)注意事项

(1)擦拭过程中,动作应轻柔,特别是对有凝血功能障碍的患者,应防止碰伤黏膜及牙龈。

(2)有活动性义齿的患者协助清洗义齿。

(五)评价标准

(1)患者和家属知晓护士告知的事项,对服务满意。

(2)患者感觉舒适、口腔清洁,黏膜、牙齿无损伤。

(3)遵循查对制度,符合标准预防原则。

(4)操作过程规范、安全,动作轻柔。

二、昏迷患者

(一)目的

为昏迷患者行口腔护理,使患者舒适、预防感染。

(二)操作前准备

1.告知家属

操作目的、方法。

2.评估患者

(1)病情、意识状态、自理能力、治疗情况、合作程度。

(2)口唇、口腔黏膜、牙龈、舌苔状况;有无活动性义齿。

3.操作护士

着装整洁、修剪指甲、洗手、戴口罩。

4.物品准备

治疗车、口腔护理包、口腔护理液、手电筒、遵医嘱选择口腔药物、开口器、温开水、快速手消毒剂、隔离衣、消毒桶、污物桶。

(三)操作步骤

(1)穿隔离衣,携用物至患者床旁,核对腕带、床头卡。

(2)协助患者取安全、适宜体位。

(3)颔下垫治疗巾,放置弯盘。

(4)温水棉球湿润嘴唇,牙关紧闭者使用开口器。

(5)药液棉球擦洗方法同口腔护理。

(6)温水棉球再次擦洗。

(7)清点棉球,观察口腔情况。

(8)协助患者取舒适卧位。

(9)整理用物及床单位,按医疗垃圾分类处理用物。

(10)脱隔离衣,擦拭治疗车。

(11)洗手、记录、确认医嘱。

(四)注意事项

(1)操作时避免弯钳触及牙龈或口腔黏膜。

(2)棉球不宜过湿,操作中注意夹紧棉球,防止遗留在口腔内,禁止漱口。

(3)有活动性义齿的患者协助清洗义齿。

(4)使用开口器时从第二臼齿处放入。

(五)评价标准

(1)家属知晓护士告知的事项,对服务满意。

(2)遵循查对制度,消毒隔离、标准预防原则。

(3)护士操作过程规范、熟练,动作轻柔。

三、气管插管患者

(一)目的

为气管插管患者行口腔护理,使患者舒适、预防感染。

(二)操作前准备

1.告知患者和家属

操作目的、方法。

2.评估患者

(1)病情、生命体征、意识状态与合作程度。

(2)口腔黏膜有无出血点、溃疡、异味及口腔卫生状况。

(3)气管导管外露部分距门齿的长度。

3.操作护士

着装整洁、修剪指甲、洗手、戴口罩。

4.物品准备

治疗车、口腔护理包、一次性密闭式吸痰管、快速手消毒剂、隔离衣、消毒桶、污物桶等。

5.环境

整洁、安静。

(三)操作步骤

(1)穿隔离衣,携用物至患者床旁,核对腕带、床头卡。

(2)根据患者的病情,协助患者摆好体位。

(3)检查气囊压力,进行气管插管吸痰,并吸净口腔内的分泌物。

(4)测量气管导管外露部分距门齿的长度。

(5)两人配合,一人固定导管,另一人进行口腔护理(同昏迷患者口腔护理操作)。

(6)操作完毕后,将牙垫置于导管的一侧并固定,定期更换牙垫位置。

(7)再次测量气管导管外露长度和气囊压力。

(8)观察胸廓起伏情况,听诊双肺呼吸音。

(9)整理用物及床单位,按医疗垃圾分类处理用物。

(10)脱隔离衣,擦拭治疗车。

(11)洗手、记录、确认医嘱。

(四)注意事项

(1)操作前测量气囊压力。

(2)操作前后认真清点棉球数量,禁止漱口,可采取口鼻腔冲洗。

(3)检查气管导管深度和外露长度,避免移位和脱出。

(4)躁动者适当约束或应用镇静药。

(五)评价标准

(1)患者和家属能够知晓护士告知的事项,对服务满意。

(2)遵循查对制度,符合无菌技术、标准预防原则。

(3)操作过程规范、安全,动作娴熟。

(冯　飞)

第八节　鼻饲技术

一、目的

对病情危重、昏迷、不能经口或不愿正常进食的患者,通过胃管供给患者所需的营养、水分、药物,维持机体代谢平衡,保证蛋白质和热量的供给需求,维持和改善患者的营养状况。

二、准备

(一)物品准备

治疗盘内:一次性无菌鼻饲包一套(硅胶胃管1根、弯盘1个、压舌板1个、50 mL注射器1具、润滑剂、镊子2把、治疗巾1条、纱布5块)、治疗碗2个、弯血管钳1把、棉签适量、听诊器1副、鼻饲流质液(38～40 ℃)200 mL、温开水适量、手电筒1个、调节夹1个(夹管用)、松节油、漱口液、毛巾。慢性支气管炎的患者视情况备镇静剂、氧气。

治疗盘外:安全别针1个、夹子或橡皮圈1个、卫生纸适量。

(二)患者、护理人员及环境准备

患者了解鼻饲目的、方法、注意事项及配合要点。调整情绪,指导或协助患者摆好体位。护理人员应衣帽整齐,修剪指甲,洗手,戴口罩。环境安静、整洁、光线、温湿度适宜。

三、评估

(1)评估患者病情、治疗情况、意识、心理状态及合作度。

（2）评估患者鼻腔状况,有无鼻中隔偏曲、息肉,鼻黏膜有无水肿、炎症等。

（3）向患者解释鼻饲的目的、方法、注意事项及配合要点。

四、操作步骤

（1）确认患者并了解病情,向患者解释鼻饲目的,过程及方法。

（2）备齐用物,携至床旁核对床头卡、医嘱、饮食卡,核对流质饮食:种类、量、性质、温度、质量。

（3）患者如有义齿、眼镜应协助取下,妥善存放。防止义齿脱落误吞吐食管或落入气管引起窒息。插管时由于刺激可致流泪,取下眼镜便于擦除。

（4）取半坐位或坐位,可减轻胃管通过咽喉部时引起的咽反射,利于胃管插入。无法坐起者取右侧卧位,昏迷患者取去枕平卧位,头向后仰可避免胃管误入气管。

（5）将治疗巾围于患者颌下,保护患者衣服和床单,弯盘、毛巾放置于方便易取处。

（6）观察鼻孔是否通畅,黏膜有无破损,清洁鼻腔,选择通畅一侧便于插管。

（7）准备胃管测量胃管插入的长度,成人插入长度为 45～55 cm,一般取发际至胸骨剑突处或鼻尖经耳垂至胸骨剑突处,并进行标记,倒润滑剂于纱布上少许,润滑胃管前段 10～20 cm 处,减少插管时的摩擦阻力。

（8）左手持纱布托住胃管,右手持镊子夹住胃管前端,沿选定侧鼻孔缓缓插入,插管时动作轻柔,镊子前端勿触及鼻黏膜,以防损伤,当胃管插入 10～15 cm 通过咽喉部时,如为清醒患者指导其做吞咽动作及深呼吸,随患者做吞咽动作及深呼吸时顺势将胃管向前推进胃管,直至标记处。如为昏迷患者,将患者头部托起,使下颌靠近胸骨柄,可增大咽喉部通道的弧度,便于胃管顺利通过,再缓缓插入胃管至标记处。若插管时患者恶心、呕吐感持续,用手电筒、压舌板检查口腔咽喉部有无胃管盘曲卡住。如患者有呛咳、发绀、喘息、呼吸困难等误入气管现象,应立即拔管。休息后再插。

（9）确认胃管在胃内,用胶布交叉胃管固定于鼻翼和面颊部。验证胃管在胃内的 3 种方法:①打开胃管末端胶塞连接注射器于胃管末端抽吸,抽出胃液即可证实胃管在胃内。②置听诊器于患者胃区,快速经胃管向胃内注入 10 mL 空气,同时在胃部听到气过水声,即表示已插入胃内。③将胃管末端置于盛水的治疗碗内,无气泡溢出。

（10）灌食:连接注射器于胃管末端,先回抽见有胃液,再注入少量温开水,可润滑管壁,防止喂食溶液黏附于管壁,然后缓慢灌注鼻饲液或药液等。鼻饲液温度为 38～40 ℃,每次鼻饲量不应超过 200 mL,间隔时间不少于 2 小时,新鲜果汁,应与奶液分别灌入,防止凝块产生。鼻饲结束后,再次注入温开水 20～30 mL 冲洗胃管,避免鼻饲液积存于管腔中而变质,造成胃肠炎或堵塞管腔。鼻饲过程中,避免注入空气,以防造成腹胀。

（11）胃管末端胶塞:塞上如无胶塞可反折胃管末端,用纱布包好,橡皮圈系紧,用别针将胃管固定于大单,枕旁或患者衣领处防止灌入的食物反流和胃管脱落。

（12）协助患者清洁口腔,鼻孔,整理床单位,嘱患者维持原卧位 20～30 分钟,防止发生呕吐,促进食物消化、吸收。长期鼻饲者应每天进行口腔护理。

（13）整理用物,并清洁,消毒,备用。鼻饲用物应每天更换消毒,协助患者擦净面部,取舒适卧位。

（14）洗手,记录。记录插管时间,鼻饲液种类、量及患者反应等。

五、拔管

停止鼻饲或长期鼻饲需要更换胃管时进行拔管。

(1)携用物至床前,说明拔管的原因,并选择末次鼻饲结束时拔管。

(2)置弯盘于患者颌下,夹紧胃管末端放于弯盘内,防止拔管时液体反流,胃管内残留液体滴入气管。揭去固定胶布用松节油擦去胶布痕迹,再用清水擦洗。

(3)嘱患者深呼吸,在患者缓缓呼气时稍快拔管,到咽喉处快速拔出。

(4)将胃管放入弯盘中,移出患者视线,避免患者产生不舒服的感觉。

(5)清洁患者面部、口腔及鼻腔,帮助患者漱口,取舒适卧位。

(6)整理床单位,清理用物。

(7)洗手,记录拔管时间和患者反应。

六、注意事项

(1)注入药片时应充分研碎,全部溶解方可灌注。多种药物灌注时,应将药物分开灌注,每种药物之间用少量温开水冲洗一次,注意药物配伍禁忌。

(2)插胃管时护士与患者进行有效沟通,缓解紧张度。

(3)插管动作要轻稳,尤其是通过食管 3 个狭窄部位时(环状软骨水平处,平气管分叉处,食管通过膈肌处)以免损伤食管黏膜。

(4)每次鼻饲前应检查胃管是否在胃内及是否通畅,并用少量温开水冲管后方可进行喂食,鼻饲完毕后再次注入少量温开水,防止鼻饲液凝结。注入鼻饲液的速度要缓慢,以免引起患者不适。

(5)鼻饲液应现配现用,已配制好的暂不用时,应放在 4 ℃以下的冰箱内保存,保证 24 小时内用完,防止长时间放置变质。

(6)长期鼻饲者应每天进行两次口腔护理,并定期更换胃管,普通胃管每周更换一次,硅胶胃管每月更换一次,聚氨酯胃管留置时间 2 个月更换一次。更换胃管时应于当晚最后一次喂食后拔出,翌日晨从另一侧鼻孔插入胃管。

(7)每次灌注前或间隔 4～8 小时应抽胃内容物,检查胃内残留物的量。如残留物的量大于灌注量的 50%,说明胃排空延长,应告知医师采取措施。

(刘俊英)

第九节　洗　胃　术

一、适应证

一般在服毒后 6 小时内洗胃效果最好。但当服毒量大、所服毒物吸收后可经胃排出,即使超过 6 小时,多数情况下仍需洗胃。对昏迷、惊厥患者洗胃时应注意保护呼吸道,避免发生误吸。

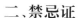

二、禁忌证

(1)腐蚀性毒物中毒。

(2)正在抽搐、大量呕血者。

(3)原有食管胃底静脉曲张或上消化道大出血病史者。

三、洗胃液的选择

对不明原因的中毒应选用清水或生理盐水洗胃,如已知毒物种类,则按医嘱选用特殊洗胃液。

(一)胃黏膜保护剂

对吞服腐蚀性毒物者,可用牛奶、蛋清、米汤、植物油等保护胃肠黏膜。

(二)溶剂

脂溶性毒物(如汽油、煤油等)中毒时,可先口服或胃管内注入液状石蜡 150～200 mL,使其溶解而不被吸收,然后进行洗胃。

(三)吸附剂

活性炭是强力吸附剂,能吸附多种毒物。但不能很好吸附乙醇、铁等毒物。因活性炭的效用有时间依赖性,因此应在摄毒 60 分钟内给予活性炭。活性炭结合是一种饱和过程,需要应用超过毒物的足量活性炭来吸附毒物,应注意按医嘱保证给予所需的量。首次 1～2 g/kg,加水 200 mL,可口服或经胃管注入,2～4 小时重复应用 0.5～1.0 g/kg,直至症状改善。

(四)解毒剂

可通过与体内存留的毒物发生中和、氧化、沉淀等化学反应,改变毒物的理化性质,使毒物失去毒性。

(五)中和剂

对吞服强腐蚀性毒物的患者,可服用中和剂中和,如吞服强酸时可用弱碱(如镁乳、氢氧化铝凝胶等)中和,不要用碳酸氢钠,因其遇酸可生成二氧化碳,使胃膨胀,造成穿孔的危险。强碱可用弱酸类物质(如食醋、果汁等)中和。

(六)沉淀剂

有些化合物可与毒物作用,生成溶解度低、毒性小的物质,因而可用作洗胃剂。乳酸钙或葡萄糖酸钙与氟化物或草酸盐作用,可生成氟化钙或草酸钙沉淀;生理盐水与硝酸银作用生成氯化银沉淀;2%～5%硫酸钠可与可溶性钡盐生成不溶性硫酸钡沉淀。

四、洗胃的护理

(1)严格掌握洗胃的适应证、禁忌证。

(2)解释洗胃的目的、必要性和并发症,使患者或家属知情同意并签字。

(3)取头低脚高左侧卧位。

(4)置入胃管的长度:由鼻尖经耳垂至胸骨剑突的距离,一般为 50～55 cm。

(5)中毒物质不明时,应选用温开水或生理盐水洗胃,强酸、强碱中毒禁忌洗胃。

(6)水温控制在 35 ℃左右,过热可促进局部血液循环,加快吸收;过冷可加速胃蠕动,从而促进毒物排入肠腔。

(7)严格掌握洗胃原则:先出后入、快进快出、出入基本平衡。应留取首次抽吸物标本做毒物鉴定。每次灌洗量为300～500 mL,一般总量为25 000～50 000 mL。需要反复灌洗,直至洗出液澄清、无味为止。

(8)严密观察病情,洗胃过程中防止误吸,有出血、窒息、抽搐应立即停止洗胃,通知医师。

(9)拔胃管时,要先将胃管尾部夹住,以免拔胃管过程中管内液体反流入气管内。

(10)洗胃后整理用物,观察并记录洗胃液的量、颜色及患者的反应,同时记录患者的生命体征。严格清洗和消毒洗胃机。

（刘　杰）

第十节　导尿技术

一、女患者导尿法

(一)目的

为昏迷、尿潴留、尿失禁或会阴部有损伤者,留置尿管以保持局部干燥清洁,协助临床诊断、治疗、手术。

(二)操作前准备

(1)告知患者和家属:操作目的、方法、注意事项、配合方法及可能出现的并发症。

(2)签知情同意书。

(3)评估患者:①病情、意识状态、自理能力、合作程度及耐受力;②膀胱充盈度;③会阴部清洁程度及皮肤黏膜状况。

(4)操作护士:着装整洁、修剪指甲、洗手、戴口罩。

(5)物品准备:治疗车、一次性导尿包、一次性多用巾、快速手消毒剂、隔离衣、污物桶、消毒桶;必要时备会阴冲洗包、冲洗液、便盆。

(6)环境:整洁、安静、温度适宜、私密。

(三)操作过程

(1)穿隔离衣,携用物至患者床边,核对患者腕带及床头卡。

(2)关闭门窗。

(3)协助患者摆好体位,脱去对侧裤腿盖在近侧腿部,取仰卧屈膝位。

(4)两腿外展,暴露会阴部。

(5)多用巾铺于患者臀下,打开导尿包外包装,初步消毒物品置于两腿之间。

(6)一手戴手套,将碘伏棉球放入消毒弯盘内,另一手持镊子依次消毒阴阜、双侧大阴唇、双侧小阴唇外侧、内侧和尿道口(每个棉球限用1次),顺序为由外向内、自上而下。

(7)脱手套,处理用物,快速手消毒剂洗手。

(8)将导尿包置于患者双腿之间,打开形成无菌区。

(9)戴无菌手套,铺孔巾。

(10)检查气囊,将导尿管与引流袋连接备用。将碘伏棉球放于无菌盘内,用液状石蜡纱布润滑尿管前端至气囊后 4～6 cm。

（11）用纱布分开并固定小阴唇,再次按照无菌原则消毒尿道口、左、右小阴唇内侧,最后 1 个棉球在尿道口停留 10 秒。

（12）更换镊子,夹住导尿管插入尿道内 4～6 cm,见尿后再插入 5～7 cm,夹闭尿管开口。

（13）按照导尿管标明的气囊容积向气囊内缓慢注入无菌生理盐水,轻拉尿管有阻力后,连接引流袋。

（14）摘手套妥善固定引流管及尿袋,位置低于膀胱,尿管标识处注明置管日期。

（15）整理床单位,协助患者取舒适卧位。

（16）整理用物,按医疗垃圾分类处理用物。

（17）脱隔离衣,擦拭治疗车。

（18）洗手、记录置管日期,尿液的量、性质、颜色等,确认医嘱。

（四）注意事项

（1）严格执行查对制度和无菌操作技术原则。

（2）保护患者隐私。

（3）对膀胱高度膨胀且极度虚弱的患者,第一次放尿不得超过 1 000 mL,以免膀胱骤然减压引起血尿和血压下降导致虚脱。

（4）为女患者插尿管时,如导尿管误入阴道,应另换无菌导尿管重新插管。

（5）插入尿管动作要轻柔,以免损伤尿道黏膜。

（6）维持密闭的尿路排泄系统在患者的膀胱水平以下,避免挤压尿袋。

（五）评价标准

（1）患者和家属知晓护士告知的事项,对操作满意。

（2）遵循查对制度,符合无菌技术、标准预防原则。

（3）操作规范、安全,动作娴熟。

（4）尿管与尿袋连接紧密,引流通畅,固定稳妥。

二、男患者导尿法

（一）目的

同女性患者。

（二）操作前准备

评估男性患者有无前列腺疾病等引起尿路梗阻的情况,余同女性患者。

（三）操作过程

（1）穿隔离衣,携用物至患者床边,核对患者腕带及床头卡。

（2）关闭门窗。

（3）协助患者摆好体位,脱去对侧裤腿盖在近侧腿部,取仰卧屈膝位。

（4）两腿外展,暴露会阴部。

（5）多用巾铺于患者臀下,打开导尿包外包装,初步消毒物品置于两腿之间。

（6）一手戴手套,将碘伏棉球放入消毒弯盘内,另一手持镊子依次消毒阴阜、阴茎、阴囊。用纱布裹住患者阴茎,使阴茎与腹壁呈 60°,将包皮向后推,暴露尿道口,用碘伏棉球由内向外螺旋式消毒尿道口、龟头及冠状沟 3 次,每个棉球限用 1 次。

（7）脱手套,处理用物,快速手消毒剂洗手。

（8）将导尿包置于患者双腿之间,打开形成无菌区。

（9）戴无菌手套,铺孔巾。

（10）检查气囊,将导尿管与引流袋连接备用。将碘伏棉球放于无菌盘内,用液状石蜡纱布润滑尿管前端至气囊后 20～22 cm。

（11）一手持纱布包裹阴茎后稍提起和腹壁呈 60°,将包皮后推,暴露尿道口。以螺旋方式消毒尿道口、龟头、冠状沟 3 次,每个棉球限用 1 次,最后一个棉球在尿道口停留 10 秒。

（12）提起阴茎与腹壁呈 60°,更换镊子持导尿管,对准尿道口轻轻插入 20～22 cm,见尿后再插入 5～7 cm。

（13）按照导尿管标明的气囊容积向气囊内缓慢注入无菌生理盐水,轻拉尿管有阻力后,撤孔巾。

（14）摘手套妥善固定引流管及尿袋,尿袋的位置低于膀胱,尿管应有标识并注明置管日期。

（15）整理床单位,协助患者取舒适卧位。

（16）整理用物,按医疗垃圾分类处理用物。

（17）脱隔离衣,擦拭治疗车。

（18）洗手、记录置管日期,尿液的量、性质、颜色等,确认医嘱。

（四）注意事项

（1）严格执行查对制度和无菌操作技术原则。

（2）保护患者隐私。

（3）对膀胱高度膨胀且极度虚弱的患者,第一次放尿不得超过 1 000 mL,以免膀胱骤然减压引起血尿和血压下降导致虚脱。

（4）插入尿管动作要轻柔,以免损伤尿道黏膜。

（5）男性患者包皮和冠状沟易藏污垢,导尿前要彻底清洁,导尿管插入前建议使用润滑止痛胶,插管遇阻力时切忌强行插入,必要时请专科医师插管。

（五）评价标准

（1）患者和家属知晓护士告知的事项,对操作满意。

（2）遵循查对制度,符合无菌技术、标准预防原则。

（3）操作规范、安全,动作娴熟。

（4）尿管与尿袋连接紧密,引流通畅,固定稳妥。

（高亚新）

第十一节　膀胱冲洗术

一、目的

（1）对留置导尿管的患者,保持其尿液引流通畅。

（2）清除膀胱内的血凝块、黏液、细菌等异物,预防感染的发生。

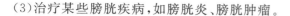

（3）治疗某些膀胱疾病,如膀胱炎、膀胱肿瘤。

二、准备

（一）用物准备

治疗盘(消毒物品)1套、无菌膀胱冲洗装置1套、冲洗液按医嘱备、弯血管钳1把、输液调节器1个,必要时备启瓶器、输液架各1个。

（二）患者、护理人员及环境准备

患者了解膀胱冲洗目的、方法、注意事项及配合要点。护理人员应衣帽整齐,修剪指甲,洗手,戴口罩。环境安静、整洁,光线、温度、湿度适宜,关闭门窗。

三、操作步骤

（1）准备物品和冲洗溶液(生理盐水、0.02％呋喃西林溶液、3％硼酸溶液、0.2％氯己定溶液、0.1％新霉素溶液、0.1％雷夫奴尔溶液、2.5％醋酸等),仔细检查冲洗液有无浑浊、沉淀或絮状物;备齐用物,携至患者床边。

（2）核对患者床号、姓名,向患者解释操作目的和过程。

（3）按医嘱取冲洗液,冬季冲洗液应加温至38～40 ℃,以防低温刺激膀胱,常规消毒瓶塞,打开膀胱冲洗装置,将冲洗导管针头插入瓶塞,严格执行无菌操作技术,将冲洗液瓶倒挂于输液架上,瓶内液面距床面60 cm,以便产生一定的压力使液体能够顺利滴入膀胱,排气后用弯血管钳夹导管。

（4）打开引流管夹子,排空膀胱,降低膀胱内压,便于冲洗液顺利滴入膀胱。

（5）夹毕引流管,开放冲洗管,使溶液滴入膀胱,调节滴速,滴速一般为60～80滴/分,以免患者尿意强烈,膀胱收缩,迫使冲洗液从导尿管侧溢出尿道外。

（6）待患者有尿意或滴入溶液200～300 mL后,夹毕冲洗管,放开引流管,将冲洗液全部引流出来后,再夹毕引流管。

（7）按需要量,如此反复冲洗,一般每天冲洗2次,每次500～1 000 mL,冲洗过程中,经常询问患者感受,观察患者反应及引流液性状。

（8）冲洗完毕,取下冲洗管,清洁外阴部,固定好导尿管。

（9）协助患者取舒适卧位,整理床单位,清理物品。

（10）洗手记录冲洗液名称、冲洗量、引流量、引流液性质、冲洗过程中患者的反应。

四、注意事项

（1）严格遵医嘱并根据病情准备冲洗液。

（2）根据膀胱冲洗"微温、低压、少量、多次"的原则进行冲洗。

（3）保持冲洗管及引流管的无菌,冲洗过程中注意无菌原则。

（4）冲洗过程若患者出现不适或有出血情况,应立即停止冲洗,并与医师联系。

（5）如滴入治疗用药,须在膀胱内保留30分钟后再引流出体外,有利于药液与膀胱内液充分接触,并保持有效浓度。

（6）冲洗时不宜按压膀胱。

（周广霞）

第十二节　膀胱灌注术

一、评估

(1)评估患者既往手术史和疾病史。

(2)评估患者一般情况及自理能力。

(3)评估患者的会阴及皮肤黏膜情况。

(4)评估患者生命体征、灌注前排尿。

(5)评估患者灌注次数及尿道情况。

二、准备

(一)用物准备

治疗盘(消毒物品)1套、无菌膀胱灌注装置1套、灌注液按医嘱备、弯血管钳1把、输液调节器1个,必要时备启瓶器、输液架各1个。

(二)患者、护理人员及环境准备

患者了解膀胱灌注目的、方法、注意事项及配合要点。护理人员应衣帽整齐,修剪指甲,洗手,戴口罩。环境安静、整洁,光线、温度、湿度适宜,屏风遮挡,关闭门窗。

三、操作步骤

(1)准备物品和灌注溶液,仔细检查灌注液有无浑浊、沉淀或絮状物;备齐用物,携至患者床边。

(2)核对患者床号、姓名,向患者解释操作目的和过程。

(3)洗手,戴无菌手套,常规清洗消毒外阴及尿道口,铺洞巾,润滑导尿管,检查导尿管是否通畅,行无菌导尿术。

(4)按医嘱取灌注液,冬季灌注液应加温至38~40 ℃,以防低温刺激膀胱。排空膀胱内残余尿量,常规消毒瓶塞,打开膀胱灌注装置,将09%生理盐水50 mL+吉西他滨1~2 g或09%生理盐水50 mL+卡介苗60mg~120mg注入膀胱内,再用注射器注入10 mL生理盐水冲管,过程中应严格执行无菌操作技术,观察患者有无不适。

(5)药液灌注完后,反折尿管末端,将尿管拔出,清洁会阴部。

(6)协助患者取舒适卧位,指导患者每10~15分钟改变一次体位。

(7)整理床单位,清理物品。

(8)洗手,摘口罩。记录灌注液名称、灌注量、引流量、引流液性质,灌注过程中患者的反应。

四、注意事项

(一)灌注前注意事项

(1)前一晚充足睡眠。

（2）灌注前 2 小时内避免大量饮水及服用利尿剂。

（3）灌注前排空膀胱，以便使膀胱内药液达到有效浓度。

（二）灌注后注意事项

（1）灌注后，膀胱内药液保留 0.5～2.0 小时后自行排出药液。

（2）灌注后 2 小时应大量饮水，以减少药物对尿道黏膜刺激。

（3）24 小时内每次排尿后应冲洗外阴。

（4）灌注后一周均应多喝水，避免喝茶、咖啡、饮酒等。

（5）如有化学性膀胱炎、血尿等症状，遵医嘱延长灌注间隔时间、减少剂量、使用抗生素等，特别严重者暂停膀胱灌注。

（王敬阳）

第十三节　尿路造口护理技术

膀胱癌患者住院以后，为防止病情恶化，通常进行膀胱全切手术。膀胱切除之后，进行尿道改道，在患者的腰部进行造瘘，就是在人体表面塑造一个"乳头"，用来排泄人体尿液。患者住院治疗期间，一般通过插管的方式，直接在乳头中插入塑料导管，导管插入身体内部，容易引起伤口感染，还会给患者带来剧烈的疼痛；患者出院以后，一般采用体外集尿的方式，从身体表面的乳头进行尿液收集，这时候就会用到腰侧尿袋进行体外集尿，俗称腰侧尿袋或腰侧集尿器。

一、适应证

因膀胱癌等原因行膀胱全切回肠代膀胱手术＋尿路造口的患者。

二、操作前准备

（一）术前配合

术前配合医师解释膀胱癌手术的必要性、手术的方式和注意事项，并用讲解、演示的方法帮助患者了解尿路造口。说明尿路造口的重要性；通过与患者一起看尿路造口袋、尿路造口模型、示范粘贴尿路造口袋的方法，能减轻患者手术后产生的焦虑、忧伤和自卑感。

（二）造口的定位

应根据患者造口手术的类别、患者腹部的形状以及坐、站、躺的姿势，与患者一同选择一个合适的造口位置，并做好标记。造口位置应具备以下几点。

（1）患者能自我看见，便于自己护理。

（2）有足够平坦的位置粘贴造口袋。

（3）不会有渗漏的情况。

（4）不影响生活习惯及正常活动。

（5）造口位于腹直肌内，因有腹直肌肌鞘固定，造口开口于此可减少造口旁疝、脱垂等并发症的发生。

（6）此外造口应避开手术切口、陈旧的瘢痕、肚脐、皮肤皱褶、骨头突出、有疝气的部分等位置。

三、诊疗过程与护理配合

(一)术前常规准备

(1)术前抗生素皮试。

(2)辅助检查。

(3)备皮。

(4)胃肠道准备。①饮食：术前3天进食少渣半流质饮食，术前2天进食流质饮食，术前1天禁食，静脉补充水、电解质、维生素等营养物质，术前4小时禁水。②术日晨留置胃管。③术前1天全肠道灌洗，术前晚及术晨清洁灌肠。④术前3天遵医嘱口服肠抗菌药物，以抑制肠道细菌。⑤指导患者正确的咳嗽、咳痰的方法等。

(二)术后尿路造口的观察

1.造口的活力

造口的活力是根据颜色来判断的。正常的造口颜色为粉红色，表面平滑且湿润，碰触后会有少量出血。如果造口颜色苍白，可能是由于患者的血红蛋白低引起的；如发现造口有大量出血或造口暗红色、淡紫色，则可能是术后早期缺血的表现；若外观局部或完全变黑，则表示肠管发生了缺血坏死，如发现以上情况应及时通知医师。水肿是术后的正常现象，一般在术后6～8周内逐渐回缩至正常。

2.造口的高度

造口高度可记录为平坦、回缩、突出或脱垂等。理想的高度为1～2 cm,这样在粘贴造口用品时能较好地将造口周围皮肤粘贴紧密，防止排泄物对造口边缘皮肤的不良刺激。

3.造口的形状

造口的形状可有圆形、椭圆形或不规则形等。

4.造口周围皮肤及黏膜缝线的观察

正常的造口，周围皮肤是健康和完整的，与相邻的皮肤表面没有区别。若造口周围皮肤损伤，则表现为红斑、破损及皮疹或水疱等。检查造口周围黏膜皮肤连接的缝线，评估是否有皮肤黏膜的分离、感染。

5.造口的使用功能及造口袋的粘贴更换注意事项

泌尿造口术后即会有尿液流出，术后1～3天尿液呈淡红色，之后会恢复正常黄色。肠道造口同时会伴有黏液排出，这是由于肠道黏膜的杯状细胞分泌黏液所致。尿液会不受控制的不断流出，给患者带来无尽的烦恼，往往会产生焦虑、忧伤和自卑感，要及时指导患者及家属掌握尿路造口的护理方法，使患者尽快适应新的排尿方式。让患者掌握尿路造口和尿路造口周围皮肤的护理方法；了解尿路造口对日常生活的影响，及尿路造口护理用品的使用方法，掌握排空、更换、处理尿路造口袋的方法，掌握尿路造口袋的护理方法至关重要。教会患者及主要照顾者更换造口袋的方法，可减少并发症，提高患者生活质量。

6.造口袋的选择、粘贴、更换的方法及注意事项

术后早期选用两件式尿路造口袋，利于观察尿路造口的局部情况，两件式的尿路造口袋也方便脱下清洗，如果尿路造口袋粘贴稳固无渗漏，可以5～7天更换1次。对于经济较困难的患者可选用一件式尿路造口袋，价格相对便宜。更换尿路造口袋应最好选择在清晨未进食之前，避免换袋过程中尿液流出影响造口袋的粘贴及稳固性，造口袋中的尿液超过1/3或1/2时就要排放或更换。泌尿造口患者睡觉时最好接窗旁尿袋，防止尿液逆流影响肾功能，也避免影响造口袋粘贴的稳固性。

7.更换尿路造口袋

更换尿路造口袋时将尿路造口袋向尿路造口方向拉起,撕开时要用另一只手按住皮肤,动作要轻柔,避免过重而损伤皮肤,用棉花蘸温水轻轻擦洗尿路造口周围皮肤,将皮肤彻底清洁干净后,用柔软的棉布将皮肤擦干。修剪尿路造口袋底盘时,应裁剪前应测量好造口的大小,最好比造口的实际尺寸大2～3 cm。造口袋底盘过大易受尿液刺激导致损伤造口周围皮肤;过小则易导致造口血液循环障碍。注意忌用消毒药水清洗皮肤,避免刺激造口及周围皮肤,使皮肤保持干燥,可使用皮肤保护膜等。

8.尿路造口并发症的护理

尿路造口常见的并发症:尿路造口缺血坏死、尿路造口周围皮肤刺激性皮炎、尿路造口狭窄、尿路造口周围皮肤尿酸结晶、肠脱垂和尿路造口旁疝等。做好尿路造口护理对预防并发症的发生具有重要作用。尿路造口缺血坏死是术后早期最严重的并发症,尿路造口黏膜呈暗红色、紫色或黑色,失去光泽时必须高度警惕尿路造口缺血坏死,指导患者查找原因,检查是否有尿路造口受压、尿路造口底盘过小等原因;评估尿路造口活力,避免或除去可能加重尿路造口缺血坏死的因素,剪除坏死组织;尿路造口狭窄可见于术后早期或晚期;尿路造口周围刺激性皮炎,多因为患者未完全掌握尿路造口袋的粘贴技巧,导致尿路造口袋漏尿,尿液长时间浸渍,刺激皮肤引起炎症,应指导患者正确的粘贴和裁剪尿路造口底盘,皮损处换药;皮肤不平者可在底盘内环涂防漏膏,以填补皮肤空隙;夜间可将尿路造口袋改变方向至侧引流,并接上引流袋,睡前少喝水,既可保证睡眠,又可防止底盘长时间浸泡在尿液中,防止尿液渗漏引起刺激性皮炎,还可以延长造口袋的寿命。

(三)生活指导

尿路造口的患者,黏液的分泌是正常的,要向患者解释清楚,要让患者饮食中增加液体的摄入量,每天饮水2 000～3 000 mL,以稀释尿液的同时,减轻尿液浸渍对皮肤的损伤,能降低感染的危险性。泌尿造口患者需要终身佩戴尿路造口袋,对日常生活造成一定的影响。当伤口愈合后便可进行沐浴,选用中性肥皂,以淋浴为宜,若戴尿路造口袋淋浴,可用防水胶布贴住尿路造口袋的底盘四周。穿衣应选柔软舒适,宽松的棉质衣服为宜,腰带弹性适中不要过紧,以免使尿路造口受压。体力恢复后可参加工作,不要提重物,避免引起尿路造口周围疝气。适应后可像健康人一样参加旅游、运动,但要避免可发生的碰撞运动。

(四)出院指导

尿路造口护理是一种特殊的护理,需要护士、患者、家属的共同参与。护士在患者出院前指导患者和主要照顾者掌握尿路造口的护理知识与技巧,以及并发症的预防和护理。要指导他们能够熟练地掌握尿路造口护理的一般内容,确保他们能够熟练地掌握尿路造口护理方法。知道出院后与专业人员取得沟通的方法,方便患者咨询和适时获得指导。并嘱患者按时复诊,及时发现问题、及时处理并发症。出院后应定期进行随访,利用电话或患者回院复诊时与患者面谈;了解他们的生活及康复情况,是否能自己独立更换造口袋,更换时有无困难,是否熟练,并解答患者的疑问。对于行动不便者,上门指导,鼓励他们积极地参加尿路造口患者的联谊,相互交流,相互帮助,提高他们的自信心,对战胜疾病促进康复有积极的作用。

四、禁忌证

(1)膀胱肿瘤需行全膀胱切除手术。

（2）直肠癌侵犯前列腺、膀胱需行全盆腔清扫术。

（3）其他放射造成损伤：膀胱阴道瘘、膀胱直肠瘘。

（4）神经性的功能减退导致膀胱麻痹。

（5）先天畸形。

（杨　迪）

第十四节　灌　肠　术

一、目的

（1）刺激肠蠕动，软化和清除粪便，排出肠内积气，减轻腹胀。

（2）清洁肠道，为手术、检查和分娩做准备。

（3）稀释和清除肠道内有害物质，减轻中毒。

（4）为高热患者降温。

根据灌肠的目的不同分为保留灌肠和不保留灌肠。不保留灌肠按灌入液体量不同，分大量不保留灌肠和小量不保留灌肠（小量不保留灌肠适用于危重患者、老年体弱、小儿、孕妇等）。

二、准备

（一）物品准备

治疗盘内备通便剂（按医嘱备）、一次性手套 1 双、剪刀（用开塞露时）1 把，弯盘 1 个，卫生纸、纱布 1 块。

治疗盘外备：温开水（用肥皂栓时）适量、屏风、便盆、便盆布 1 个。

（二）患者、护理人员及环境准备

患者了解通便目的、方法、注意事项及配合要点。取侧卧屈膝位，调整情绪，指导或协助患者清洗肛周，备便盆。护理人员应衣帽整齐，修剪指甲，洗手，戴口罩。环境安静、整洁，光线、温度、湿度适宜，关闭门窗，备屏风或隔帘，保护患者隐私，消除紧张、恐惧心理，取得合作。

三、评估

（1）评估患者病情、治疗情况、意识、心理状态及合作度。

（2）评估患者的腹胀情况，肛周皮肤和黏膜的完整性。

四、操作步骤

（1）关闭门窗，用屏风遮挡患者，保护患者隐私。

（2）条件许可患者可帮助其取左侧卧位，双腿屈曲，背向操作者，暴露肛门，便于操作。

（3）患者臀部移至床沿，臀下铺一次性尿垫，保持床单位清洁，便器放置在床旁。

（4）将弯盘置于臀部旁，用血管钳关闭灌肠筒胶管倒灌肠液于筒内，悬挂灌肠筒于输液架上，灌肠筒内液面与肛门距离不超过 30 cm。

（5）将玻璃接头一头连接肛管，另一头连接灌肠筒胶管。

（6）戴一次性手套,一手分开肛门,暴露肛门口,嘱患者张口呼吸,使患者放松便于插管,另一手将肛管轻轻旋转插入肛门,沿着直肠壁进入直肠 7～10 cm。

（7）固定肛管,打开血管钳,缓缓注入灌肠液,速度不可过快过猛,以防刺激肠黏膜,出现排便。

（8）用血管钳关闭灌肠筒胶管,一手持卫生纸紧贴肛周下沿,防止灌肠液流出,另一手将肛管轻轻拔出,置弯盘内。

（9）擦净肛周,协助患者取舒适卧位,灌肠液在体内保留 10～20 分钟后再排便。充分软化粪便,提高灌肠效果。

（10）清理用物。

（11）协助患者排便,整理床单位。洗手、记录。

五、注意事项

（1）灌肠液温度控制在 38 ℃,温度过高损伤肠黏膜,温度过低可引起肠痉挛。

（2）灌肠如遇患者有便意、腹胀时,嘱患者做深呼吸,让灌肠液在体内尽量保留 10～20 分钟后再排便。

（3）消化道出血、急腹症、妊娠、严重心血管疾病患者禁忌灌肠。

六、相关护理方法

（一）人工取便术

（1）条件许可患者可帮助其取左侧卧位,双腿屈曲,背向操作者,暴露肛门,便于操作。

（2）患者臀下铺一次性尿垫保持床单位清洁,便器放置在床旁。

（3）戴一次性手套,在右手示指端倒 1～2 mL 的 2% 利多卡因,插入肛门停留 5 分钟,利多卡因对肛管和直肠起麻醉作用,能减少刺激,减轻疼痛。

（4）嘱患者张口呼吸,轻轻旋转插入肛门,沿着直肠壁进入直肠。

（5）手指轻轻摩擦,松弛粪块,取出粪块,放入便器,重复数次,直至取净,动作轻柔,避免损伤肠黏膜或引起肛周水肿。

（6）取便过程中注意观察患者的生命体征和反应,如发现面色苍白、出汗、疲惫等表现,应暂停,休息片刻,若患者心率明显改变,应立即停止操作。

（7）操作结束,清洗肛门和臀部并擦干,病情许可时可行热水坐浴,促进局部血液循环,减轻疼痛防止病原微生物传播。

（8）整理消毒用物,洗手并做记录。

（9）注意事项:有肛门黏膜溃疡、肛裂及肛门剧烈疼痛者禁用此法。

（二）便秘的护理

（1）正确引导,合理安排膳食结构。

（2）协助患者适当增加运动量。

（3）养成良好的排便习惯。

（4）腹部进行环形按摩,通过按摩腹部,刺激肠蠕动,促进排便。方法:用右手或双手叠压稍微按压腹部,自右下腹盲肠部开始,依结肠蠕动方向,经升结肠、横结肠、降结肠、乙状结肠做环形按摩,或在乙状结肠部,由近心端向远心端做环形按摩,每次 5～10 分钟,每天 2 次。可由护士操作或指导患者自己进行。

（5）遵医嘱给予口服缓泻药物，禁忌长期使用，产生依赖性而失去正常的排便功能。

（6）简便通便术包括通便剂通便术和人工取便术。是患者及家属经过护士指导，可自行完成的一种简单易行、经济有效的护理技术。常用剂通便剂有开塞露（由 50％的甘油或少量山梨醇制成，装于塑料胶壳内一种溶剂）、甘油栓（由甘油和硬脂酸制成，为无色透明或半透明栓剂，呈圆锥形，密封于塑料袋内一种溶剂，需冷藏储存）、肥皂栓（将普通肥皂削成底部直径 1 cm，长 3～4 cm 圆锥形栓剂）。具有吸收水分、软化粪便、润滑肠壁刺激肠蠕动的作用。人工取便术是用手指插入直肠，破碎并取出嵌顿粪便的方法。常用于粪便嵌塞的患者采用灌肠等通便术无效时，以解除患者痛苦的方法。

（杨 迪）

第十五节 铺 床 技 术

一、备用床

（一）目的
保持病室整洁，准备接收新患者。

（二）操作前准备

1.操作护士
着装整洁，修剪指甲，洗手，戴口罩。

2.物品准备
床、床垫、床褥、棉被或毛毯、枕芯、床罩、床单、被套、枕套。

3.环境
整洁、安静。

（三）操作过程

（1）移开床旁桌椅于适宜位置。

（3）用物按使用顺序放于床旁椅上。

（3）检查床垫。

（4）将床褥齐床头平放于床垫上，并铺平。

（5）铺床单或床罩。

（6）将棉被或毛毯套入被套内。

（7）两侧内折后与床内沿平齐。

（8）尾端塞于床垫下。

（9）套枕套，将枕头平放于床头正中。

（10）移回床旁桌、椅。

（11）处理用物，洗手。

（四）注意事项

（1）注意省时、节力，防止职业损伤。

（2）铺床时，病室内无患者进食或治疗。

（五）评价标准

（1）用物准备齐全。

（2）床单位整洁、美观。

二、麻醉床

（一）目的

便于接收和护理麻醉手术后的患者；使患者安全、舒适、预防并发症。

（二）操作前准备

1.评估患者

诊断、病情、手术和麻醉方式。

2.操作护士

着装整洁、修剪指甲、洗手、戴口罩。

3.物品准备

（1）床上用物：床垫、床褥、棉被或毛毯、枕芯、床罩、一次性中单、被套、枕套。

（2）麻醉护理盘：治疗巾、开口器、舌钳、通气导管、牙垫、弯盘、吸氧管、吸痰管、棉签、压舌板、镊子、纱布。

（3）其他：心电监护仪、听诊器、血压计、吸氧装置、吸痰装置、生理盐水、手电筒、胶布、护理记录单、笔、输液架。

4.环境

安静、整洁。

（三）操作过程

（1）移开床旁桌椅于适宜位置。

（2）用物按使用顺序放于床旁椅上。

（3）从床头至床尾铺平床褥后，铺上床罩、根据患者手术麻醉情况和手术部位铺中单。

（4）将棉被或毛毯套入被套内。

（5）盖被尾端向上反折，齐床尾。

（6）将背门一侧盖被塞于床垫下，对齐床沿。

（7）将近门一侧盖被边缘向上反折，对齐床沿。

（8）套枕套后，将枕头横立于床头正中。

（9）移回床旁桌、椅。

（10）处理用物。

（11）洗手。

（四）注意事项

（1）注意省时、节力，防止职业损伤。

（2）枕头平整、充实。

（3）病室及床单位整洁、美观。

（五）评价标准

（1）用物准备齐全。

（2）操作过程规范，符合省时、省力原则。

（3）床单位整洁、美观、符合术后护理要求。

三、卧床患者更换床单

(一)目的

为卧床患者更换床单,保持清洁,增进舒适。

(二)操作前准备

1.告知患者

更换床单的目的及过程,教会患者配合方法。

2.评估患者

(1)病情、意识、身体移动能力及合作程度。

(2)有无肢体活动障碍、偏瘫和骨折。

(3)有无引流管、输液管及伤口,有无尿便失禁。

(4)年龄、性别、体重、心理状态与需求。

3.操作护士

着装整洁、仪表端庄、洗手、戴口罩。

4.物品准备

护理车、清洁的大单、一次性中单、被套、枕套、床刷及半湿状布套、污衣袋等。

5.环境

安静、整洁。

(三)操作过程

(1)根据需要移开床旁桌椅。

(2)松开固定在床单上的各种引流管,防止引流管脱落。

(3)移枕头,协助患者移向对侧。

(4)松开近侧各层床单,将其上卷于中线处塞于患者身下。

(5)扫床。

(6)按序依次铺近侧各层床单。

(7)移枕头,协助患者移至近侧。

(8)同法,铺另一侧。

(9)整理盖被,更换枕套。

(10)固定引流管。

(11)协助患者取舒适卧位,必要时上床挡。

(12)整理用物,洗手。

(四)注意事项

(1)保证患者安全,体位舒适。

(2)注意节力。

(3)注意观察病情变化。

(五)评价标准

(1)用物准备齐全。

(2)操作过程规范,符合省时、省力原则。

(3)床单位整洁、美观、患者安全舒适。

（刘　杰）

第三章 糖尿病专科护理

第一节 糖尿病概述

一、糖尿病病因及高危人群

(一)糖尿病的病因及发病机制

1.1 型糖尿病(T_1DM)

(1)1 型糖尿病是自身免疫性疾病:T_1DM 在发病前胰岛素分泌功能虽然维持正常,但已经处于免疫反应活动期,血液循环中会出现一组自身抗体[胰岛细胞自身抗体(ICAs)、胰岛素自身抗体(IAA)、谷氨酸脱羧酶自身抗体(GAD_{65})]。T_1DM 患者的淋巴细胞上,HLA-Ⅱ类抗原 DR_3、DR_4 频率显著升高。患者经常与其他自身免疫性内分泌疾病如甲状腺功能亢进、桥本甲状腺炎及艾迪生病同时存在。有自身免疫病家族史,如类风湿关节炎、结缔组织病等家族史。$50\%\sim60\%$ 新诊断的 T_1DM 患者外周血细胞中,具有杀伤力的 T 淋巴细胞 CD88 数量显著增加。新诊断的 T_1DM 接受免疫抑制剂治疗可短期改善病情,降低血糖。

(2)1 型糖尿病的自然病程阶段:①第一阶段,具有糖尿病遗传易感性,临床上无异常征象。②第二阶段,遭受病毒感染等侵袭。③第三阶段,出现自身免疫性损伤,ICA 阳性、IAA 阳性、GAD_{65} 阳性等,此阶段在葡萄糖的刺激下胰岛素的释放正常。④第四阶段,胰岛 B 细胞继续受损,β 细胞数量明显减少,葡萄糖刺激下胰岛素释放减少,葡萄糖耐量试验示糖耐量减低。⑤第五阶段,胰岛 B 细胞受损大于 80%,表现为高血糖及尿糖、尿酮体阳性,由于有少部分 β 细胞存活,血浆中仍可测出 C-肽,如果病变继续发展,β 细胞损失增多,血浆中 C-肽很难测出。

2.2 型糖尿病(T_2DM)

2 型糖尿病具有明显的遗传异质性,受到多种环境因素的影响,其发病与胰岛素抵抗及胰岛素分泌相对缺乏有关。

(1)遗传因素:目前认为 2 型糖尿病是一种多基因遗传病。与其相关的基因有胰岛素受体底物-1 基因(*IRS*-1)、解偶联蛋白基因 2(*UCP2*)、胰高血糖素受体基因、$β_3$ 肾上腺素能受体(AR)基因、葡萄糖转运蛋白基因突变、糖原合成酶(GS)基因等。有遗传易感性的个体并不是都会发生糖尿病,环境因素在2型糖尿病的发生发展中起着重要作用,这些环境因素包括肥胖、不合理饮食、缺乏体育锻炼、吸烟、年龄、应激等。

(2)肥胖:近年来有一种"节约基因"假说(图3-1),生活贫困的人群具有一种良好的本能,就是在贫困和强体力劳动的情况下,当营养充足时,体内的营养物以脂肪方式储存而节约下来,以备在饥荒时应用,当这些人进入现代社会,体力活动减少、热量充足或过剩,节约基因便成为肥胖和2型糖尿病的易感基因。

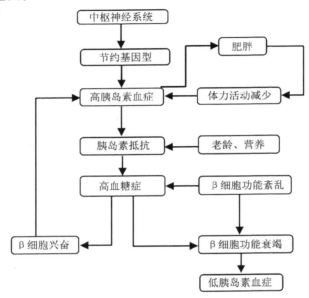

图 3-1　2 型糖尿病的节约基因假说

肥胖者的胰岛素调节外周组织对葡萄糖的利用明显降低,周围组织对葡萄糖的氧化、利用障碍,胰岛素对肝糖生成的抑制作用减低,游离脂肪酸(FFA)升高,高水平 FFA 可刺激胰岛 B 细胞过度分泌胰岛素而造成高胰岛素血症,并损害胰岛 B 细胞功能;FFA 可抑制胰岛 B 细胞对葡萄糖刺激的胰岛素分泌;FFA 升高可使胰岛细胞中脂酰辅酶 A 升高,从而甘油三酯(TG)合成增多;胰岛 B 细胞中脂质的增加可能影响其分泌胰岛素的功能。另外,在人类 β_3 肾上腺素能受体($\beta_3 AR$)活性下降对内脏型肥胖的形成具有重要作用。

肥胖者存在明显的高胰岛素血症,高胰岛素血症降低胰岛素与受体的亲和力,从而造成胰岛素作用受阻,引发胰岛素抵抗,也就需要胰岛 B 细胞分泌更多的胰岛素,又引发高胰岛素血症,形成糖代谢紊乱与 β 细胞功能不足的恶性循环,最终导致 β 细胞功能严重缺陷,引发糖尿病。

(3)不合理饮食:目前认为脂肪摄入过多是 2 型糖尿病的重要环境因素之一。食物中不同类型的脂肪酸对胰岛素抵抗造成不同的影响,饮食中适量减少饱和脂肪酸和脂肪摄入有助于预防糖尿病。

食用水溶性纤维可在小肠表面形成高黏性液体,包被糖类,对肠道的消化酶形成屏障,延缓胃排空,从而延缓糖的吸收;食用水溶性纤维可被肠道菌群水解形成乙酸盐和丙酸盐,这些短链脂肪酸可吸收入门静脉,并在肝脏刺激糖酵解,抑制糖异生,促进骨骼肌葡萄糖转运蛋白(GLUT-4)的表达;此外,水溶性纤维还可减少胃肠肽的分泌,胃肠肽可刺激胰岛分泌胰岛素,可见,多纤维饮食可改善胰岛素抵抗、降低血糖。

果糖可加重 2 型糖尿病患者的高胰岛素血症和高甘油三酯血症,食物中锌、铬缺乏也可使糖耐量减低,酗酒者可引发糖尿病。

(4)体力活动不足:运动可改善胰岛素敏感性,葡萄糖清除率增加,而且运动也有利于减轻体重,改善脂质代谢。

(5)胰岛素抵抗:胰岛素抵抗是指胰岛素分泌量在正常水平时,刺激靶细胞摄取和利用葡萄糖的生理效应显著减弱,或者靶细胞摄取和利用葡萄糖的生理效应正常进行,需要超量的胰岛素。

1)胰岛素抵抗的发生机制:胰岛素抵抗的主要原因是胰岛素的受体和受体后缺陷,包括下列方面。①在肥胖的 2 型糖尿病中可发现脂肪细胞上胰岛素受体的数量和亲和力降低,肝细胞和骨骼肌细胞上受体结合胰岛素的能力无明显异常。②β 亚单位酪氨酸激酶的缺陷是 2 型糖尿病受体后缺陷的主要问题。③胰岛素受体基因的外显子突变造成受体结构异常,使胰岛素与受体的结合减少。④SLC2A4 基因突变也是胰岛素抵抗的原因之一,SLC2A4 基因的启动基因区突变可能与 2 型糖尿病的发生有关。⑤游离脂肪酸(FFA)增多,2 型糖尿病患者经常存在 FFA 增多,从而引起胰岛素抵抗,其机制与 FFA 抑制外周葡萄糖的利用和促进糖异生有关。

2)胰岛素抵抗的临床意义:①胰岛素抵抗是一种病理生理状态,贯穿于 2 型糖尿病发病的全过程,由单纯胰岛素抵抗到糖耐量减低(IGT)到糖尿病早期、后期。②研究发现,2 型糖尿病的一级亲属及糖尿病患者都存在胰岛素抵抗,且与血管内皮功能损伤密切相关,而血管内皮功能损伤又是动脉硬化的初始阶段,所以胰岛素抵抗还可以引起心血管疾病,它经常存在于众多心血管代谢疾病,这些疾病常集中于一身,称为胰岛素抵抗综合征。③胰岛素抵抗还见于多种生理状态和疾病,如妊娠、多囊卵巢综合征、胰岛素受体突变、肢端肥大症、库欣综合征、某些遗传综合征等。

3)防治胰岛素抵抗的临床意义:防治胰岛素抵抗可预防和治疗 2 型糖尿病;预防、治疗代谢综合征;改善糖、脂代谢;改善胰岛 B 细胞功能;减少心血管并发症的发生率和病死率。

4)肿瘤坏死因子-α(TNF-α)与胰岛素抵抗的关系:TNF-α 是由脂肪细胞产生的一种细胞因子,在胰岛素抵抗中起着重要作用。它可减低培养的脂肪细胞 SLC2A4 mRNA 的表达及 GLUT-4 蛋白含量;抑制脂肪及肌肉组织中胰岛素诱导的葡萄糖摄取。TNF-α 的作用机制为抑制胰岛素受体突变和酪氨酸激酶、胰岛素受体底物-1(IRS-1)及其他细胞内蛋白质的磷酸化,使其活性降低,同时降低 GLUT-4 的表达,抑制糖原合成酶的活性,增加脂肪分解,升高 FFA 浓度,升高血浆纤溶酶原激活物抑制物-1(PAI-1)的浓度。在肥胖、2 型糖尿病患者的脂肪和肌肉组织中 TNF-α 表达量明显增加。

5)抵抗素与胰岛素抵抗的关系:抵抗素是新近发现的由脂肪细胞分泌的一种含有 750 个氨基酸的蛋白质,具有诱发胰岛素抵抗的作用,基因重组的抵抗素能使正常小鼠的糖耐量受损,并降低胰岛素激发的脂肪细胞的糖摄取及胰岛素敏感性。目前认为它是一种潜在的联系肥胖与胰岛素抵抗及糖尿病的激素。

6)胰岛素敏感性的检测方法:①空腹胰岛素,是较好的胰岛素抵抗指数,与正糖钳夹结果有很好的相关性,适用于非糖尿病患者群。②稳态模式评估法的胰岛素抵抗指数(HOMA-IR),HOMA-IR=空腹血糖(mmol/L)×空腹胰岛素(mU/L)/22.5。③空腹胰岛素敏感性指数(IRI)=空腹血糖(mU/L)×空腹胰岛素(mmol/L)/25。④空腹血糖与胰岛素乘积的倒数(IAI)=1/[空腹血糖(mmol/L)×空腹胰岛素(mU/L)],本方法由我国学者李光伟提出。⑤空腹血糖与胰岛素比值(FPI)，FPI＝空腹血糖(mmol/L)/空腹胰岛素(mIU/L)。⑥高胰岛素-正葡萄糖钳夹技术，是在胰岛素-葡萄糖代谢平衡状态下，精确测定组织对胰岛素敏感性的方法。在指定时间内，使血浆胰岛素水平迅速升高并保持于优势浓度(100 μU/L 左右)，在此期间，每5分钟测定一次动脉的血浆葡萄糖浓度，根据测定的血糖值调整外源性的葡萄糖输注速度，使血糖水平保持在正常范围(5 mmol/L 左右)，一般经过 2 小时达到胰岛素-葡萄糖代谢稳定状态。由于优势浓度的胰岛素可基本抑制肝糖的输出(内源性葡萄糖产量)，因此稳定状态下的葡萄糖输注率(M)相等于外周组织的葡萄糖利用率。M 值可作为评价外周组织胰岛素敏感性的指标。本法具有精确、重复性好的特点，缺点是不能知晓肝糖产生的真实情况以及葡萄糖在细胞内代谢的机制。⑦扩展葡萄糖钳夹技术，在正葡萄糖钳夹技术的基础上，联合应用放射性同位素追踪技术和间接测热技术，精确测定内源性葡萄糖生成量(肝糖)和机体葡萄糖利用率及细胞内葡萄糖氧化和合成的情况，从而全面了解机体葡萄糖的生成和利用。基本方法为在钳夹前2～3 小时，输注一定量 ^{3}H 标记的葡萄糖，根据所标记底物的放射性，分别计算出葡萄糖消失率(又称葡萄糖利用率)、肝糖产量(HGP)。应用间接测热法得出葡萄糖氧化率和非氧化率(糖原合成率)。此外，还可得知脂肪和蛋白质氧化利用的情况。该项组合技术是世界上公认的测定胰岛素敏感性的一套较完整技术。此项技术的应用为揭示胰岛素对葡萄糖、脂肪及蛋白质代谢的影响，胰岛素抵抗发生的机制、抵抗发生的部位提供了证据。目前国际上应用的扩展钳夹技术还有很多，但都以正糖钳夹为基础，如正钳夹联合局部插管法、联合局部组织活检等。⑧微小模型和静脉胰岛素耐量试验，基本方法是静脉注射葡萄糖(0.3 g/kg)以刺激内源性胰岛素分泌，在3 小时内抽血26～30 次，检测胰岛素和葡萄糖浓度，将测定值输入计算机，应用微小模型进行计算。此法的优点是能同步测定和评估胰岛素敏感性和葡萄糖自身代谢效能，并可知晓 β 细胞分泌功能，应用本法计算出的胰岛素敏感性与正糖钳夹测定的结果有很好的相关性。目前已有简化样本法和改良法。⑨短时胰岛素耐量试验，静脉注射胰岛素(0.1 U/kg)，在 15 分钟内抽取血标本测定葡萄糖浓度，根据葡萄糖的下降率计算胰岛素敏感性。此法与正糖钳夹结果有很好的相关性，具有操作简单、耗时少、相对精确的特点。

3.特殊类型糖尿病

特殊类型糖尿病共有 8 类。

(1)胰岛 B 细胞功能缺陷：为单基因缺陷所致胰岛 B 细胞分泌胰岛素不足，目前发现的基因有 *HNF1A* 基因、*GCK* 基因和 *HNF4A* 基因；线粒体基因突变，线粒体 DNA 常见为 tRNA$^{\text{Leu(UUR)}}$基因 3243 突变(A→G)。

(2)胰岛素作用的遗传缺陷：此型呈明显的高胰岛素血症，明显的胰岛素抵抗，包括 A 型胰岛素抵抗、脂肪萎缩性糖尿病、多诺霍综合征。

(3)胰岛外分泌疾病：胰腺炎、血色病、外伤或胰腺切除、纤维钙化性胰腺病、肿瘤、囊性纤维化。

(4)内分泌疾病：肢端肥大症、甲状腺功能亢进、库欣综合征、生长抑素瘤、胰高血糖素瘤、醛固酮瘤、嗜铬细胞瘤等。

(5)其他：药物或化学物诱导所致糖尿病，感染所致糖尿病，免疫介导的罕见疾病，伴糖尿病的其他遗传综合征。

(二)糖尿病的高危人群

(1)老龄化：随着年龄增长，体力活动减少，体重增加，胰岛素分泌能力以及身体对胰岛素的敏感性下降,使糖尿病特别是 2 型糖尿病的发生机会增多,所以年龄≥45 岁,是糖尿病的高危人群。

（2）肥胖：体重≥标准体重 20%,或体质指数(BMI)≥27 kg/m²。

（3）糖尿病有明显的遗传倾向,家族中有患糖尿病的一级亲属也是糖尿病发病的高危人群。

（4）有妊娠糖尿病史或巨大胎儿分娩史者,妊娠期间可能有未发现的高血糖,血糖经过胎盘到达胎儿,而胎儿的胰岛功能正常,充分利用了这些多余的糖分,形成巨大儿。

（5）原发性高血压患者。

（6）高脂血症：高密度脂蛋白(HDL)≤0.9 mmol/L,甘油三酯≥2.8 mmol/L。

（7）曾经有空腹血糖受损(IFG)或糖耐量减低(IGT)史者。

二、糖尿病诊断

（一）临床表现

（1）代谢紊乱综合征："三多一少",即多尿、多饮、多食和体重减轻。T_1DM 患者大多起病较快,病情较重,症状明显且严重。T_2DM 患者多数起病缓慢,病情相对较轻,肥胖患者起病后也会体重减轻。患者可有皮肤瘙痒,尤其外阴瘙痒。高血糖可使眼房水晶体渗透压改变而引起屈光改变致视物模糊。

（2）相当一部分患者并无明显"三多一少"症状,仅因各种并发症或伴发病而就诊,化验后发现高血糖。

（3）反应性低血糖：有的 T_2DM 患者进食后胰岛素分泌高峰延迟,餐后 3～5 小时血浆胰岛素水平不适当地升高,其所引起的反应性低血糖可成为这些患者的首发表现。

（二）实验室检查

部分反映糖代谢的指标见表 3-1。

表 3-1 反映糖代谢水平的有关检查指标的意义

实验室指标	代表血糖水平时间
血糖(空腹、餐后)	瞬间
24 小时尿糖	当天
果糖胺	最近 7～10 天
糖化血红蛋白(HbA1c)	最近 2～3 个月

1.血糖测定

血糖测定是糖尿病的主要诊断依据,也是指导糖尿病治疗及判断疗效的主要指标。最常用的方法是葡萄糖氧化酶法。用血浆、血清测得的血糖比全血高 15%。如果作为诊断建议应用血浆或血清葡萄糖,正常值 3.9～6.0 mmol/L。

2.尿糖测定

正常人每天尿中排出的葡萄糖不超过 100 mg,一般常规的尿糖定性测不出。若每天尿中排出糖超过 100 mg,则称为糖尿。但尿糖阴性并不能排除糖尿病的可能。

3.葡萄糖耐量试验

（1）口服葡萄糖耐量试验(OGTT)：此方法是检查人体血糖调节功能的一种方法,是诊断糖尿病、糖耐量减低(IGT)的最主要方法,应用非常广泛。儿童 1~1.5 岁 2.5 g/kg,1.5~3 岁 2.0 g/kg,3~12 岁1.75 g/kg,最大量不超过 75 g。非妊娠成人服 75 g 葡萄糖。

方法:试验前一夜禁食 10 小时以上,16 小时以下,次日清晨(7~9 时)开始,把 75 g 葡萄糖稀释至 25%的浓度,5 分钟之内饮完,分别在空腹、服糖后 30 分钟、60 分钟、120 分钟、180 分钟采血,测血糖,若患者有低血糖史可延长试验时间,并于第 4 小时及第 5 小时测血糖,每次采血后立即留尿查尿糖以排除肾脏因素的影响。正常人服糖后血糖迅速上升,30~60 分钟内血糖达到最高峰,高峰血糖水平比空腹超过 50%,此时肝脏摄取及其他组织利用与吸收进入血液的葡萄糖数量相等。在 1.5~2 小时血糖下降至正常水平。

口服葡萄糖耐量试验的影响因素:①饮食因素,试验前三天应该摄入足够的糖类,一天大于 250 g,否则容易出现糖耐量减低而导致假阳性,特别是老年人,另外,还要注意脂肪摄入的标准化;②体力活动,试验前体力活动过少或过多都会影响糖耐量试验结果;③精神因素及应激,情绪激动及急性应激均可以引起血糖升高,试验前要避免;④生理因素,妊娠、老年都可影响糖耐量试验结果;⑤药物,口服避孕药、烟酸、某些利尿剂、水杨酸类药物可影响糖耐量试验结果,试验前应停药;⑥疾病,一些疾病,如肝脏疾病、心脏疾病、肾脏疾病、胰腺疾病、骨骼肌疾病、某些内分泌疾病、代谢紊乱等均可影响糖耐量试验结果。

(2)静脉葡萄糖耐量试验(IVGTT):由于缺乏肠道的刺激,IVGTT 不符合生理条件,所以只用于有胃肠功能紊乱者。具体方法为按每千克体重 0.5 g 计算,静脉注射 50%葡萄糖溶液,2~3 分钟注完,在注射过程中的任何时间为零点,每5分钟取静脉血验血糖 1 次,共 60 分钟。将葡萄糖值绘在半对数纸上,横坐标为时间,计算某一血糖值下降到其一半的时间作为 $t_{1/2}$,再按公式 $K=0.69/t_{1/2}\times100$ 算出 K 值。正常人$K\geqslant1.2$,糖尿病患者$K<0.9$。IVGTT 可了解胰岛素释放第一时相的情况。

4.糖化血红蛋白

糖化血红蛋白(GHbA1)是血红蛋白 A 组分的某些特殊分子部位和葡萄糖经过缓慢而不可逆的非酶促反应结合而形成的,其中以 GHbA1c 最主要,它反映 8~12 周的血糖的平均水平,可能是造成糖尿病慢性并发症的一个重要致病因素,是糖尿病患者病情监测的重要指标,但不能作为糖尿病的诊断依据。其参考范围为 4%~6%。

5.糖化血浆清蛋白

人血浆蛋白与葡萄糖发生非酶催化的糖基化反应而形成果糖胺(FA),可以评价 2~3 周内的血糖波动情况,其参考值为 1.7~2.8 mmol/L。此项化验也不能作为糖尿病的诊断依据。

6.血浆胰岛素和 C-肽测定

β细胞分泌的胰岛素原可被相应的酶水解生成胰岛素和 C-肽,这两个指标可以作为糖尿病的分型诊断应用,也用于协助诊断胰岛素瘤。目前血浆胰岛素用放免法测定,称为免疫反应性胰岛素(IRI),正常参考值为空腹 5~25 mU/L。C-肽作为评价胰岛 B 细胞分泌胰岛素能力的指标比胰岛素更为可信,它不受外源胰岛素的影响,正常人基础血浆 C-肽水平为 400 pmol/L。周围血 C-肽/胰岛素比例常大于 5。胰岛 B 细胞分泌胰岛素功能受许多因素所刺激,如葡萄糖、氨基酸(亮氨酸、精氨酸)、激素(胰升糖素、生长激素)、药物(磺胺类、α 受体阻滞剂、α 受体激动剂)等,其中以葡萄糖最为重要。正常人口服葡萄糖(或标准馒头餐)后,血浆胰岛素水平在 30~60 分钟上升至高峰,可为基础值的 5~10 倍,3~4 小时恢复到基础水平。C-肽水平则升高 5~6 倍。血浆胰岛素和 C-肽水平测定有助于了解 β细胞功能(包括储备功能)和指导治疗,但不作为诊断糖尿病的依据。

（三）诊断过程中应注意的问题

糖尿病是以糖代谢紊乱为主要表现的代谢综合征，其病因及发病机制非常复杂，发病后涉及多个脏器的并发症，所以其诊断必须统一、规范，内容项目要齐全，应包含病因诊断、功能诊断、并发症及合并症诊断。首先，要根据诊断标准确定是糖尿病还是 IGT，如果确定糖尿病还应该注意区分糖尿病的类型。其次，要明确有无急、慢性并发症，如果有慢性并发症应该注意分期。最后还应注意是否同时存在合并症，如合并妊娠、Graves 病或肝和肾疾病等，了解这些情况有助于在治疗过程中采取正确的治疗方案及正确地估计预后。另外，因为糖尿病是一种高遗传性疾病，还应该注意，一定不要忘记询问患者的家族史。体检时注意患者的营养状态、是否肥胖、甲状腺情况等，对已经确诊糖尿病者还应注意进行视网膜、肾脏及周围神经的检查，确定是否存在并发症。

（四）诊断与鉴别诊断

1.糖尿病的诊断标准

1980 年以来，国际上通用 WHO 的诊断标准，1997 年美国糖尿病协会提出修改建议，1999 年 WHO 接受了此标准，见表 3-2、表 3-3，具体内容如下。

表 3-2　WHO 诊断标准（1）

	全血（mmol/L）	
	静脉血	毛细血管血
糖尿病		
空腹和（或）	≥6.1	≥6.1
糖负荷后 2 小时	≥10.0	≥11.1
IGT		
空腹	<6.1	<6.1
糖负荷后 2 小时	≥6.7 和<10.0	≥7.8 和<11.1
IFG		
空腹	≥5.6 和<6.1	≥5.6 和<6.1
糖负荷后 2 小时	<6.7	<7.8

表 3-3　WHO 诊断标准（2）

	血浆（mmol/L）	
	静脉血	毛细血管血
糖尿病		
空腹和（或）	≥7.0	≥7.0
糖负荷后 2 小时	≥11.1	≥12.1
IGT		
空腹	<7.0	<7.0
糖负荷后 2 小时	≥7.8 和<11.1	≥8.9 和<12.1
IFG		
空腹	≥6.1 和<7.0	≥6.1 和<7.0
糖负荷后 2 小时	<7.8	<8.9

(1)空腹血浆葡萄糖(FPG)的分类:FPG<6.0 mmol/L为正常,FPG 6.0~7.0 mmol/L为空腹血糖过高(简称IFG),FPG≥7.0 mmol/L为糖尿病(需另一天再次证实)。空腹的定义是至少8小时没有热量的摄入。

(2)OGTT中2小时血浆葡萄糖(2小时PG)的分类:2小时PG<7.8 mmol/L为正常,2小时PG 7.8~11.1 mmol/L为糖耐量减低(IGT),2小时PG≥11.1 mmol/L考虑为糖尿病(需另一天再次证实)。

(3)糖尿病的诊断标准:症状+随机血糖≥11.1 mmol/L,或FPG≥7.0 mmol/L,或OGTT中2小时PG≥11.1 mmol/L。症状不典型者,需另一天再次证实。随机指一天当中任意时间而不管上次进餐时间。

对于临床工作,推荐采用葡萄糖氧化酶法测定静脉血浆葡萄糖。临床医师在做出糖尿病诊断时,应充分确定其依据的准确性和可重复性,对于无急性代谢紊乱表现,仅一次血糖值达到糖尿病诊断标准者,必须在另一天按以上标准复测核实,如复测结果未达到糖尿病诊断标准,应让患者定期复查,直至诊断明确为止。应注意在急性感染、创伤或各种应激情况下可出现暂时血糖升高,不能以此诊断为糖尿病。IFG或IGT的诊断应根据3个月内的两次OGTT结果,用其平均值来判断。

2.2型糖尿病与1型糖尿病的鉴别

见表3-4。

表3-4　1型糖尿病与2型糖尿病的鉴别

鉴别要点	1型糖尿病	2型糖尿病
发病年龄	各年龄均见	10岁以上多见
季节	秋冬多见	无关
发病	急骤	缓慢
家族遗传	明显	明显
肥胖	少见	多见
酮症酸中毒	多见	少见
胰岛炎	有	无
胰岛B细胞	减少	不一定
血胰岛素	明显减少	稍减少、正常或增多
空腹血C-肽	<1 μg/L	>1 μg/L
血胰岛细胞抗体	+	−
胰岛素	依赖	暂时性
口服降糖药	无效	有效

3.糖尿病的鉴别诊断

(1)其他原因所致的血糖、尿糖改变:急性生理性应激和病理性应激时,由于应激激素如肾上腺素、促肾上腺皮质激素、肾上腺皮质激素和生长激素分泌增加,可使糖耐量减低,出现一过性血糖升高,尿糖阳性,应激过后可恢复正常。

(2)其他糖尿和假性糖尿:进食过量半乳糖、果糖、乳糖,可出现相应的糖尿,肝功能不全时糖和半乳糖利用障碍,也可出现果糖尿或半乳糖尿,但葡萄糖氧化酶试剂特异性较高,可加以区别。大量维生素 C、水杨酸盐、青霉素、丙磺舒也可引起班氏试剂法的假阳性反应。

（3）药物对糖耐量的影响：噻嗪类利尿剂、呋塞米、糖皮质激素、口服避孕药、水杨酸钠、普萘洛尔、三环类抗抑郁药等可抑制胰岛素释放或拮抗胰岛素的作用，引起糖耐量减低，血糖升高，尿糖阳性。另外，降脂药物、乳化脂肪溶液、大量咖啡等也可以引起糖耐量异常。

（4）继发性糖尿病：肢端肥大症（或巨人症）、库欣综合征、嗜铬细胞瘤可分别因生长激素、皮质醇、儿茶酚胺分泌过多、拮抗胰岛素而引起继发性糖尿病或糖耐量减低。此外，长期服用大量糖皮质激素可引起类固醇糖尿病。

（5）胰源性糖尿病：胰腺全切除术后、慢性乙醇中毒或胰腺炎等引起的胰腺疾病可伴有糖尿病，临床表现和实验室检查类似 1 型糖尿病，但血中胰高糖素和胰岛素均明显降低，在使用胰岛素或其他口服降糖药物时，由于拮抗胰岛素的胰高糖素也同时缺乏，极易发生低血糖，但不易发生严重的酮症酸中毒。无急性并发症时，患者多有慢性腹泻和营养不良。

三、糖尿病治疗

2 型糖尿病的治疗程序如图 3-2 所示。

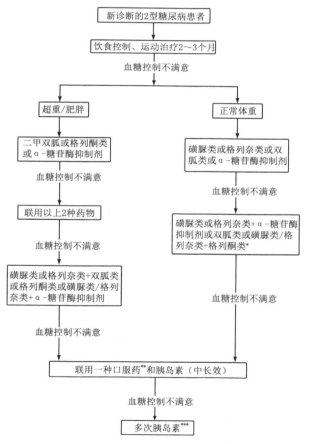

图 3-2 2型糖尿病的治疗程序

注：＊有代谢综合征表现者可优先考虑；

＊＊肥胖、超重者可优先考虑使用二甲双胍或格列酮类；

＊＊＊如胰岛素用量较大，可加用非胰岛素促分泌剂。

(一)糖尿病的控制目标及病情监控

1.糖尿病的控制目标

根据 2003 年美国糖尿病联合会临床指南确立下列标准,见表 3-5。

表 3-5　糖尿病的控制目标

指标	理想	一般	差
血糖(mmol/L)			
空腹	4.4～6.1	≤7.0	>7.0
非空腹	4.4～8.0	≤10.0	>10,0
HbA1c(%)	<6.5	6.1～7.5	>7.5
血压 kPa(mmHg)	<17.3/10.7	17.3/10.7～18.7/12.0	≥18.7/12.0
	(130/80)	(130/80～140/90)	(140/90)
BMI			
男	<25	<27	≥27
女	<24	<26	≥26
TC(mmol/L)	<4.5	>4.5	≥6.0
HDL-C(mmol/L)	>1.1	1.1～0.9	<0.9
TG(mmol/L)	<1.5	1.5～2.2	≥2.2
LDL-C(mmol/L)	<2.6	2.6～3.3	≥3.3

注:TC,胆固醇;HDL-C,高密度脂蛋白胆固醇;TG,甘油三酯;LDL-C,低密度脂蛋白胆固醇。

在表 3-5 中,血糖控制于理想水平为严格控制,适用于新诊断的糖尿病患者、青少年、妊娠糖尿病、强化胰岛素治疗者和持续胰岛素皮下注射者;表中差的适应人群为 70 岁以上老年人、脆性糖尿病、严重肾功能不全、严重冠心病或缺血性脑血管病患者。

2.糖尿病患者的病情监控

(1)血糖控制:幼年、70 岁以上老年人、合并其他严重疾病者血糖的控制可以放宽,视患者的综合情况而定;要经常监测餐后血糖,以帮助达到 HbA1c 的目标;在治疗过程中如果出现严重和反复的低血糖发作,应该及时调整治疗目标及方案。

血糖的自我监测:目前提倡患者自测血糖,但应确保患者测定方法的正确性,并定期校对血糖仪;医务人员告知患者如何根据血糖检测结果调整饮食及运动,血糖仪检测结果是全血,比静脉血糖高10%;测定血糖的频率和时间因人而异,一般检测每餐前、餐后 2 小时及睡前,便于了解全天血糖情况。HbA1c 可反映过去 2～3 个月的血糖水平,也可作为预测糖尿病并发症的指标。所以提倡血糖治疗达标的患者应该 6 个月检测一次 HbA1c 以了解过去 2～3 个月的血糖情况;血糖治疗不达标、治疗刚开始或调整治疗时,每 3 个月检测一次 HbA1c。

(2)尿糖:当血糖低于肾糖阈(10 mmol/L)时,尿糖阴性,不能反映出血糖水平。

(3)尿酮体:血糖超过 20 mmol/L 时,应检测尿酮体。

(二)糖尿病的现代综合治疗原则

1.糖尿病教育

由于糖尿病是一种终生性疾病,其病情变化与患者的饮食、运动、情绪等密切相关,而控制这些因素都需要患者的配合,所以,糖尿病教育越来越引起医务工作者的高度重视。糖尿病教育的具体内容包括社会宣传教育,卫生保健人员的教育与培训,患者及家属糖尿病知识培训等。这样,能够使患者得到早期诊断与治疗,最终能够把患者培训成为能够自我保健、自我护理的"糖尿病专家"。另一方面,广泛宣传糖尿病的知识,可以使糖尿病的易感人群(如糖尿病患者的子女)充分认识疾病的危害,并采取健康生活方式,减少或延缓糖尿病的发生、发展。

2.糖尿病饮食控制

糖尿病的饮食控制是一切治疗的基础,无论在何种情况下,糖尿病患者都应该严格控制饮食,维持正常体重。

3.糖尿病运动疗法

运动治疗是指除了围绕生存、工作、生活的基本活动之外而特意设计的运动。2型糖尿病患者运动可以增加胰岛素敏感性,增加糖的摄取和无氧糖酵解,改善脂代谢,防治并发症。

4.糖尿病的病情监控

一些代谢紊乱如高血压、高血脂等是糖尿病病情发展及并发症的主要原因,所以严密监控这些因素对防治糖尿病及其并发症有重要意义。

5.糖尿病的药物治疗

根据糖尿病患者的类型、病情选择个体化的药物治疗方案,利于有效控制糖尿病。

(三)糖尿病教育

1.糖尿病基础知识教育

(1)糖尿病是一种不能根治的疾病,但是如果得到良好控制,多数患者可以像正常人一样生活。

(2)糖尿病需要终身治疗。

(3)糖尿病控制欠佳可以造成急慢性并发症,严重者可以造成劳动能力的丧失,甚至最终造成死亡。

(4)糖尿病的并发症与高血压、高血脂、肥胖、体力活动减少、饮食不合理等因素有关。

(5)胰岛素治疗是各种类型糖尿病治疗的有效手段。

2.糖尿病教育应该注意的几个关键问题

(1)使患者根据自己的工作、生活情况的变化随时调整热量摄入、食物成分比例、食量增减的方法与原则。

(2)能较准确地计算和调整胰岛素的用量,学会胰岛素注射技巧,部位变换以及低血糖的防治方法。

(3)口服降糖药的患者能自己调整用量,失效时遵从医师的指导。

(4)不要乱寻医问药,而应以最低的医疗费用达到最佳的治疗效果。

3.糖尿病的心理教育

患者得知自己患有糖尿病时,心理行为表现多样,医师应该及时进行解释说明,让患者了解本病的可治性和可防性,解除心理压力、配合治疗。在治疗过程中避免精神刺激,同时需要家属配合。

4.糖尿病饮食治疗教育

(1)标准体重及热量控制。

(2)学会制订饮食计划。

(3)养成良好的健康饮食习惯。

(4)能够根据运动量、时间以及药物作用时间等灵活调整加餐。

5.糖尿病运动治疗教育

(1)掌握运动原则,确定适合自己的运动方式。

(2)确定适合自己的运动时间、频率及强度。

(3)明确锻炼强度如何监测。

(4)应该避免哪些运动方式。

(5)在运动中应该警惕哪些症状(如低血糖和心脏症状)出现及应该采取哪些预防和保护措施。

(6)锻炼前后如何调节膳食计划及胰岛素用量。

6.糖尿病的药物治疗教育

(1)了解口服药的作用、应用原则、适应证、禁忌证。

(2)继发性磺脲类药物的失效。

(3)胰岛素的作用、种类、适应证、注射技术及用量调整。

(4)明确药物治疗的同时不能放松饮食治疗及运动。

(5)了解低血糖及其处理。

7.糖尿病的病情自我监测及护理教育

(1)血糖监测的时间,检测糖化血红蛋白及糖化血清蛋白的意义。

(2)监测血压、血脂水平,同时了解他们对糖尿病并发症的作用。

(3)定期检测重要脏器功能。

(4)加强慢性并发症的处理,特别是足部护理。

(四)糖尿病的饮食治疗

1.糖尿病饮食治疗的目的

(1)减轻胰岛负担。

(2)维持正常体重。

(3)纠正已经发生的高血糖、高血脂等代谢紊乱。

(4)降低餐后高血糖,可减轻对胰岛细胞的刺激。

(5)有利于预防和治疗急性并发症,改善整体健康水平。

(6)妊娠糖尿病患者饮食治疗能保证孕妇和胎儿的健康,糖尿病儿童饮食治疗能保证糖尿病儿童的正常发育。

2.糖尿病饮食治疗的方法

(1)热量的计算:见表3-6、表3-7、表3-8。①患者可按照实际体重判断自己属于肥胖、正常还是消瘦。②根据体重状态和劳动强度选择每千克体重的热量并计算每天总热量。③肥胖者最好按每天总热量摄入减少2 092~4 184 kJ(500~1 000 kcal)的要求逐渐减少,其减少是根据肥胖程度和患者的耐受能力而定,体重降低不宜过速过猛,否则患者可因蛋白质摄入不足·而感乏力,不能坚持。④儿童、孕妇、哺乳妇女及消耗性疾病患者应适当增加热量。

(2)营养成分的合理分配:营养物质的分配原则是控制总能量、均衡营养、高纤维素、低脂肪。

表 3-6　糖尿病患者每天每千克理想体重所需热量[kJ(kcal)/kg]

劳动强度	消瘦	正常	肥胖
卧床休息	83.8～104.8(20～25)	62.9～83.8(15～20)	62.9(15)
轻体力劳动	146.4(35)	125.5(30)	83.8～104.8(20～25)
中等体力劳动	167.6(40)	146.4(35)	125.5(30)
重体力劳动	188.6～209.5(45～50)	167.6(40)	146.4(35)

表 3-7　儿童每天每千克体重所需热量

年龄(岁)	每天所需热量[kJ(kcal)/kg]
<4	209.5(50)
4～10	188.6～167.6(45～40)
10～15	167.6～146.4(40～35)

表 3-8　劳动强度的种类

活动水平	职业工作时间分配	工作内容举例
轻	75%时间坐或站立	办公室工作、售货员、酒店服务员
	25%时间站立或活动	化验室操作、讲课
中	75%时间坐或站立	学生日常活动、机动车驾驶、车床操作
	25%时间特殊职业活动	金工切割
重	75%时间坐或站立	非机械化农业劳动、舞蹈、体育活动
	25%时间特殊职业活动	采矿等

糖类含量占总热量的 50%～60%，忌单糖和双糖，应含各种聚糖 8～10 g/d。吸收过快的糖类血糖峰值出现早而集中，不利于控制，吸收过慢，尤其糖尿病患者胃排空时间延长，将使餐后晚期血糖升高，可以用多潘立酮以促进胃排空，并使用较长效的降血糖药物为宜。

蛋白质含量一般不超过总热量的 15%，成人每天每千克理想体重 0.8～1.0 g，儿童、孕妇、乳母、营养不良或伴有消耗性疾病者宜增至 1.5～2.0 g。伴有糖尿病肾病而肾功能正常者应限制至 0.8 g；血尿素氮升高者，应限制在 0.6 g。许多患者严格控制糖类的摄入，同时增加蛋白质及脂肪的摄取来控制血糖，这种方法是错误的。如饮食中糖类过低，将减低胰岛 B 细胞的贮备功能，对患者不利，而过多的蛋白摄入对糖尿病患者也不利。

脂肪占总热量 20%～25%，其中饱和脂肪酸与不饱和脂肪酸的比例应为 1:1。动物性脂肪除鱼油外主要含饱和脂肪酸，植物油主要含不饱和脂肪酸，目前认为多价不饱和脂肪酸的热量与饱和脂肪酸热量的比值越大，对降低胆固醇和预防动脉硬化越有利。所以，在限制脂肪总量的前提下应以植物油代替动物油。肥胖患者特别是伴有心血管疾病者脂肪摄入应限制在总热量的 30%以下，胆固醇每天摄入量应在 300 mg 以下。

此外，各种富含可溶性食用纤维的食品可延缓糖和脂肪的吸收，制约餐后血糖的急剧上升和胰岛素分泌，有利于改善血糖、脂代谢紊乱，并促进胃肠蠕动，防止便秘。每天饮食中纤维素含量以不少于 24 g 为宜。提倡食用绿叶蔬菜、豆类、块根类、粗谷物、含糖成分低的水果，不但提高饮食中纤维素含量,而且有利于各种纤维素和微量元素的摄取。限制饮酒。每天摄入食盐应限制在 10 g 以下。

(3)食谱和热量的计算:①粗算法,体重正常、身体较好者,每天主食按劳动强度计算,休息者 200~250 g;轻体力劳动者 250~350 g;中体力劳动者 350~400 g;重体力劳动者 400~500 g。蛋白质 30~40 g,脂肪 40~50 g。肥胖者每天主食 200~250 g,蛋白质 30~60 g,脂肪 25 g 左右。②细算法,本方法科学性强,但应用起来比较烦琐。其步骤为根据患者性别、年龄、身高计算标准体重。根据患者劳动强度确定每天所需总热量。确定糖类、蛋白质、脂肪的供给量。

每克糖类和每克蛋白均产生 16.7 kJ(4 kcal)热量,每克脂肪产生 37.7 kJ(9 kcal)热量。设全天总热量=X,全天糖类(g)=X·(50%~60%)/4;全天脂肪(g)=X·(20%~35%)/9;全天蛋白(g)=X·(12%~20%)/4。总热量三餐分配按 1/5、2/5、2/5 分配。

糖尿病患者应该戒酒,但某些患者戒酒困难,在血糖控制良好、无糖尿病并发症、肝肾功能正常、非肥胖者,允许少量饮酒(白酒 50 mL,啤酒 200 mL)。饮酒时一般不需减少其他食物的摄入量,但饮酒摄入了多余的能量,故应相应减少脂肪的摄入量。

(4)随访:以上饮食治疗方案仅是原则估算,在治疗过程中应随访患者并按实际效果做必要调整。

3.微量元素与糖尿病的关系

(1)铬的作用:①铬是人体必需的微量元素,无机铬人体基本不能吸收,只有三价有机铬人体才能吸收;②铬的食物来源是粗粮、酵母、啤酒、豆类和肉类;③铬可作用于葡萄糖代谢中的磷酸变位酶,如果缺铬,这种酶的作用就会降低,长期缺铬会影响糖耐量,不利于糖尿病病情的控制;④活化胰岛素,有助于葡萄糖的转化。

(2)锌的作用:①锌与胰岛素联结复合物调节和延长胰岛素的降血糖作用;②缺锌会导致免疫功能低下,容易患疾病,加重糖尿病的病情;③锌存在于多种食物中,动物性食物含锌丰富,且吸收率高,牡蛎、鲜鱼含锌量非常高,肉类、肝脏、蛋类含锌量也较多,植物性食物中以黄豆、大白菜、白萝卜含锌较多。

(3)硒的作用:①含有硒的谷胱甘肽过氧化物酶可使视网膜的氧化损伤减低,改善糖尿病视网膜病变;②海味、肾、肝、肉类和整粒的谷物含硒较丰富。

4.甜味剂的种类及应用

(1)分类:①营养性甜味剂,包括山梨醇、糖醇、麦芽糖醇、甘露醇、乳糖醇及低聚糖类。低聚糖类如低聚异麦芽糖、低聚果糖、大豆低聚糖等,除了有糖醇的功能外,还多了一个双歧杆菌的增殖效果,所以称双歧因子;②高倍非营养性甜味剂,包括天然提取物和化学提取物,如化学合成的糖精、甜蜜素、阿斯巴糖等,以及天然提取物如甜菊糖、甘草甜等。

(2)应用:糖尿病患者推荐使用营养性甜味剂,如糖醇和低聚糖。

5.健康饮食的注意事项

(1)改进进餐顺序:①饭前先吃一点生黄瓜或西红柿;②饭前先喝汤;③饭前先吃些用餐的菜;④最后吃主食和蔬菜。

(2)改变进食方法:①细嚼慢咽;②专心吃饭,不要边吃边干活;③饭要一次盛好,不要一点一点盛饭;④不打扫剩饭菜。

(3)改变进餐习惯:少吃零食、少荤多素、少细多粗、少盐多醋、少量多餐、少吃多动、少稀多干。

(4)改变食物品种:①吃带叶、茎类蔬菜,少吃根、块类的菜;②不吃油炸食物或过油食物;③不要勾芡;④不要吃含淀粉高的食物,如吃要交换主食;⑤血糖控制好的可在两餐间加水果,但不要喝果汁;⑥喝汤去掉上面的油;⑦吃肉丝比吃肉片、肉排、红烧肉好;⑧吃带刺鱼比吃鱼块好,因为可以减慢进餐速度,增加饱腔感;⑨吃带骨头肉比吃肉块好,既满足要求,吃进的肉量又不大;⑩吃鸡肉去掉鸡皮及肥肉。

(五)糖尿病的运动治疗

对于 2 型糖尿病患者来说,运动能改善胰岛素敏感性,增加糖的摄取和糖的无氧酵解,调节脂代谢。

1.糖尿病患者的运动疗法可以达到的效果

(1)减轻体重。

(2)减轻或消除胰岛素抵抗现象。

(3)改善脂代谢和肝糖代谢。

(4)可促进凝血酶形成和纤溶活性,减少血小板聚集和血栓形成。

(5)运动可增加磺脲类口服降糖药物的疗效。

(6)应用胰岛素治疗者,运动可促进胰岛素的吸收。

运动治疗适用于空腹血糖在 16.7 mmol/L 以下的 2 型糖尿病患者,特别是超重或肥胖者。运动强度起码应该达到 60% 中等强度的脉率才能达到目的。运动的形式多种多样,采取的方式因人而异,但应以容易调节运动强度的运动为宜。运动量的大小取决于运动强度和时间,在实施运动计划时应根据个人的具体情况,由轻到重地增加运动强度。

2.糖尿病患者运动强度指标的测定

(1)计算法:最大运动能力的百分比脉率＝安静时脉率＋(运动中最大脉率－安静时脉率)×强度。运动中最大脉率＝210－年龄,如 60 岁的人安静时脉率为 70 次/分,其 60% 中等强度运动时脉率＝70＋(210－60－70)×60%＝118 次/分。

(2)简易法:运动时脉率(次/分)＝170－年龄(岁)。开始运动时应从最大运动量的 30%～40% 开始,适应后可逐渐增加运动量。运动存在一定的风险,如引起缺血性心脏病加重、高血压患者诱发心脑血管意外、视网膜病变者发生视网膜出血、肾病者使蛋白尿加重、足溃疡者溃疡加重、1 型糖尿病胰岛素用量不足时促使血糖升高甚至诱发酮症,而注射胰岛素后又可使胰岛素吸收过快引起低血糖等。因此,运动要掌握适应证。

3.糖尿病患者不适于运动的情况

(1)严重 1 型糖尿病。

(2)肾脏并发症。

(3)高血压和各种心脏病。

(4)眼底病变。

(5)暂时性脑缺血。

(6)严重神经、肌肉及关节病变。

(7)极度肥胖等。

4.糖尿病运动疗法的安全原则

(1)所有的体育锻炼应以运动后没有不适感为标准。

(2)运动时要掌握适合的锻炼进度,心率是检测有氧运动调节心肺功能的最好指标。

（3）选择适合的锻炼方式。

（4）锻炼时心率不应超过安全最高心率，即180－年龄。

（5）锻炼要逐渐增加运动量，同时调整药物及饮食。

（6）锻炼前要做好预备锻炼，锻炼后要放松。

（7）预防运动性低血糖的发生。

（六）糖尿病的口服药物治疗

应用口服降糖药物治疗适合于饮食、运动无法控制的2型糖尿病患者。口服降糖药物治疗的适应证为：血糖不太高，改善生活方式1～2个月后仍然不能使血糖控制在正常范围者；存在显著高血糖症状的患者在改善生活方式的同时可给予药物治疗。应用口服降糖药物时应注意，每种药物都有不同的组织作用特点，当联合用药时要根据患者的具体情况决定哪种组合最合适。口服降糖药物分为胰岛素促泌剂（磺脲类、格列奈类）和非胰岛素促泌剂（α-葡萄糖苷酶抑制剂、双胍类、格列酮类）。

治疗糖尿病药物的选择和治疗的程序：对于肥胖或超重的2型糖尿病患者，在饮食和运动不能满意控制血糖的情况下，首选非胰岛素促泌剂；2型糖尿病的药物治疗应着眼于解决胰岛素缺乏和胰岛素抵抗两个问题。有代谢综合征或伴有心血管疾病危险因素者，首选双胍类或格列酮类；对于正常体重的2型糖尿病患者，在饮食和运动不能满意控制血糖的情况下，首选胰岛素促泌剂，如血糖控制仍然不满意，有代谢综合征或伴有心血管疾病危险因素者应选用双胍类或格列酮类。α-葡萄糖苷酶抑制剂适用于餐后血糖升高而空腹血糖升高不明显者。

使用口服降糖药时应注意：①掌握适应证，1型糖尿病患者在胰岛素治疗的基础上，可联合使用胰岛素增敏剂、双胍类和α-糖苷酶抑制剂，而不应该用促胰岛素分泌剂；2型糖尿病肥胖者，首选双胍类、α-糖苷酶抑制剂或胰岛素增敏剂，后用促胰岛素分泌剂；2型糖尿病消瘦者首选促胰岛素分泌剂或胰岛素增敏剂，可联合使用α-糖苷酶抑制剂或双胍类药物。②先从小剂量开始，再根据餐后2小时血糖情况（一定要服药），调整药物剂量。③合理联合用药，同类降糖药一般不合用（如格列喹酮不应与达美康同用），用一种降糖药物后，如效果尚不理想，可考虑联合用药，不同作用机理的药物联合可以扬长避短，每一类药物不要用到最大剂量，可避免或减少药物的不良反应。单一药物疗效逐年减退，长期疗效差。一般联合应用2种药物，必要时可用3种药物。④兼顾其他治疗，在降血糖治疗的同时，还要考虑其他问题，如控制体重、控制血压、调整血脂紊乱等。⑤要考虑药物的相互作用，当与下列具有增强降血糖作用的某个药物合用时，可能会导致低血糖反应，如胰岛素、其他降糖药、别嘌醇、环磷酰胺、喹诺酮类、水杨酸等；当与下列具有减弱降血糖作用的某个药物合用时，可能引起血糖升高，如皮质类固醇、高血糖素、雌激素和孕激素、甲状腺素、利福平等。

1.磺脲类药物

（1）磺脲类药物的作用机制：磺脲类药物通过与胰岛 B 细胞膜上的 K^+ 通道相结合，使 β 细胞去极化，细胞内 Ca^{2+} 增加，触发胰岛素释放；还可以改善胰岛素受体及受体后缺陷，增加外周组织对胰岛素的敏感性，从而促进周围靶器官，特别是肌肉组织对胰岛素介导的葡萄糖的利用。其代谢及作用特点见表3-9。

（2）磺脲类药物的适应证：①新诊断的非肥胖的2型糖尿病患者经饮食、运动治疗2个月疗效不满意者；②肥胖的2型糖尿病患者服用双胍类药物血糖控制不满意或因胃肠道反应不能耐受者。由于其增加胰岛素分泌，可使患者体重增加，一般不作为肥胖患者的首选药物。

表 3-9　磺脲类药物代谢及作用特点

药名	排除途径	高峰时间(h)	持续时间(h)	通常剂量	最大剂量
甲苯磺丁脲	肾排 100%	3~4	6~8	500 毫克/次	1 000 毫克/次
(D-860)				3 次/天	3 次/天
格列本脲	肾排 50%	2~5	16~24	2.5 毫克/次	5 毫克/次
(优降糖)				3 次/天	3 次/天
格列齐特	肾排	0.5	10~24	80 毫克/次	80 毫克/次
(达美康)	60%~70%			2 次/天	3 次/天
格列吡嗪	肾排 90%	1~2.5	6~24	5 毫克/次	10 毫克/次
(美吡达)				3 次/天	3 次/天
格列喹酮	肾排 5%	2~3	10~20	30 毫克/次	60 毫克/次
(糖适平)	胆汁排 95%			3 次/天	3 次/天
格列吡嗪控释	肾排 90%	2~3	6~12	5 毫克/次	20 毫克/次
(瑞易宁)				1 次/天	1 次/天
格列美脲	肾排 90%		24	1~4 毫克/次	8 毫克/次
(亚莫利)				1 次/天	1 次/天

(3)磺脲类药物的服用方法与应用特点:磺脲类药物应在餐前半小时服用。不同磺脲类制剂的降糖作用和时间差别很大,应根据病情做出合适的选择。一般空腹血糖轻中度升高者宜选用甲苯磺丁脲(D-860)或格列喹酮,也可选格列齐特或格列吡嗪;空腹血糖中度以上升高者可选用格列本脲或格列吡嗪;对老年人应选用降糖作用温和、剂量范围大的甲苯磺丁脲、格列喹酮和格列吡嗪,应慎用格列本脲。另外,要根据作用时间决定每天给药次数,甲苯磺丁脲、格列喹酮和格列吡嗪半衰期短,每天给药 3 次,格列本脲、格列美脲、格列齐特 1~3 次/天。

(4)不良反应:磺脲类药物,尤其是第一代和长效类药物容易发生低血糖及低血糖昏迷,所以应从小剂量开始,缓慢加量,特别是老年患者更应注意;少数患者发生皮疹、黄疸;偶见肝功能异常和骨髓异常;肾功能不全者除格列喹酮外,不宜服用。

(5)磺脲类药物的禁忌证:①1 型糖尿病;②单纯饮食及运动治疗能够满意控制血糖的轻型患者;③并发急性代谢紊乱,如酮症酸中毒、乳酸酸中毒、非酮症性高渗性昏迷等;④严重感染、外伤、手术等应激情况;⑤严重肝、肾功能不全,影响药物动力学者;⑥妊娠期(有致畸危险和引起胎儿和新生儿低血糖)。

(6)磺脲类药物的原发或继发失效:①原发失效,指糖尿病患者接受足量的磺脲类药物治疗开始 1 个月内空腹血糖仍然高于 14 mmol/L,常见于自然病程晚期才获得初诊的 2 型糖尿病患者,是由于胰岛功能丧失或严重受损造成。这种情况往往在合并使用双胍类药物后病情有所改善。②继发失效,指糖尿病患者接受磺脲类药物治疗后收到明显的治疗效果,但继续原来治疗降血糖疗效逐渐减弱,加大剂量至足量后空腹血糖仍高于 11.1 mmol/L,餐后血糖高于 14 mmol/L,且这种高血糖持续数月,此时宜加用或改用胰岛素治疗。双胍类药物也部分存在继发失效。

(7)影响磺脲类药物作用的药物。加强磺脲类降糖作用的药物:①从蛋白结合位点代替磺脲类、抑制磺脲类从尿中排出,阿司匹林、水杨酸、非激素类抗炎药、磺胺药;②竞争抑制磺脲类代谢,乙醇、H_2 受体阻滞剂、抗凝药、单胺氧化酶抑制剂;③拮抗内源性胰高血糖素,β受体阻滞剂。减弱或对抗磺脲类降糖作用的药物有增强磺脲类排除的酶诱导剂,如酒精(慢性饮用)、巴比妥类药物、氯普马嗪;胰岛素分泌抑制剂,有拮抗胰岛素作用,如噻嗪类利尿剂、糖皮质激素、雌激素、吲哚美辛(消炎痛)、烟酸。

2.双胍类药物

(1)双胍类药物的作用机制(代谢及作用特点见表3-10):①双胍类药物可延缓肠道对葡萄糖的吸收,但葡萄糖吸收总量不减少;②抑制糖原异生、肝糖分解从而减少肝糖输出;③增加机体对胰岛素的敏感性,从而增加外周组织对葡萄糖的摄取和利用,达到降糖目的;④促进各类细胞葡萄糖转运因子的转位。双胍类药物在高血糖状态下有降糖作用,但对正常血糖无降糖作用,故不引起低血糖。

表 3-10　双胍类药物代谢及作用特点

药名	排除途径	高峰时间(h)	持续时间(h)	通常剂量	最大剂量
苯乙双胍	肾排 50%	2～3	4～6	25 毫克/次	50 毫克/次
(降糖灵)				3 次/天	3 次/天
二甲双胍	肾排 80%	2	5～6	250 毫克/次	500 毫克/次
	粪排 20%			3 次/天	3 次/天
美迪康	肾排 80%	2	5～6	250 毫克/次	500 毫克/次
	粪排 20%			3 次/天	3 次/天
迪化糖锭	肾排 80%	2	5～6	250 毫克/次	500 毫克/次
	粪排 20%			3 次/天	3 次/天
格华止	肾排 90%	5～6		500 毫克/次	1 000 毫克/次
	粪排 10%			3 次/天	3 次/天

(2)双胍类药物的适应证:①以胰岛素抵抗为主的糖尿病患者,特别是肥胖的 2 型糖尿病患者;②非肥胖 2 型糖尿病患者用磺脲类药物不能满意控制血糖时;③1 型和 2 型糖尿病患者使用胰岛素治疗时若联合应用双胍类,不仅可增加胰岛素的降糖作用,减少胰岛素用量,并可减少血糖不稳定者的血糖波动;④葡萄糖耐量减低者。

(3)双胍类药物的不良反应:①消化道反应,有食欲缺乏、恶心、呕吐、腹痛及腹泻等;②乳酸增高及乳酸酸中毒,因其促进肌肉中糖的无氧酵解,产生大量乳酸,机体缺氧时易致乳酸中毒,应引起重视。苯乙双胍比二甲双胍多见,尤其在肝、肾功能不全,心肺疾病,贫血及老年人。

(4)双胍类药物的禁忌证:①糖尿病酮症酸中毒、高渗性昏迷、严重感染、创伤及大手术等;②糖尿病患者伴心力衰竭、肝及肾衰竭、慢性肺部疾病、组织缺氧、酗酒等均禁用双胍类药物,因易引起乳酸性酸中毒;③糖尿病患者在妊娠期间亦不能应用双胍类药物;④消化道反应剧烈不能耐受者或有慢性消化道疾病者;⑤乙醇中毒者。

(5)影响双胍类药物作用的其他药物:①利福平抑制双胍类药物的吸收而减弱其降糖作用;②乙醇抑制苯乙双胍代谢,加强其降糖作用;③西咪替丁减少双胍类药物在肾脏清除,加强其降糖作用。

3.α-糖苷酶抑制剂

(1)作用机制:该类药物的降糖机制是抑制多糖或双糖转变为单糖,延缓葡萄糖在肠道的吸收从而降低餐后血糖并兼有减轻胰岛素抵抗的作用。长期应用也可降低空腹血糖。其中阿卡波

糖主要是抑制 α-淀粉酶,伏格列波糖主要是抑制双糖水解酶的作用,其代谢及作用特点见表 3-11。

表 3-11　α-糖苷酶抑制剂的代谢及作用特点

药名	排除途径	每片剂量	每天剂量
阿卡波糖	胃肠道50%	50 mg	50～200 毫克/次
(拜糖平)	尿 35%		每天 3 次
伏格列波糖(倍欣)	胃肠道	0.2 mg	0.2～0.4 毫克/次
			每天 3 次

（2）适应证:该类药物的适应证很广,可单独或与双胍类同用于肥胖的 2 型糖尿病患者;与磺脲类联合用于仅用磺脲类血糖控制不理想的 2 型糖尿病患者;与胰岛素合用于 1 型和 2 型糖尿病需用胰岛素者,不仅可减少胰岛素用量还有助于减轻餐后早期高血糖及餐后晚期低血糖。

（3）不良反应:主要是消化道反应,表现为腹部胀满、胀气、肠鸣音亢进和排气过多,少数患者有腹泻或便秘。这些症状多在服药 2 周左右缓解,仅少数患者不能耐受而停药。

（4）禁忌证:原有消化不良、消化道溃疡、肠梗阻倾向、感染、恶性肿瘤、酗酒、严重肝和肾功能损害者;妊娠或哺乳妇女及小儿。

（5）注意事项:α-糖苷酶抑制剂的使用应从小剂量开始,渐增加剂量,并与第一口饭一起嚼碎咽下。避免同服考来烯胺、肠道吸附剂、消化酶制剂。

4.胰岛素增敏剂

胰岛素增敏剂除了二甲双胍外,目前还有噻唑烷二酮类药物(TZDs)。它属于过氧化物酶增殖体所激活的受体,是一种核受体(简称 PPAR-γ)。被激活后的这种受体蛋白,能够结合 DNA 的反应成分,继而影响基因的转录,其生物效应是改变和调节一系列糖类和脂肪的代谢。现在应用于临床的有罗格列酮和吡格列酮。

（1）作用机制:目前噻唑烷二酮类药物的作用机制还在进一步的探讨当中,根据最近的研究可归纳为以下几点。①激活 PPAR-γ,能够减少脂肪的溶解和增加脂肪细胞的分化,减少外周组织的胰岛素抵抗;②降低瘦素和肿瘤坏死因子-α 的表达,减少血浆纤溶酶原激活物抑制剂-1(PAI-1)分泌,降低游离脂肪酸水平,从而增加周围组织对胰岛素的敏感性和反应性,提高糖原合成酶的活性,促进骨骼肌对胰岛素介导的葡萄糖摄取和利用;③通过抑制肝糖异生的限速酶即 1,6-二磷酸果糖酶和 2,6-二磷酸果糖酶的活性而降低肝糖输出;④提高胰岛素敏感性,从而抑制肝内合成内源性甘油三酯并促进其清除,改善糖尿病患者的血脂,防止动脉硬化的产生,延缓其发展;⑤清除自由基,降低过氧化脂质的形成,抑制动脉硬化的形成;⑥减少血管平滑肌细胞的钙离子内流,内皮细胞合成一氧化氮增加,改善血管内皮功能。见表 3-12。

表 3-12　噻唑烷二酮类药物的代谢及作用特点

药名	每片剂量(mg)	每天剂量(mg)	每天服药次数	半衰期(h)
罗格列酮	1、2、4	4～8	1～2	4
(文迪雅)				
吡格列酮	15	30	1～2	16～24
(艾汀、艾可拓)				

（2）适应证：①胰岛素抵抗、肥胖，或伴有高血压的 2 型糖尿病患者；②胰岛素抵抗者；③可单独用于 2 型糖尿病的治疗，也可与磺脲类、双胍类药物或胰岛素合用。

（3）不良反应：转氨酶升高、头痛、头晕、恶心、腹泻、体重增加和液体潴留。

（4）禁忌证：1 型糖尿病患者、酮症酸中毒、肝功能异常者。

（5）用药注意事项：用药期间监测肝功能，转氨酶升高 3 倍以上者停药。

5.非磺脲类胰岛素促泌剂

非磺脲类胰岛素促泌剂又称餐时促胰岛素分泌剂，其化合物能促进胰岛 B 细胞中胰岛素的第一时相分泌。其特点是只在进餐时才会迅速而短暂地刺激胰腺分泌胰岛素，起效快，作用持续时间短，安全性好。此类药物包括瑞格列奈和那格列奈。

（1）作用机理：通过与胰腺 β 细胞膜上的 ATP 敏感性钾通道（K^+-ATP）偶联受体相互作用，使浆膜去极化，随即通过电压敏感性 L 型钙通道的开放，引起钙离子内流和胰岛素分泌。它与磺脲类药物不同之处在于，它在胰岛 B 细胞膜上的结合位点不同，且不直接刺激胰岛素的胞泌作用。见表 3-13。

表 3-13　格列奈类药物的代谢及作用特点

药名	排除途径	起效时间（h）	高峰时间（h）	半衰期（h）	持续时间（h）	每顿餐前剂量（mg）	最大剂量（mg）
瑞格列奈（诺和龙）	胆汁 90% 尿 10%	0.5	1	1～1.5	6	0.5～4	12
那格列奈（唐力）	肝代谢 主要肾排泄	0.3	0.3	1.3	4	120～180	360～540

（2）适应证：2 型糖尿病、餐后高血糖。

（3）不良反应：①轻度胃肠功能紊乱、腹泻、呕吐；②个别患者出现乳酸、转氨酶升高，疗程结束后即可消失；③少数患者出现轻微低血糖；④变态反应；⑤体重轻微增加。

（4）禁忌证：1 型糖尿病患者，肝、肾功能不全者。

（5）应用：可以单独或与双胍类、噻唑烷二酮联合使用。格列奈类药物不能与格列苯脲或其他促胰岛素分泌剂合用。格列奈类药物可减少餐后高血糖并且在单独使用时，一般不导致低血糖。一般进餐前服药（餐前 15 分钟即可），不进餐不服药。

（6）影响格列奈类药物的其他药物：①增强降糖作用，单胺氧化酶抑制剂、非选择性 β 受体阻滞剂、ACEI、非甾体抗炎药、乙醇、促合成代谢激素、奥曲肽；②减弱降血糖作用，口服避孕药、噻嗪类、皮质激素、甲状腺素、拟交感神经药；③因格列奈类药物均经肝细胞色素 P450 酶代谢，凡影响肝脏 P450 酶活性的药物如酮康唑、某些抗生素、环孢霉素、类固醇可抑制该类药物代谢，而诱导 P450 酶活性的药物如利福平、巴比妥、卡马西平可促进该类药物代谢。

6.胰岛素治疗

（1）胰岛素的生理作用：胰岛素通过与肝脏、脂肪组织、肌肉等组织的细胞膜受体结合后发挥效应。主要作用是增加葡萄糖的穿膜转运，促进葡萄糖摄取、促进葡萄糖在细胞内的氧化或糖原合成，并为合成蛋白或脂肪提供能量，促进蛋白质及脂肪的合成，减少酮体生成。其与生长激素有协同作用，促进生长、促进钾向细胞内转移，有水、钠潴留作用。

（2）适应证：①1 型糖尿病患者；②2 型糖尿病经饮食及口服降血糖药治疗未获得良好控制

者;③糖尿病并发急性代谢紊乱如酮症酸中毒、高渗性昏迷和乳酸性酸中毒伴高血糖时;④合并重症感染、消耗性疾病、视网膜病变、肾病、神经病变、急性心肌梗死、脑卒中;⑤因存在伴发病需外科治疗的围术期;⑥妊娠和分娩;⑦全胰腺切除引起的继发性糖尿病。

(3)胰岛素的类型:胰岛素制剂可分为速(短)效、中效和长(慢)效3类。速效有普通(正规)胰岛素(RI),皮下注射后发生作用快,但持续时间短,是唯一可经静脉注射的胰岛素,可用于抢救糖尿病酮症酸中毒。中效胰岛素有低精蛋白胰岛素(NPH,中性精蛋白锌胰岛素)和慢胰岛素锌混悬液。长效制剂有精蛋白锌胰岛素注射液(PZI,鱼精蛋白锌胰岛素)和特慢胰岛素锌混悬液。速效胰岛素主要控制第1餐饭后高血糖;中效胰岛素主要控制第2餐饭后高血糖,以第2餐饭为主;长效胰岛素无明显作用高峰,主要提供基础水平胰岛素。胰岛素的种类及作用特点见表3-14。

表3-14 胰岛素的种类及作用特点

种类	起效时间(h)	峰时间(h)	有效作用时间(h)	最大持续作用时间(h)
猪胰岛素				
短效(RI)	0.5~2	2~4	4~6	6~8
中效(NPH)	2~4	6~12	12~20	18~24
长效(PZI)	4~6	12~24	14~20	24~36
人胰岛素				
超短效(Lispro)	0.08~0.25	1~2	2~4	4~5
短效(RI)	0.5~1	2~4	3~6	6~8
中效(NPH)	1~3	4~12	13~18	20~24
长效(Ultralente)	2~4	8~14	18~20	20~30

(4)胰岛素的不良反应:①低血糖反应,最常见,一般由体力活动太多、饮食减少、药物用量过大引起,发作多较急,如昏迷持续6小时以上可能导致中枢性不可逆性损害;②变态反应,以注射局部疼痛、硬结、皮疹为主,偶有全身性变态反应,如荨麻疹、紫癜、血清病、局限性水肿、支气管痉挛、虚脱、胃肠道反应、急性肺水肿,多见于注射含有附加蛋白的制剂时;③注射部位皮下脂肪营养不良;④胰岛素拮抗或胰岛素耐药性糖尿病,耐药性的定义为每天胰岛素需要量超过200U,持续48小时以上,发生率为0.1%~3.6%;⑤胰岛素性水肿,糖尿病控制后4~6天可发生水钠潴留而导致水肿;⑥屈光失常,视物模糊属暂时性变化,多见于血糖波动较大的1型糖尿病患者;⑦高胰岛素血症与肥胖,与胰岛素剂量与使用方法有关,剂量越大越易引起肥胖和高胰岛素血症,故应强调胰岛素治疗的同时饮食控制和运动,加用双胍类及α-糖苷酶抑制剂有助于减少胰岛素用量,减轻外周高胰岛素血症。

(5)胰岛素的应用原则:①急需控制糖代谢紊乱者用短效类,如酮症等急性并发症、急性感染、大手术前后、分娩前及分娩期;1型或2型糖尿病初治阶段,为摸索剂量和治疗方案,可用短效胰岛素,每天3~4次。②可采用长效制剂于早餐前注射或中效制剂晚10时睡前注射,以维持血浆胰岛素基础水平,并使次晨血糖控制较好。③为减少注射次数可采用混合剂,早晚餐前注射,中效和长效的比值可以灵活掌握,在制备混合剂时为避免鱼精蛋白锌进入普通胰岛素瓶内,应先抽普通胰岛素再抽鱼精蛋白锌胰岛素,也可直接应用混合好的胰岛素。④如病情严重伴循环衰竭、皮下吸收不良、有抗药性需极大剂量时,常使用胰岛素或锌结晶胰岛素静脉滴注。⑤采用纯度较高的制剂时剂量减少30%左右,从动物胰岛素转为人胰岛素时剂量减少10%。⑥1型糖尿病血糖波动大不易控制者,2型糖尿病伴胰岛素抵抗者可与口服降糖药联合应用。

(6)应用胰岛素的注意事项:①患者需要密切监测血糖,学会根据血糖情况调节胰岛素用量,特别是在患病期间、饮食运动改变时(表3-15);②指导患者如何识别低血糖症状,处理低血糖发作;③胰岛素剂量取决于进食量、体力活动、精神状态、伴发疾病、应激状态、胰岛素制剂种类、患者体内抗体情况、注射部位、联合用药情况、是否伴有肥胖、肝及肾功能是否异常等。

表 3-15　胰岛素治疗时的血糖控制目标

血糖控制指标	血糖控制目标	需调整胰岛素量
餐前血糖(mmol/L)	4.4～6.7	<4.4 或>6.7
睡前血糖(mmol/L)	5.6～7.8	<5.6 或>7.8
HbA1c(%)	≤7	≥8

(7)影响胰岛素作用的因素:①胰岛素制剂的种类,胰岛素的来源;②胰岛素的浓度与剂量,浓度高、剂量大的吸收缓慢,作用延迟;③给药方法,不同的给药方法会影响胰岛素的吸收,按吸收速度由快至慢分别为静脉注射、腹膜内注射、肌内注射、皮下注射;④注射技术;⑤注射部位和温度,不同部位吸收由快至慢分别为腹部、前臂、大腿、臀部,洗热水澡可加速胰岛素的吸收;⑥注射与进食的间隔时间,进食种类;⑦患者有无胰岛素抗体;⑧运动,运动增加肌肉对胰岛素的敏感性,注射部位的肌肉运动加速胰岛素的吸收;⑨肝、肾功能,当肝、肾功能不全时,影响胰岛素的清除,使胰岛素半衰期延长,血液循环中游离胰岛素增多可导致严重低血糖,故应减少胰岛素用量,特别是避免中长效胰岛素;⑩应激因素,机体处于应激状态时,儿茶酚胺等拮抗胰岛素的激素分泌增多,使胰岛素效价降低、血糖升高,此时需要增加胰岛素用量。

(8)胰岛素的一般用法:口服降糖药效果欠佳时可采用口服降糖药与中长效胰岛素联合治疗的方法,即白天用口服药,加睡前注射一次中效胰岛素。当血糖仍然不理想时可停口服药,而完全胰岛素治疗,具体方法如下。①给予速效和长效胰岛素混合制剂,2次/天,早餐和晚餐前注射。此方法可能出现中午和(或)午夜低血糖,但上午吃一些零食可预防中午低血糖,睡前注射中效胰岛素代替晚餐前的混合胰岛素可预防午夜低血糖。②3次/天餐前注射速效胰岛素,加睡前注射中、长效胰岛素,此方法可以灵活安排进餐时间。③灵活应用,餐前注射短效胰岛素加长效胰岛素,以模仿生理胰岛素基础分泌。此法可以根据进食和运动时间安排,或饮食中糖类的含量调整胰岛素的使用,饮食中每10～15 g糖给予1～2 U胰岛素。④胰岛素抵抗患者胰岛素用量较大,可加用噻唑烷二酮类药物、二甲双胍或α-糖苷酶抑制剂。⑤胰岛素泵持续皮下给药。⑥胰岛素注射笔匹配专用胰岛素制剂,定量准确、注射方便,特别适合老年和视力减迟的患者。

(9)胰岛素用量:开始胰岛素治疗时每天总剂量的计算。①按体重计算,1型糖尿病0.5～1 U/(kg·d);新诊断的1型糖尿病0.2～0.6 U/(kg·d);青春期1型糖尿病1.0～1.5 U/(kg·d),因青春期生长发育迅速,故需要量增大;2型糖尿病0.1～0.2 U/(kg·d)。②按生理需要量计算,正常人每天分泌30～40 U胰岛素,起始量胰岛素可从24～40 U/d开始。③按空腹血糖(FPG)估算,FPG为8～10 mmol/L时,给0.25 U/(kg·d);FPG>10 mmol/L时,每增加1 mmol/L胰岛素增加4 U/d。

(10)胰岛素泵治疗:①胰岛素泵的脉冲式连续输注方式符合生理状态下胰岛素分泌,能够持续提供基础胰岛素,减少了餐前胰岛素用量,可更快地消除胰岛素抵抗状态;避免了高胰岛素血症,且较普通胰岛素吸收快,缩短了胰岛素吸收入血的起效时间。②胰岛素泵只使用速效或超短效胰岛素,减少了使用多种胰岛素制剂引起的吸收差异。③可自由调整基础量,减少低血糖的发生,并能有效抑制"黎明现象"。④24 小时持续输入基础量胰岛素,不进食、晚进食也不至于引起低血糖,而多进食也可适量追加胰岛素,从而使患者全天血糖接近正常,更适于生活方式多变的人、低血糖无感知者及糖尿病自主神经病变者。

适应证:①所有 1 型糖尿病患者,尤其是经常规治疗血糖控制不佳、血糖剧烈波动、对低血糖不能感知而多次发生低血糖、夜间低血糖、对胰岛素特别敏感或胰岛素需求量很少者;②胰岛功能差需要胰岛素治疗的 2 型糖尿病患者;③有"黎明现象"者,空腹血糖>11.1 mmol/L;④生活方式多变,工作、进食、活动不规律者;⑤妊娠;⑥器官移植后血糖难以控制者;⑦严重糖尿病自主神经病变,如胃麻痹、下肢疼痛等。

胰岛素泵治疗时胰岛素用量的计算:可根据实际体重或以前胰岛素总量进行计算。①体重在理想体重的 20%以内时,每天胰岛素总量=0.4~0.9 U/kg,或按以前胰岛素总量的 75%计算;②基础量=40%~50%每天胰岛素总量;③餐前量=50%~60%每天胰岛素总量,如果基础量已经平衡了生物节律因素,则可将餐前量平均分配到三餐前。

胰岛素泵治疗时胰岛素用量的调整:①基础量的调整主要根据早晨空腹血糖;②餐前量的调整根据下次餐前血糖值调整;③如果连续 2 天血糖值大于靶血糖值,增加餐前量每次 1 U,连续 2 天血糖值小于靶血糖值,减少餐前量每次 1 U;④每次剂量调整不超过 2 U,观察 2~3 天后再根据血糖情况继续调整。

7.胰岛素类似物

(1)胰岛素类似物与普通人胰岛素比较,有着诸多的益处,促使胰岛素的给药方式更趋完善。①起效快速,避免人胰岛素的起效时间需 30~60 分钟,必须餐前 30 分钟给药的缺点,仅邻近餐前 15 分钟注射,或于餐后即用,同时作用持续时间短。②贴近生理治疗,胰岛素类似物和长效胰岛素联合应用,三餐时注射短效类似物及睡前注射甘精胰岛素,可帮助糖尿病患者更准确地模拟正常人在生理状态下的胰岛素代谢过程;以最大限度地将血糖控制在正常范围,且不易引起低血糖的发生。③峰效时间与餐后血糖峰值同步,更好地控制餐后血糖升高;另注射时间随意,便于灵活应用,如根据进餐的需要及在餐后追加使用。④显著减少夜间低血糖发作。⑤可降低糖化血红蛋白(HbA1c),达到<7%的指标。⑥注射部位的药物吸收较稳定,个体内的变化以及个体间的差异较小,吸收的变异度有很大的改善;另外,人胰岛素注射剂量较大时,可在皮下形成储存,疗效与持续时间难以预计,而类似物极少出现此类现象。⑦睡前注射甘精胰岛素与口服降糖药联合应用将提高 2 型糖尿病患者的血糖控制,且比通常预想的更容易实行和节约费用。⑧口服肾上腺皮质激素的糖尿病患者的缺陷常是餐后血糖处理受损,皮质激素可抑制胰岛素的分泌,增加糖异生,减少外周组织对葡萄糖的摄取,但胰岛素类似物可改变这一弊端。

(2)胰岛素类似物的应用原则:①甘精胰岛素的 pH 低,不能与其他胰岛素注射剂混合,以免发生凝聚,使吸收延迟。②由动物胰岛素改用人胰岛素类似物时,剂量应减少 10%左右,否则易致低血糖的发生。③对过敏者、妊娠妇女、动物源性胰岛素呈现免疫抵抗者、初始采用胰岛素治疗者、间断应用胰岛素者宜尽量首选人胰岛素。④甘精胰岛素宜提倡睡前给药,以控制"黎明现象"高血糖及白天葡萄糖毒性所致的夜间高血糖,并可替代三餐间的基础胰岛素的分泌。⑤与可升高血糖的药物联合应用,如肾上腺皮质激素、异烟肼、雌激素、口服避孕药、烟酸、噻嗪类利尿剂,可适当增加剂量;当与含硫抗菌药、水杨酸盐、单胺氧化酶抑制剂、血管紧张素转化酶抑制剂、

β受体阻滞剂、奥曲肽等药联合应用,可减少胰岛素类似物的需求量;且β受体阻滞剂可能掩盖胰岛素所致的低血糖现象,需特别警惕。

(杨凤霞)

第二节 饮食治疗及护理

一、概述

糖尿病饮食治疗是糖尿病综合治疗管理的基石,也是糖尿病疾病发展各阶段预防与控制必不可少的措施。2010年中华医学会糖尿病学分会颁布的《中国糖尿病医学营养治疗指南》中指出:糖尿病医学营养治疗(medical nutrition therapy,MNT)的意义在于有效降低血糖、降低血脂及低密度脂蛋白(low density lipoprotein,LDL)等风险因素;减轻体重和降低血压、预防糖尿病的发生、治疗糖尿病、预防或延缓糖尿病并发症的发生。

二、饮食治疗的原则及意义

(一)饮食治疗的原则

1.合理控制总能量

它是糖尿病饮食治疗的首要原则。总能量的多少根据年龄、性别、身高、体重、活动量大小、病情、血糖、尿糖以及有无并发症确定。每周测量体重一次,并根据体重的变化及时调整能量供给量。能量摄入的标准,在成人以能够达到或维持理想体重为标准;儿童青少年则保持正常生长发育为标准;妊娠期糖尿病则需要同时保证胎儿与母体的营养需求。

2.保证碳水化合物的摄入

碳水化合物是能量的主要来源。在其充足的状态下,可减少体内脂肪和蛋白质的分解,预防酮症发生。碳水化合物供给量占总能量的50%~60%为宜。碳水化合物过多会使血糖升高,增加胰岛负担。食物血糖指数(glycemic index,GI)可用于比较不同碳水化合物对人体餐后血糖反应的影响。

$$血糖指数 = \frac{食物餐后2小时血浆葡糖糖曲线下总面积}{等量葡萄糖餐后2小时血浆葡萄糖曲线下总面积} \times 100\%$$

欧洲糖尿病营养研究专家组以及WHO均推荐低GI食物。低GI食物包括燕麦、大麦、谷麦、大豆、小扁豆、豆类、裸麦粗(粗黑麦)面包、苹果、柑橘、牛奶、酸奶等。低GI饮食可降低糖尿病患者的血糖。另外,碳水化合物中红薯、土豆、山药、芋头、藕等根茎类蔬菜的淀粉含量很高,不能随意进食,需与粮食交换。糖尿病患者应严格限制白糖、红糖、蜂蜜、果酱、巧克力、各种糖果、含糖饮料、冰激凌以及各种甜点心的摄入。

3.限制脂肪和胆固醇

有研究表明,过高的脂肪摄入量可导致远期的心血管病发病风险增加,并导致不良临床结局。因此,膳食脂肪摄入量应适当限制,占总能量的20%~30%,饱和脂肪酸和反式脂肪酸占每天总能量比不超过10%。对于超重或肥胖的患者,脂肪摄入占总能量比还可进一步降低。富含饱和脂肪酸的食物主要是动物油脂,如猪油、牛油、奶油,但鱼油除外;富含单不饱和脂肪酸的油脂有橄榄油、茶籽油、花生油、各种坚果油等;而植物油一般富含多不饱和脂肪酸,如豆油、玉米油、葵花子油等,但椰子油和棕榈油除外。胆固醇摄入量应少于每天 300 mg,合并高脂血症者,应低于每天 200 mg。因此,糖尿病患者应避免进食富含胆固醇的食物,如动物内脏,鱼籽、虾籽、蛋黄等食物。

4.适量的蛋白质

糖尿病患者蛋白质供给量与正常人接近,为 0.8～1.2 g/(kg·d),占总能量的 15%～20%。膳食中的蛋白质分为植物蛋白质和动物蛋白质,应有 1/3 以上的蛋白质为优质动物蛋白质,如瘦肉、鱼、乳、蛋、豆制品等。对于有肾功能损害者,蛋白质的摄入为 0.6～0.8 g/(kg·d),并以优质动物蛋白为主,限制主食、豆类及豆制品中植物蛋白。有研究表明大豆蛋白质对于血脂的控制较动物蛋白质更有优势。乳清蛋白具有降低超重者餐后糖负荷的作用,可有效减少肥胖相关性疾病发生的风险。

5.充足的维生素

流行病学研究显示,接受饮食治疗的糖尿病患者常存在多种维生素的缺乏。1 型糖尿病患者常存在维生素 A、维生素 B_1、维生素 B_2、维生素 B_6、维生素 C、维生素 D、维生素 E 等缺乏;2 型糖尿病患者则以 B 族维生素、β-胡萝卜素及维生素 C 缺乏最为常见。因此,供给足够的维生素也是糖尿病营养治疗的原则之一。补充 B 族维生素(包括维生素 B_1、维生素 B_2、维生素 PP、维生素 B_{12} 等)可改善患者的神经系统并发症;补充维生素 C 可防止微血管病变,供给足够的维生素 A 可以弥补患者难以将胡萝卜素转化为维生素 A 的缺陷;充足的维生素 E、维生素 C 和 β-胡萝卜素能加强患者体内已减弱的抗氧化能力。

6.合适的矿物质

调查研究发现,锌、铬、硒、镁、钙、磷、钠与糖尿病的发生、并发症的发展之间有密切关联。比如血镁低的糖尿病患者容易并发视网膜病变;钙不足易并发骨质疏松症;锌与胰岛素的分泌和活性有关,并帮助人体利用维生素 A;三价铬是葡萄糖耐量因子的成分;锰可改善机体对葡萄糖的耐受性;锂能促进胰岛素的合成和分泌。因此,糖尿病患者应均衡饮食,在日常生活中可适当补充含多种微量元素的营养制剂,保证矿物质的供给量满足机体的需要。但应限制钠盐摄入,以防止和减轻高血压、高脂血症、动脉硬化和肾功能不全等并发症。

7.丰富的膳食纤维

膳食纤维能有效地改善糖代谢,降血压、降血脂和防止便秘等。膳食纤维又可根据其水溶性分为不溶性膳食纤维和可溶性膳食纤维。前者包括纤维素、木质素和半纤维素等,存在于谷类和豆类的外皮及植物的茎叶部,可在肠道吸附水分,形成网络状,使食物与消化液不能充分接触,减慢淀粉类的消化吸收,可降低餐后血糖、血脂,增加饱腹感并软化粪便;后者包括果胶、豆胶、藻胶、树胶等,在豆类、水果、海带等食品中较多,在胃肠道遇水后与葡萄糖形成黏胶,从而减慢糖的吸收,使餐后血糖和胰岛素的水平降低,并具有降低胆固醇的作用。膳食纤维不宜摄入过多,否则影响矿物质的吸收,建议膳食纤维供给量每天20～30 g。

(二)饮食治疗的意义

(1)纠正代谢紊乱:糖尿病患者由于体内葡萄糖难以进入组织细胞被利用,使机体分解自身的蛋白质、脂肪来提供人体所需的能量;同时胰岛素不足使体内蛋白质和脂肪合成减少,机体出现负氮平衡、血脂增高。通过合理的平衡膳食,可以纠正糖、脂代谢紊乱,补充优质蛋白质及预防其他必需的营养素缺乏。

（2）减轻胰岛 B 细胞的负荷：糖尿病患者长期稳定的高血糖状态导致胰岛 B 细胞不可逆受损，通过合理的饮食可减少胰岛 B 细胞的负担并帮助恢复部分功能。

（3）防治并发症：个体化的糖尿病饮食治疗，并在疾病各阶段提供适当、充足的营养素，能有效防治糖尿病并发症的发生与发展。

（4）提高生活质量，改善患者整体健康水平。

（5）为 1 型糖尿病或 2 型糖尿病的儿童青少年患者、妊娠期或哺乳期妇女及老年糖尿病患者制订合理膳食，满足其在特定时期的营养需求。

（6）对于无法经口进食或进食不足超过 7 天的高血糖患者（包含应激性高血糖）提供合理的肠外营养或肠内营养治疗，改善临床结局。

三、制订饮食计划

有研究提示，短期坚持糖尿病饮食治疗，可使 2 型糖尿病患者 HbA1c 在治疗 3～6 个月后出现显著下降（0.25%～2.90%）。1 型糖尿病患者的 HbA1c 可降低约 1%。由于患者的饮食受年龄、性别、病程、文化风俗、地域差异等因素的影响，制订个体化、符合病情及风俗、尊重个人喜好的饮食计划尤为重要。制订饮食计划步骤包括营养评估、计算总热量、营养分配。

（一）营养评估

通过对糖尿病患者进行营养状况评估，初步判断营养状况，从而为确定营养治疗方案提供依据。营养状况评估一般包括膳食调查、体格检查、临床检查和实验室检查四个部分。

1.膳食调查

膳食调查是基础的营养评估方法，其内容包括调查期间被调查者每天摄入食物的品种、数量；分析其摄入营养素的数量、来源，比例是否合理，能量是否充足，供能营养素比例是否合理；分析饮食结构和餐次分配是否合理等。膳食调查的方法有定量和定性两大类。定量调查包括询问法、记录法、化学分析法等，其中询问法主要包括 24 小时膳食回顾法和饮食史法，记录法包括称重法、记账法等，另外还有食物频率法。

2.体格检查

可以反映患者的营养状况，发现营养不良，尤其是蛋白质－能量营养不良，并评价营养治疗的效果。身高、体重是临床常用的营养状况评估指标，而体质指数（body mass index，BMI）是目前最常用的方法，是评价肥胖和消瘦的良好指标。BMI 的计算公式：$BMI = 体重（kg）/[身高（m）]^2$。

BMI 正常或处于边缘值的患者，这种情况下可以用腰/臀比（waist-hip ratio，WHR），即腰围与臀围的比值。与 BMI 等指标结合，判断患者营养状况和疾病风险。我国的 WHR 参考值是男性<0.9，女性<0.8。超过此值者称为中央性（内脏型、腹内型）肥胖。

3.临床检查

包括询问病史、主诉、症状及寻找与营养状况改变有关的体征。检查时通常要注意头发、面色、眼、唇、舌、齿、龈、面（水肿）、皮肤、指甲、心血管系统、消化系统、神经系统等。

4.实验室检查

实验室检查是借助生理、生化实验手段评价营养状况的临床常用方法。通过对血液、尿液中营养素、营养素代谢产物、其标志物含量、与营养素有关的血液成分或酶活性的测定可及时发现患者的生理、生化改变,并制订合理的治疗方案,预防营养不良的发生。

(二)计算总热量

(1)理想体重的计算:目前常用的公式为理想体重(kg)=身高(cm)－105。在理想体重±10%以内均属正常范围,小于－20%为消瘦,大于20%为肥胖。国际上多采用BMI来评估患者的体型,以鉴别患者属于肥胖、消瘦或正常。中国成年人BMI介于18.5～24为正常,少于18.5为体重过轻,超过28为肥胖。

(2)根据理想体重和劳动强度热量级别,计算出每天摄入总热量。每天所需要的总热量=理想体重×每公斤体重需要的热量

(三)营养分配

1.营养分配原则

糖尿病患者至少一天3餐,将主食、蛋白质等均匀分配,并定时定量。可按早、午、晚各占1/3、1/3、1/3或1/5、2/5、2/5的能量比例分配。注射胰岛素或口服降糖药易出现低血糖的患者,可在三顿正餐之间加餐。加餐时间可选择为上午9～10点,下午3～4点和睡前1小时。加餐食物的选择方法:①可从正餐中匀出25 g主食作为加餐或选用100 g苹果等水果,但上一餐要扣除主食25 g。②选择一些低糖蔬菜,如150～200 g黄瓜或西红柿。③睡前加餐除扣除主食外,还可选择125 mL牛奶或50 g鸡蛋、100 mL豆浆等蛋白质食物,以延缓葡萄糖的吸收,有效预防夜间低血糖。

2.食物交换份法

为达到均衡合理膳食,方便糖尿病患者进行日常食品的替换,目前多采用食物交换份法。食品交换份法是将食物按照来源、性质分成四大类(谷薯类、菜果类、肉蛋类及油脂类),八小类(谷薯、蔬菜、水果、肉蛋、豆类、奶制品、坚果及油脂类)。同类食物在一定重量内所含的蛋白质、脂肪、碳水化合物和热量相似,不同类食物间所提供的热量也是相同的,即每份食物供能90 kcal(1 kcal≈4.184 kJ)。但需注意,同类食物之间可以互换,非同类食物之间不得交换。部分蔬菜、水果可与谷薯类互换。

3.举例

张女士,49岁,身高160 cm,体重53 kg,银行职员(轻体力劳动),糖尿病2年,目前采用口服降糖药治疗。

(1)计算张女士的理想体重:理想体重=身高(cm)－105=160－105=55 kg。

(2)体型评价:理想体重55 kg,实际体重53 kg,(53－55)/55×100%＝－3.6%,属正常体型。

(3)计算每天所需要的总热量:轻体力活动者每天每公斤标准体重需30 kcal,55 kg×30 kcal=1 650 kcal。

(4)确定碳水化合物、蛋白质、脂肪供给量。碳水化合物、蛋白质和脂肪分别占总能量的50%～60%、15%～20%、20%～30%。每克碳水化合物、蛋白质和脂肪分别产生4 kcal、4 kcal、9 kcal的热量。①碳水化合物供给量:(1 650×50%～60%)÷4=206～247 g。②蛋白质供给量:(1 650×15%～20%)÷4=61～82 g。③脂肪供给量:(1 650×20%～30%)÷9=36～55 g。

(5)餐次分配:根据本例患者的饮食习惯,主食量三餐分配比例为1/5、2/5、2/5。

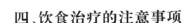

四、饮食治疗的注意事项

(一)饮酒

(1)乙醇可使血糖控制不稳定,饮酒初期可引起使用磺脲类降糖药或胰岛素治疗的患者出现低血糖,随后血糖又会升高。大量饮酒,尤其是空腹饮酒时,可使低血糖不能及时纠正。一个乙醇单位可提供 377 kJ 的热量,饮酒的同时摄入碳水化合物更容易使血糖明显增高,因此在饮酒时应减少碳水化合物的摄入。

(2)有研究报道,持续过量饮酒(每天 3 个或 3 个以上乙醇单位)可引起高血糖。乙醇的摄入量与 2 型糖尿病、冠心病和脑卒中的发病风险有显著相关性,为此不推荐糖尿病合并肥胖、高甘油三酯血症、肾病及糖尿病妊娠患者饮酒。

(3)如要饮酒,《中国糖尿病医学营养指南》推荐的饮酒量:女性每天不超过 1 个乙醇单位,男性每天不超过 2 个乙醇单位。1 个乙醇单位大约相当于 350 mL 啤酒、150 mL 葡萄酒或 45 mL 蒸馏酒。建议每周不超过 2 次饮酒。

(二)水果

水果中富含膳食纤维和维生素,糖尿病患者在血糖平稳情况下,如空腹$\leqslant$7 mmol/L,餐后 2 小时血糖$\leqslant$10 mmol/L,HbA1c$\leqslant$7.5%,可适量摄入水果。一般在两餐之间加水果,血糖波动大的患者可暂不食用水果。水果中的碳水化合物含量为 6%~20%,因此进食水果要减少主食的摄入量。

(三)特殊情况下的饮食治疗

1.糖尿病合并肾病

出现显性蛋白尿起即需适量限制蛋白质,推荐蛋白质摄入量为 0.8 g/(kg·d)。从肾小球滤过率下降起,即应实施低蛋白饮食,推荐蛋白质摄入量 0.6 g/(kg·d),并可同时补充复方 α-酮酸制剂 0.12 g/(kg·d)。

2.糖尿病视网膜病变

忌吃辛辣食品,如生姜、生蒜等。另有研究报道牛磺酸具有较强的抗氧化活性,适量补充可以提高视神经传导及改善视觉功能。

3.糖尿病合并肝功损害

已有非乙醇性脂肪肝的患者应在营养评估下制订个体化饮食计划进行减重;合并肝功能不全的患者应供应热量 35~40 kcal/(kg·d),蛋白质 0.8~1.0 g/(kg·d);肝硬化或肝性脑病的患者,可给予适量的直链氨基酸。

4.糖尿病合并高血压

平衡饮食、适量运动有益于血压的控制,每天盐摄入量<3 g,钠<1 700 mg。

5.糖尿病合并神经病变

维生素是治疗糖尿病神经病变最基本、应用最早的药物,糖尿病合并神经病变时可运用维生素 B_{12} 改善糖尿病患者自发性肢体疼痛、麻木、神经反射及传导障碍。

6.糖尿病合并高尿酸血症

由于嘌呤摄入量与血尿酸水平呈正相关,因此糖尿病合并高尿酸血症的患者应限制高嘌呤类食物,如海鲜、动物内脏、肉汤、酵母等。

（四）烹调方式

糖尿病患者少吃煎炸食物,宜多采用清蒸、白灼、烩、炖、凉拌等烹调方式。

（杨凤霞）

第三节　运动治疗及护理

一、运动治疗的意义

（一）改善糖、脂代谢

（1）运动可减轻胰岛素抵抗,提高胰岛素的敏感性,可通过改善胰岛素受体前、胰岛素受体、胰岛素受体后作用机制改善胰岛素抵抗。

（2）单次运动能够降低运动时和运动后的血糖,长期规律的运动则能改善糖尿病患者的葡萄糖耐量、降低 HbAlc 的水平。

（3）长期规律运动使肾上腺激素诱导的脂解作用降低,提高卵磷脂-胆固醇转酰基酶的活性,减少胆固醇在动脉内膜的沉积,还可降低 TG、LDL 并增加高密度脂蛋白(high-density lipoprotein, HDL)的水平,从而减少心血管疾病的发生。

（二）改善糖尿病机体内分泌紊乱状态、炎症状态及氧化应激状态

（1）糖尿病患者胰岛素及脂肪细胞因子都处于内分泌紊乱状态,造成机体高胰岛素血症或胰岛素分泌功能障碍,规律的运动可以改善其紊乱状态。

（2）2 型糖尿病表现为慢性低度炎症,规律运动能有效改善炎症状态。

（3）氧化应激在糖尿病并发症发生中的作用十分重要,而规律的运动是重要的防治方法之一。

（三）改善治疗效果

（1）病情较轻的 2 型糖尿病患者在饮食控制的基础上进行运动治疗可使血糖控制在正常水平。

（2）运动治疗同样也能减少需要胰岛素和口服降糖药治疗的糖尿病患者用药的剂量。

（四）改善心理健康

（1）患者因"糖尿病治疗疲竭",使心理负担沉重,抑郁、焦虑发病率明显高于普通人群。

（2）参加运动能增加人与人之间交流的机会,使其减轻对疾病的焦虑和担心,保持心情愉快,从而增强战胜疾病的信心。

（五）预防骨质疏松、增强心肺功能

（1）糖尿病患者骨质疏松发生风险较高,规律的运动可以增加骨密度,外出日照可增加维生素 D_3 的合成,促进钙吸收。

（2）有氧耐力锻炼可以增强患者的心肺负荷能力,加强心肌收缩力,促进血液循环,改善心肌代谢状况,增加呼吸肌的力度及肺活量,改善肺的通气功能。

二、运动治疗的原则及目标

(一)运动治疗的原则

1.安全性

指合理运动治疗,改善代谢紊乱的同时应避免发生运动不当导致的心血管事件、代谢紊乱以及外伤等。

2.科学性、有效性

运动治疗切忌急功近利,应循序渐进、量力而行、持之以恒。高强度的运动有可能使血糖进一步升高,并加重原有脏器的损伤,提倡进行中等强度以下的运动,以有氧耐力训练为主,适当辅以轻度的抗阻力运动。运动方式应在患者病情、治疗方案以及自身实际情况的基础上,尽量选择喜好的运动方式,并维持终身。

3.个体化

在指导患者运动治疗前,应了解患者年龄、体质指数 BMI、腰臀比、病程、足背动脉搏动及骨关节运动器官情况、有无并发症,以及患者工作生活特点、文化背景、喜好、以往运动能力和习惯、社会支持系统、目前对运动的积极性及主要障碍等,根据他们的情况进行个体化的运动指导。

4.专业人员指导

患者运动治疗应在专业人员指导下进行,包括内分泌医师、糖尿病教育护士、运动康复师等,并定期接受其他专业人员指导,如心血管医师、眼科医师、营养师等,建立糖尿病团队治疗。

(二)运动治疗目标

(1)改善糖尿病状态,降低糖尿病发病率。

(2)改善身心状态,消除应激紧张状态,扩大患者的日常生活和社交网络。

(3)改善对代谢指标,如胰岛素水平、血糖、血脂、HbAlc 等。

(4)阻止和减轻并发症,改善生活质量。

三、运动治疗的适应证和禁忌证

(一)运动治疗的适应证

(1)2 型糖尿病患者,特别是肥胖型患者。

(2)处于稳定期的 1 型糖尿病患者。

(3)无早产、先兆流产等异常情况的妊娠糖尿病患者。

(4)IGT 及糖尿病高危人群。

(二)运动治疗的禁忌证

(1)血糖明显升高,超过 14～16 mmol/L,尤其有明显酮症倾向的患者。

(2)血糖波动大或频发低血糖患者。

(3)各种急性感染。

(4)合并严重心、肾功能不全。

(5)合并新近发生的血栓。

(6)合并未控制高血压,血压＞24.0/16.0 kPa(180/120 mmHg)。

(7)合并糖尿病肾病、糖尿病血管病变、糖尿病眼病等并发症,应咨询医师,在专业人士指导下进行运动治疗。

四、运动治疗的方法

(一)运动方式的选择

运动方式要选择能改善和维持心肺功能、增进心血管健康的运动,应以等张、持续时间长、有节律、并有大肌肉群参与的有氧运动为主,辅以轻度抗阻力运动,并且运动间隔时间不宜超过 3 天。

1.散步

运动强度小,适合于体质较差的老年糖尿病患者和消瘦且体力不足的 1 型糖尿病患者。行走时应全身放松,眼观前方,自然而有节律地摆动上肢,每次 10～30 分钟。

2.医疗步行

医疗步行是在平地或适当的坡上做定距离、定速的步行,中途做必要的休息。按计划逐渐延长步行距离(如从 1 500 m 至 4 000 m),提高步行速度(由 50 m/min 至 100 m/min),以后可加入一定距离的爬坡或登阶梯运动。例如,每次来回各步行 400～800 m,每 3～5 分钟走 200 m,中间休息 3 分钟;或来回各步行 1 000 m,用 18 分钟走完 1 000 m,中间休息 3～5 分钟;或来回各步行 1 000 m,其中要走一段斜坡,用 25 分钟走完 1 000 m,中间休息 8～10 分钟。可根据环境条件设计具有不同运动量的几条路线方案,根据患者的功能情况选用,每天或隔天进行 1 次。

3.慢跑

属中等偏高的运动强度,适合于身体条件较好、无心血管疾病的 2 型糖尿病患者,慢跑时要求全身放松。

此外,还可选择骑自行车、游泳、登山、打太极拳、跳健身操、跳交谊舞等运动方式。对糖尿病患者来说,应选择适量的、全身性的、有节奏的锻炼项目为宜,也可结合自己的兴趣爱好,因地制宜地选择适合自己的运动方式。

(二)运动强度

(1)运动量一般人运动量的计算公式为运动量＝运动强度×运动时间。但对于肥胖的 2 型糖尿病患者,为了减轻体重,每天消耗的热量应大于摄入的热量,计算公式为 X＝(Q＋S)－R。X 为所需施加的运动量;Q 为摄入的热量;S 为需要增加机体消耗的热量;R 为日常生活活动所消耗的热量(如吃饭、工作、梳洗、睡觉等)。

(2)根据自身情况选择运动方式。

(3)按所选择的运动方式每分钟的热量消耗计算运动所需持续的时间。

适当的运动强度为运动时患者的心率(heart rate,HR)达到个体 60％的最大耗氧量。个体 60％最大耗氧时心率的简易计算公式为 HR＝170 或 180－年龄(岁)。其中常数 170 适用于病后恢复时间较短或病情复发、体质较弱者;180 适用于已有一定锻炼基础、体质较好的康复患者和老年人。

(三)运动时间

(1)中国的糖尿病患者多为餐后血糖增高,故运动的最佳时间应该在餐后 1～3 小时进行。

(2)运动前首先做 5～10 分钟的准备活动或热身运动,活动一下肌肉、关节,同时可使心跳、呼吸的频率逐渐加快,以适应下一步将要进行的运动。达到运动强度后持续时间为 20～30 分钟,可根据患者的具体情况逐渐延长,每天 1 次,运动应缓慢活动 5～10 分钟,不宜立即停止运动。

(3)口服降糖药或使用胰岛素的患者最好每天定时运动,注意不要在胰岛素或口服降糖药作用最强的时候运动,否则有可能导致低血糖。

(4)肥胖患者可适当增加运动次数。

(5)合理运动频率通常为每周 3～4 次,并平均分配在 1 周中(对体力不佳的患者每周 1～2 次的运动亦可)。

(四)运动治疗计划调整原则

运动效果与运动强度、运动量密切相关,个体疾病状况及运动能力的差异不同,运动治疗的计划应循序渐进、量力而行、因人而异,并根据患者的病情及运动能力的变化等情况调整治疗计划。

1.由少至多

运动治疗起始期,时间可控制在 10～15 分钟,待机体适应后,将时间提高至每次至少 30 分钟。抗阻力运动训练每周 2～3 次。

2.由轻到重

在运动治疗起始阶段,运动强度可从最大耗氧量的 50% 开始,慢慢增加,至 6 周后逐渐增加到最大耗氧量的 70%～80%。

3.由稀至繁

运动的频率,需要结合患者的身体情况,参考运动的强度和持续时间,如果达到了中到较大强度的运动量持续时间至少 30 分钟,推荐刚开始每周至少 3 次,逐步增加到每周 5 次或每天 1 次。

4.适度恢复

如患者经过强度较大,时间过长的耐力训练后产生疲劳、肌肉酸痛,不建议天天运动,应给予适当休息。如为抗阻力训练推荐间隔 1～2 天。

5.周期性原则

运动治疗后,患者会对同样的运动强度产生适应,需重新调整运动方案,逐渐增加患者负荷。

(五)合并不同疾病糖尿病患者的运动治疗

1.冠心病

对糖尿病患者每年应评估一次心血管危险因素,冠心病并不是运动的绝对禁忌证,运动强度取决于病情及心功能,必须个体化,一般选择较低运动强度,每次 20～45 分钟,每周 3～4 次为宜,适当的规律运动比单纯药物治疗有更好的疗效。

2.高血压

运动强度应为低、中度,避免憋气动作或高强度运动,建议血压控制稳定后,在专业人员的监控下进行中等强度的运动。

3.糖尿病外周血管病变以及周围神经病变

可进行监督下的平板训练和下肢抗阻训练,有周围神经病变而没有急性溃疡的患者可参加中等强度的负重运动,有足部损伤或溃疡的患者建议进行非负重的上肢运动训练(如肢体等长收缩训练或渐进抗阻训练)。若保护性感觉丧失,可选择骑单车、划船、坐式运动及手臂锻炼等非负重运动。运动时穿合适的鞋子,运动前后检查足部皮肤,穿鞋前检查鞋子。

4.糖尿病肾病

微量蛋白尿的出现本身不是运动受限的指征,体力活动会急剧增加尿蛋白分泌,但没有证据证明高强度锻炼会增加糖尿病肾病的进展。研究表明,适当的运动对降低糖尿病肾病微量蛋白尿有积极作用,即使是透析期间也可以适当进行运动训练。运动方式的选择应根据肾脏受损的程度及全身情况而定,避免高强度的运动。

5.视网膜病变

因存在玻璃体积血和视网膜脱落的风险,禁忌做大强度有氧运动和抗阻运动。应注意避免可能冲撞或头低于腰部的运动,切忌潜水和剧烈运动,以免加速视网膜脱落。不鼓励进行的运动,如举重、慢跑、冲撞剧烈的球类运动、用力吹的运动,可进行的运动,如散步、蹬车等。

6.血糖反应异常

对于偶发血糖反应异常者,临床观察,暂不做特别处理,对频发血糖异常者,帮助寻找及消除血糖反应异常的原因(如胰岛功能丧失、消化功能障碍、胰岛素降解和利用障碍等),及时与医师联系。强化合理的饮食运动治疗,加强运动前的个体评估,密切监测血糖,及时调整用药。

(六)运动治疗的注意事项

(1)参加运动前要对所有接受运动疗法的糖尿病患者都要进行全面的病史询问和体格检查,尤其对年龄在35岁以上或病程较长的患者。检查内容包括肝、肾功能,血糖变化、尿常规等,心电图检查,眼底检查,足部及关节检查,下肢血管检查等。

运动前筛查:对患者进行危险因素的系统评估,如心理状况、心电图或运动负荷试验,检查神经系统、足部、关节等,查眼底、尿常规或尿微量蛋白,35岁以上以及病程10年以上患者进行冠状动脉疾病筛查。

运动前各项代谢指标应控制良好:①未出现酮体的患者,血糖控制应<16.7 mmol/L;出现酮体的患者,血糖控制应≤14 mmol/L。②收缩压<24.0 kPa(180 mmHg)。③运动前血糖<5.6 mmol/L,应摄入额外的碳水化合物后运动。

(2)运动前要准备足够的水,便于携带的含糖食物,如水果、糖等。

(3)运动时选择合适、宽松的衣物,严禁赤脚,选择鞋底厚软、透气、不露脚趾的鞋子。

(4)低血糖的防范:文献报道,超过70%患者有运动后低血糖经历,因此运动前血糖值<5.5 mmol/L时应补充含糖的食物;不宜在空腹和注射胰岛素后立即运动;胰岛素注射液皮下注射患者,不宜在血流丰富的运动部位注射胰岛素;每餐定时定量,运动时间和强度相对固定;必要时随身携带便携式血糖仪在运动前后监测血糖。

(5)心血管事件及意外创伤的防范:选择舒适的鞋袜及衣裤;选择安全舒适的运动场所,避免过冷过热天气;糖尿病伴心脏病变或潜在冠状动脉病变患者应在医师评估下做适量运动。

(6)防寒防暑,注意添减衣服,天气较冷或较热时最好选择室内运动。

(7)运动周围环境应安静、空气清新,暮练好过晨练。

(8)选择患者喜欢及能坚持的运动方式,制订切实可行的运动计划,帮助患者长期坚持运动治疗。

(9)指导患者做好运动记录、血糖监测记录,分析运动治疗失败的原因,寻找影响因素,及时予以解决,确保运动治疗有效、安全地进行。

(10)最好结伴运动,准备个人急救卡,防止意外。

(杨凤霞)

第四章　呼吸内科护理

第一节　慢性支气管炎

慢性支气管炎是由于感染或非感染因素引起气管、支气管黏膜及其周围组织的慢性非特异性炎症。临床以咳嗽、咳痰或伴有喘息反复发作为特征,每年持续 3 个月以上,且连续 2 年以上。

一、病因和发病机制

慢性支气管炎的病因极为复杂,迄今尚有许多因素还不够明确,往往是多种因素长期相互作用的综合结果。

(一)感染

病毒、支原体和细菌感染是本病急性发作的主要原因。病毒感染以流感病毒、鼻病毒、腺病毒和呼吸道合胞病毒常见;细菌感染以肺炎链球菌、流感嗜血杆菌、卡他莫拉菌和葡萄球菌常见。

(二)大气污染

化学气体如氯气、二氧化氮、二氧化硫等刺激性烟雾,空气中的粉尘等均可刺激支气管黏膜,使呼吸道清除功能受损,为细菌入侵创造条件。

(三)吸烟

吸烟为本病发病的主要因素。吸烟时间的长短与吸烟量决定发病率的高低,吸烟者的患病率较不吸烟者高 2~8 倍。

(四)过敏因素

喘息型支气管患者,多有过敏史。患者痰中嗜酸性粒细胞和组胺的含量及血中 IgE 明显高于正常。此类患者实际上应属慢性支气管炎合并哮喘。

(五)其他因素

气候变化,特别是寒冷空气对慢支的病情加重有密切关系。自主神经功能失调,副交感神经功能亢进,老年人肾上腺皮质功能减退,慢性支气管炎的发病率增加。维生素 C 缺乏、维生素 A 缺乏,易患慢性支气管炎。

二、临床表现

(一)症状

患者常在寒冷季节发病,出现咳嗽、咳痰,尤以晨起显著,白天多于夜间。病毒感染痰液为白色黏液泡沫状,继发细菌感染,痰液转为黄色或黄绿色黏液脓性,偶可带血。慢性支气管炎反复发作后,支气管黏膜的迷走神经感受器反应性增高,副交感神经功能亢进,可出现过敏现象而发生喘息。

(二)体征

早期多无体征。急性发作期可有肺底部闻及干、湿啰音。喘息型支气管炎在咳嗽或深吸气后可闻及哮鸣音,发作时,有广泛哮鸣音。

(三)并发症

(1)阻塞性肺气肿:为慢性支气管炎最常见的并发症。

(2)支气管肺炎:慢性支气管炎蔓延至支气管周围肺组织中,患者表现寒战、发热、咳嗽加剧、痰量增多且呈脓性;白细胞总数及中性粒细胞增多;胸部 X 线片显示双下肺野有斑点状或小片阴影。

(3)支气管扩张。

三、诊断

(一)辅助检查

1.血常规

白细胞总数及中性粒细胞数可升高。

2.胸部 X 线检查

单纯型慢性支气管炎,X 线检查阴性或仅见双下肺纹理增多、增粗、模糊、呈条索状或网状。继发感染时为支气管周围炎症改变,表现为不规则斑点状阴影,重叠于肺纹理之上。

3.肺功能检查

早期病变多在小气道,常规肺功能检查多无异常。

(二)诊断要点

凡咳嗽、咳痰或伴有喘息,每年发作持续 3 个月,连续 2 年或 2 年以上者,并排除其他心、肺疾病(如肺结核、肺尘埃沉着病、支气管哮喘、支气管扩张、肺癌、肺脓肿、心脏病、心功能不全等)、慢性鼻咽疾病后,即可诊断。如每年发病不足 3 个月,但有明确的客观检查依据(如胸部 X 线检查、肺功能等)亦可诊断。

(三)鉴别诊断

1.支气管扩张

多于儿童或青年期发病,常继发于麻疹、肺炎或百日咳后,并有咳嗽、咳痰反复发作的病史,合并感染时痰量增多,并呈脓性或伴有发热,病程中常反复咯血。在肺下部周围可闻及不易消失的湿啰音。晚期重症患者可出现杵状指(趾)。胸部 X 线片上可见双肺下野纹理粗乱或呈卷发状。薄层高分辨 CT(HRCT)检查有助于确诊。

2.肺结核

活动性肺结核患者多有午后低热、消瘦、乏力、盗汗等中毒症状。咳嗽痰量不多,常有咯血。

老年肺结核的中毒症状多不明显,常被慢性支气管炎的症状所掩盖而误诊。胸部 X 线片上可发现结核病灶,部分患者痰结核菌检查可获阳性。

3.支气管哮喘

支气管哮喘常为特质性患者或有过敏性疾病家族史,多于幼年发病。一般无慢性咳嗽、咳痰史。哮喘多突然发作,且有季节性,血和痰中嗜酸性粒细胞常增多,治疗后可迅速缓解。发作时双肺布满哮鸣音,呼气延长,缓解后可消失,且无症状,但气道反应性仍增高。慢性支气管炎合并哮喘的患者,病史中咳嗽、咳痰多发生在喘息之前,迁延不愈较长时间后伴有喘息,且咳嗽、咳痰的症状多较喘息更为突出,平喘药物疗效不如哮喘等可资鉴别。

4.肺癌

肺癌多发生于 40 岁以上的男性,并有多年吸烟史的患者,刺激性咳嗽常伴痰中带血和胸痛。胸部 X 线检查肺部常有块影或反复发作的阻塞性肺炎。痰脱落细胞及支气管镜等检查,可明确诊断。

5.慢性肺间质纤维化

慢性咳嗽,咳少量黏液性非脓性痰,进行性呼吸困难,双肺底可闻及爆裂音(Velcro 啰音),严重者发绀并有杵状指。胸部 X 线检查见中下肺野及肺周边部纹理增多紊乱呈网状结构,其间见弥漫性细小斑点阴影。肺功能检查呈限制性通气功能障碍,弥散功能降低,PaO_2 下降。肺活检是确诊的手段。

四、治疗

(一)急性发作期及慢性迁延期的治疗

以控制感染、祛痰、镇咳为主,同时解痉平喘。

1.抗感染药物

及时、有效、足量使用抗生素,感染控制后及时停用,以免产生细菌耐药或二重感染。一般患者可按常见致病菌用药。可选用青霉素 G 80 万 U 肌内注射;复方磺胺甲噁唑(SMZ),每次 2 片,2 次/天;阿莫西林 2～4 g/d,分 3～4 次口服;氨苄西林 2～4 g/d,分 4 次口服;头孢氨苄 2～4 g/d 或头孢拉定 1～2 g/d,分 4 次口服;头孢呋辛 2 g/d 或头孢克洛 0.5～1 g/d,分 2～3 次口服。亦可选择新一代大环内酯类抗生素,如罗红霉素,0.3 g/d,2 次口服。抗菌治疗疗程一般 7～10 天,反复感染病例可适当延长。严重感染时,可选用氨苄西林、环丙沙星、氧氟沙星、阿米卡星、奈替米星或头孢菌素类联合静脉滴注给药。

2.祛痰镇咳药

刺激性干咳者不宜单用镇咳药物,否则痰液不易咳出。可给盐酸溴环己胺醇 30 mg 或羧甲基半胱氨酸 500 mg,3 次/天,口服。乙酰半胱氨酸(富露施)及氯化铵甘草合剂均有一定的疗效。α-糜蛋白酶雾化吸入亦有消炎祛痰的作用。

3.解痉平喘

解痉平喘主要为解除支气管痉挛,利于痰液排出。常用药物为氨茶碱 0.1～0.2 g,8 小时1 次,口服;丙卡特罗 50 mg,2 次/天;特布他林 2.5 mg,2～3 次/天。慢性支气管炎有可逆性气道阻塞者应常规应用支气管舒张剂,如异丙托溴铵(异丙阿托品)气雾剂、特布他林等吸入治疗。阵发性咳嗽常伴不同程度的支气管痉挛,应用支气管扩张药后可改善症状,并有利于痰液的排出。

（二）缓解期的治疗

应以增强体质,提高机体抗病能力和预防发作为主。

（三）中药治疗

采取扶正固本原则,按肺、脾、肾的虚实辨证施治。

五、护理措施

（一）常规护理

1.环境

保持室内空气新鲜,流通,安静,舒适,温湿度适宜。

2.休息

急性发作期应卧床休息,取半卧位。

3.给氧

持续低流量吸氧。

4.饮食

给予高热量、高蛋白、高维生素易消化的食物。

（二）专科护理

1.解除气道阻塞,改善肺泡通气

及时清除痰液,神志清醒患者应鼓励咳嗽,痰稠不易咳出时,给予雾化吸入或雾化泵药物喷入,减少局部淤血水肿,以利痰液排出。危重体弱患者,定时更换体位,叩击背部,使痰易于咳出,餐前应给予胸部叩击或胸壁震荡。方法:患者取侧卧位,护士两手手指并拢,手背隆起,指关节微屈,自肺底由下向上,由外向内叩拍胸壁,震动气管,边拍边鼓励患者咳嗽,以促进痰液的排出,每侧肺叶叩击 3～5 分钟。对神志不清者,可进行机械吸痰,需注意无菌操作,抽吸压力要适当,动作轻柔,每次抽吸时间不超过 15 秒,以免加重缺氧。

2.合理用氧,减轻呼吸困难

根据缺氧和二氧化碳潴留的程度不同,合理用氧,一般给予低流量、低浓度、持续吸氧,如病情需要提高氧浓度,应辅以呼吸兴奋剂刺激通气或使用呼吸机改善通气,吸氧后如呼吸困难缓解、呼吸频率减慢、节律正常、血压上升、心率减慢、心律正常、发绀减轻、皮肤转暖、神志转清、尿量增加等,表示氧疗有效。若呼吸过缓,意识障碍加深,需考虑二氧化碳潴留加重,必要时采取增加通气量措施。

（冯永利）

第二节　支气管哮喘

支气管哮喘是一种慢性气管炎症性疾病,其支气管壁存在以肥大细胞、嗜酸性粒细胞和 T 淋巴细胞为主的炎性细胞浸润,可经治疗缓解或自然缓解。本病多发于青少年,儿童多于成人,城市多于农村。近年的流行病学显示,哮喘的发病率或病死率均有所增加,我国哮喘发病率为 1%～2%。支气管哮喘的病因较为复杂,大多在遗传因素的基础上,受到体内外多种因素激发而

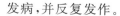

发病,并反复发作。

一、临床表现

(一)症状和体征

典型的支气管哮喘,发作前多有鼻痒、打喷嚏、流涕、咳嗽、胸闷等先兆症状,进而出现呼气性的呼吸困难伴喘鸣,患者被迫呈端坐呼吸,咳嗽、咳痰。发作持续几十分钟至数小时后自行或经治疗缓解。此为速发性哮喘反应。迟发性哮喘反应时,患者气管呈持续高反应性状态,上述表现更为明显,较难控制。

少数患者可出现哮喘重度或危重度发作,表现为重度呼气性呼吸困难、焦虑,烦躁、端坐呼吸、大汗淋漓、嗜睡或意识模糊,经应用一般支气管扩张药物不能缓解。此类患者不及时救治,可危及生命。

(二)辅助检查

1.血液检查

嗜酸性粒细胞、血清总免疫球蛋白 E(IgE)及特异性免疫球蛋白 E 均可增高。

2.胸部 X 线检查

哮喘发作期由于肺脏充气过度,肺部透亮度增高,合并感染时可见肺纹理增多及炎症阴影。

3.肺功能检查

哮喘发作期有关呼气流速的各项指标,如第一秒用力呼气容积(FEV)、最大呼气流速峰值(PEF)等均降低。

二、治疗原则

本病的防治原则是去除病因,控制发作和预防发作。控制发作应根据患者发作的轻重程度,抓住解痉、抗炎两个主要环节,迅速控制症状。

(一)解痉

哮喘轻、中度发作时,常用氨茶碱稀释后静脉注射或加入液体中静脉滴注。根据病情吸入或口服 β_2 受体激动剂。常用的 β_2 受体激动剂气雾吸入剂有特布他林、沙丁胺醇等。

哮喘重度发作时,应及早静脉给予足量氨茶碱及琥珀酸氢化可的松或甲泼尼松龙琥珀酸钠,待病情得到控制后再逐渐减量,改为口服泼尼松龙,或根据病情吸入糖皮质激素,应注意不宜骤然停药,以免复发。

(二)抗感染

肺部感染的患者,应根据细菌培养及药敏结果选择应用有效抗生素。

(三)稳定内环境

及时纠正水、电解质及酸碱失衡。

(四)保证气管通畅

痰多而黏稠不易咳出或有严重缺氧及二氧化碳潴留者,应及时行气管插管吸出痰液,必要时行机械通气。

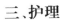

三、护理

(一)一般护理

(1)将患者安置在清洁、安静、空气新鲜、阳光充足的房间,避免接触变应原,如花粉、皮毛、油烟等。护理操作时防止灰尘飞扬。喷洒灭蚊蝇剂或某些消毒剂时要转移患者。

(2)患者哮喘发作呼吸困难时应给予适宜的靠背架或过床桌,让患者伏桌而坐,以帮助呼吸,减少疲劳。

(3)给予营养丰富的易消化的食物,多食蔬菜、水果,多饮水。同时注意保持大便通畅,减少因用力排便所致的疲劳。严禁食用与患者发病有关的食物,如鱼、虾、蟹等,并协助患者寻找变态原。

(4)危重期患者应保持皮肤清洁干燥,定时翻身,防止压疮发生。因大剂量使用糖皮质激素,应做好口腔护理,防止发生口腔炎。

(5)哮喘重度发作时,由于大汗淋漓,呼吸困难甚至有窒息感,所以患者极度紧张、烦躁、疲倦。要耐心安慰患者,及时满足患者需求,缓解紧张情绪。

(二)观察要点

1.观察哮喘发作先兆

如患者主诉有鼻、咽、眼部发痒及咳嗽、流鼻涕等黏膜过敏症状时,应及时报告医师采取措施,减轻发作症状,尽快控制病情。

2.观察药物毒性作用

氨茶碱 0.25 g 加入 25%~50%葡萄糖注射液 20 mL 中静脉推注,时间至少要在 5 分钟以上,因浓度过高或推注过快可使心肌过度兴奋而产生心悸、惊厥、血压骤降等严重反应。使用时要现配现用,静脉滴注时,不宜和维生素 C、促皮质激素、去甲肾上腺素、四环素类等配伍。糖皮质激素类药物久用可引起钠潴留、血钾降低、消化道溃疡、高血压、糖尿病、骨质疏松、停药反跳等,须加强观察。

3.根据患者缺氧情况调整氧流量

一般为 3~5 L/min。保持气体充分湿化,氧气湿化瓶每天更换、消毒,防止医源性感染。

4.观察痰液黏稠度

哮喘发作患者由于过度通气,出汗过多,因而身体丢失水分增多,致使痰液黏稠形成痰栓,阻塞小支气管,导致呼吸不畅,感染难以控制。应通过静脉补液和饮水补足水分和电解质。

5.严密观察有无并发症

如自发性气胸、肺不张、脱水、酸碱失衡、电解质紊乱、呼吸衰竭、肺性脑病等并发症。监测动脉血气、生化指标,如发现异常需及时对症处理。

6.注意呼吸频率、深浅幅度和节律

重度发作患者喘鸣音减弱乃至消失,呼吸变浅,神志改变,常提示病情危急,应及时处理。

(三)家庭护理

1.增强体质,积极防治感染

平时注意增加营养,根据病情做适量体力活动,如散步、做简易操、打太极拳等,以提高机体免疫力。当感染发生时应及时就诊。

2.注意防寒避暑

寒冷可引起支气管痉挛,分泌物增加,同时感冒易致支气管及肺部感染。因此,冬季应适当提高居室温度,秋季进行耐寒锻炼防治感冒,夏季避免大汗,防止痰液过稠不易咳出。

3.尽量避免接触变应原

患者应戒烟,尽量避免到人员众多、空气污浊的公共场所。保持居室空气清新,室内可安装空气净化器。

4.防止呼吸肌疲劳

坚持进行呼吸锻炼。

5.稳定情绪

一旦哮喘发作,应控制情绪,保持镇静,及时吸入支气管扩张气雾剂。

6.家庭氧疗

家庭氧疗又称缓解期氧疗,对于患者的病情控制,存活期的延长和生活质量的提高有着重要意义。家庭氧疗时应注意氧流量的调节,严禁烟火,防止火灾。

7.缓解期处理

哮喘缓解期的防治非常重要,对于防止哮喘发作及恶化,维持正常肺功能,提高生活质量,保持正常活动量等均具有重要意义。哮喘缓解期患者,应坚持吸入糖皮质激素,可有效控制哮喘发作,吸入色甘酸钠和口服酮替酚亦有一定的预防哮喘发作的作用。

（冯永利）

第五章 普外科护理

第一节 单纯性甲状腺肿

单纯性甲状腺肿又称非毒性甲状腺肿,是由非炎症和非肿瘤因素阻碍甲状腺激素合成而导致的甲状腺代偿性肿大。一般不伴有明显的甲状腺功能改变。病变早期,甲状腺为单纯弥漫性肿大,至后期呈多结节性肿大。

一、病因

单纯性甲状腺肿根据病因可分为以下 3 类。

(1)由于碘摄入不足,无法合成足够量的甲状腺素,反馈性地引起垂体促甲状腺激素分泌增高,导致甲状腺代偿性肿大。

(2)甲状腺素需要量增高:由于对甲状腺素的需要量增高,可发生轻度弥漫性甲状腺肿,叫作生理性甲状腺肿。

(3)甲状腺素合成和分泌的障碍:可由某些食物、药物引起,或先天性缺乏合成甲状腺素的酶导致甲状腺肿大,大多数患者甲状腺功能和基础代谢率正常。肿大的甲状腺和结节可对周围器官引起压迫。

二、病理

血中甲状腺素减少可反馈性引起垂体促甲状腺激素分泌增加,并刺激甲状腺增生和代偿性肿大。初期滤泡呈均匀性增生,形成弥漫性甲状腺肿,补碘后可恢复;病变若继续发展,腺体因不规则的增生或再生,逐渐形成单个或多个结节,称为结节性甲状腺肿,补碘后多不可恢复;至后期,腺体结节发生退行性病变,形成囊肿和局部纤维化或钙化、出血,甚至可出现自主功能性结节、继发性甲状腺功能亢进症或恶变。

三、临床表现

本病多见于女性。一般无全身症状,主要表现为甲状腺不同程度的肿大和对周围器官引起的压迫症状。部分患者可继发甲状腺功能亢进症,也可发生恶变。

(一)甲状腺肿大

腺体肿大为渐进性,开始为弥漫性、对称性肿大,腺体表面平滑,质地柔软。此后一侧叶或双侧叶出现单个或多个大小不一、质地不一的无痛性结节,生长缓慢,可随吞咽上下活动。合并钙化者质地较硬。囊性变的结节可并发囊内出血,结节在短期内迅速增大,并出现疼痛。

(二)压迫症状

随着腺体增大,可出现对周围组织的压迫症状。

1.气管受压

气管受压可出现堵塞感、憋气及呼吸不畅,甚至出现呼吸困难;气管可狭窄、弯曲移位或软化。

2.食管受压

巨大的甲状腺可伸入气管和食管之间,压迫食管造成吞咽困难。

3.喉返神经受压

早期为声音嘶哑、痉挛性咳嗽,晚期可失声。此外静脉受压,引起喉黏膜水肿,也可使发声沙哑。

4.颈交感神经受压

同侧瞳孔扩大,严重者出现霍纳综合征(Horner综合征),即眼球下陷、瞳孔变小、眼睑下垂。

5.静脉受压

腔静脉受压可引起上腔静脉综合征(单侧面部、颈部或上肢水肿);胸廓入口处狭窄可影响头、颈和上肢的静脉回流,当患者上臂举起时,阻塞表现加重,可发生晕厥;胸骨后甲状腺肿可压迫颈内静脉或上腔静脉,造成胸壁静脉怒张或皮肤瘀点,挤压肺部,造成肺扩张不全。

(三)继发甲状腺功能亢进症

部分患者可继发甲状腺功能亢进症,出现甲状腺功能亢进症的相关症状。

(四)恶变

部分结节可发生恶变,短期内出现无痛性增大,甚至出现颈淋巴结肿大。

四、诊断与鉴别诊断

(一)诊断

除通过临床表现外,还可结合相关辅助检查进行诊断。

1.实验室检查

(1)甲状腺功能基本正常,部分患者促甲状腺激素可略高。合并甲状腺功能亢进症者可出现三碘甲状腺原氨酸(T_3)、甲状腺素(T_4)增高。

(2)甲状腺球蛋白增高,为衡量碘缺乏的敏感指标。

(3)尿碘减少,一般低于 $100\ \mu g/L$。

2.影像学检查

(1)B超:结节性甲状腺肿多表现为甲状腺两侧叶不规则增大,可见大小不等的结节,结节多无包膜,内部回声不均。部分结节内可见囊性变、片状钙化灶等改变。

(2)放射性核素扫描:可评估甲状腺的功能状态,并对异位甲状腺肿的诊断也有帮助。结节性甲状腺肿多表现为温或凉结节,自主功能性结节表现为热结节。

（3）CT、MRI：有助于了解胸骨后甲状腺肿与邻近组织的关系及其与颈部甲状腺的延续情况。

3.细针穿刺细胞学检查

对可触及的甲状腺结节均可行穿刺细胞学检查，尤其是对疑为恶变者。必要时也可在 B 超引导下进行。

（二）鉴别诊断

主要考虑与以下疾病的鉴别。

1.甲状腺癌

甲状腺癌多表现为甲状腺内突然出现肿块或已存在的肿块突然增大，质硬而固定，表面不光滑。必要时行细针穿刺细胞学检查相鉴别。

2.甲状舌骨囊肿

甲状舌骨囊肿易与甲状腺峡部的结节相混，其特征为张口伸舌时可觉肿块回缩上提。

3.胸骨后甲状腺肿

有时不易与纵隔肿瘤鉴别，CT、MRI 及放射性核素扫描对诊断有帮助。

五、预防

在流行地区，最常用、有效的方法是使用碘盐，常用剂量为每 $10\sim20$ kg 食盐中加入碘化钾或碘化钠 1.0 g。碘盐无法普及地区也可使用碘油肌内注射，有效期约为 3 年。

六、治疗

（1）青春发育期或妊娠期的生理性甲状腺肿，可以不给予药物治疗，也不需手术治疗，应多食含碘食物。

（2）对于 20 岁以前年轻人的弥漫性甲状腺肿者，可给予小剂量甲状腺素，以抑制促甲状腺激素的分泌。常用剂量为甲状腺素片每天 $60\sim120$ mg 或左甲状腺素每天 $50\sim100$ μg，持续 $3\sim6$ 个月。

（3）手术治疗：手术方式应根据结节多少、大小、分布而决定，一般可行甲状腺叶次全切除术或全切除术，也可行近全甲状腺切除术。

七、护理评估

（一）健康史

评估患者的年龄、性别、病因、症状、治疗用药情况、既往疾病史、家族史、居住环境及周围有无类似疾病者。

（二）身体状况

患者一般无明显症状，查体可见甲状腺轻度、中度肿大，表面平滑，质软，无压痛。重度肿大的甲状腺可出现压迫症状，如压迫气管可出现咳嗽、呼吸困难；压迫食管可引起吞咽困难；压迫喉返神经引起声音嘶哑；胸骨后甲状腺肿压迫上腔静脉可出现面部青紫、水肿、颈部与胸部浅静脉扩张。

（三）心理-社会评估

患者可因颈部增粗而出现自卑心理及挫折感；由于缺乏疾病的相关知识，而怀疑肿瘤或癌变产生焦虑,甚至恐惧心理。注意评估患者有无焦虑、抑郁、自卑、恐惧等不良心理反应,能否积极配合治疗。

八、主要护理诊断(问题)

(一)身体意象紊乱
身体意象紊乱与甲状腺肿大致颈部增粗有关。

(二)潜在并发症
呼吸困难、声音嘶哑、吞咽困难等。

九、护理目标

(1)患者的身体外观逐渐恢复正常。
(2)没有并发症的发生或发生后及时得到处理。

十、护理措施

(一)一般护理
适当休息,劳逸结合。指导患者多进食海带、紫菜等含碘丰富的食物,避免过多食用花生、萝卜等抑制甲状腺激素合成的食物。

(二)病情观察
观察患者甲状腺肿大的程度、质地,有无结节及压痛,颈部增粗的进展情况及有无局部压迫的表现。

(三)用药护理
1.补充碘剂
由于碘缺乏所致者,应补充碘剂,世界卫生组织推荐的成年人每天碘摄入量为 150 μg。在地方性甲状腺肿流行地区可采用碘化食盐防治。成年人,特别是结节性甲状腺肿患者,应避免大剂量碘治疗,以免诱发碘致性甲状腺功能亢进症。由于摄入致甲状腺肿物质所致者,停用后甲状腺肿一般可自行消失。碘剂补充应适量,以免碘过量引起自身免疫性甲状腺炎和甲状腺功能减退症。

2.甲状腺肿的护理
甲状腺肿大明显的患者,可采用干甲状腺片口服。指导患者遵医嘱准确服药,不能随意增减量。观察甲状腺素治疗的效果和不良反应。如患者出现心动过速、呼吸急促、怕热多汗、食欲亢进、腹泻等甲状腺功能亢进症表现时,应及时通知医师并进行相应的处理。

(四)手术护理
有甲状腺肿压迫症状时,应积极配合医师进行手术治疗。
1.术前护理
(1)心理护理:多与患者沟通,了解患者对所患甲状腺疾病的感知和认识。
(2)饮食护理:给予患者高热量、高蛋白和富含维生素的食物,并保证足够的液体入量。避免饮用浓茶、咖啡等刺激性饮料,戒烟、酒。
(3)完善术前检查:除全面的体格检查和必要的实验室检查外,还包括颈部 X 线及喉镜等,以了解气管是否受压软化及声带功能是否受损。

2.术后护理

（1）病情观察：密切监测患者生命体征的变化，观察伤口渗血情况。如伤口渗血，及时更换浸湿的敷料，估计并记录出血量。有颈部引流管者，观察引流液的量和颜色，固定好引流管，避免其受压、打折和脱出。监测患者体温，如有发热，协助医师查明原因，并遵照医嘱采用物理或药物降温。

（2）体位：全麻清醒后可取半坐卧位，利于呼吸和切口引流。24小时内减少颈部活动，减少出血。变更体位时，用手扶持头部，减轻疼痛。

（3）活动和咳痰：指导患者起身活动时可用手置于颈后以支撑头部。指导患者深呼吸、有效咳嗽。咳嗽时可护住伤口两侧，以减轻咳嗽时伤口的压力，减轻疼痛。

（4）饮食：麻醉清醒后，可选用冷流质饮食，减少局部充血，避免过热食物引起血管扩张出血，以后逐步过渡到半流食和软食。

（五）心理护理

患者可因颈部增粗而有自卑心理及挫折感；由于疾病相关知识的缺乏，而怀疑肿瘤或癌变产生焦虑、恐惧的心理。护理中应向患者阐明单纯性甲状腺肿的病因和防治知识，与患者一起讨论引起甲状腺肿大的原因，使患者认识到经补碘等治疗后甲状腺肿可逐渐缩小或消失，消除患者的自卑与挫折感，正确认识疾病；帮助患者进行恰当的修饰打扮，改善其自我形象，树立战胜疾病的信心；积极与患者家属沟通，使家属能够给予患者心理支持。

（六）健康指导

1.饮食指导

指导患者摄取含碘丰富的食物，并适当使用碘盐，以预防缺碘所致地方性甲状腺肿；避免摄入阻碍甲状腺激素合成的食物，如花生、菠菜、卷心菜、萝卜等。

2.用药指导

指导患者按医嘱服药，每天碘摄入量适当，必要时可用尿碘监测碘营养水平。尿碘中位数为$100\sim200~\mu g/L$是最适当的碘营养状态，尿碘中位数大于$300~\mu g/L$为碘过量。对需长期使用甲状腺制剂的患者，应告知其要坚持长期服药，以免停药后复发。教会患者观察药物疗效及不良反应。避免摄入阻碍甲状腺激素合成的药物，如碳酸锂、硫氰酸盐、保泰松等。

3.防治指导

在地方性甲状腺肿流行地区，开展宣传教育工作，指导患者补充碘盐，这是预防缺碘性地方性甲状腺肿最有效的措施。对青春发育期、妊娠期、哺乳期人群，应适当增加碘的摄入量。

十一、护理评价

（1）患者身体外观能逐渐恢复正常。

（2）没有并发症的发生或发生后及时得到处理。

十二、健康指导

（1）在甲状腺肿流行地区推广加碘食盐；告知患者碘的作用。

（2）拆线后适度练习颈部活动，防止瘢痕收缩。

（3）请按照医师开具的出院证明书上的要求进行复诊，如果出现伤口红、肿、热、痛，体温升高，抽搐等情况，及时到医院就诊。若发现颈部结节、肿块，及时治疗。

（刘　杰）

第二节 甲状腺功能亢进症

一、概念

甲状腺功能亢进症简称甲亢,是由于各种原因导致甲状腺素分泌过多而引起的以全身代谢亢进为主要特征的内分泌疾病。根据发病原因可分为以下几种。

(一)原发性甲亢

原发性甲亢最常见,腺体呈弥漫性肿大,两侧对称,常伴有突眼,又称为"突眼性甲状腺肿"。患者年龄多在 20~40 岁之间,男女之比约为 1∶4。

(二)继发性甲亢

继发性甲亢较少见,患者先有结节性甲状腺肿多年,以后才出现甲状腺功能亢进症状。腺体肿大呈结节状,两侧多不对称,无突眼,容易发生心肌损害,患者年龄多在 40 岁以上。

(三)高功能腺瘤

高功能腺瘤少见,腺体内有单个自主性高功能结节,其周围的甲状腺组织萎缩。

二、相关病理生理

甲亢的病理学改变为甲状腺腺体内血管增多、扩张,淋巴细胞浸润。滤泡壁细胞多呈高柱状并发生增生,形成突入滤泡腔内的乳头状体,滤泡腔内的胶体含量减少。

三、病因与诱因

原发性甲亢的病因迄今尚未完全阐明。目前多数认为原发性甲亢是一种自身免疫性疾病,患者血中有两类刺激甲状腺的自身抗体:一类抗体的作用与促甲状腺激素相似,能刺激甲状腺功能活动,但作用时间较促甲状腺激素持久,称为"长效甲状腺激素";另一类为"甲状腺刺激免疫球蛋白"。两类物质均属 G 类免疫球蛋白,都能抑制促甲状腺激素,且与促甲状腺激素受体结合,从而增强甲状腺细胞的功能,分泌大量甲状腺激素,即 T_3 和 T_4。

四、临床表现

典型的表现有高代谢群、甲状腺肿及眼征三大主要症状。

(一)甲状腺激素分泌过多症候群

(1)患者性情急躁、容易激动、失眠、双手颤动、怕热、多汗。

(2)食欲亢进但消瘦、体重减轻。

(3)心悸、脉快有力,脉率常在 100 次/分以上,休息及睡眠时仍快,脉压增大。

(4)可出现内分泌功能紊乱,如月经失调、停经、易疲劳等。

其中脉率增快及脉压增大尤为重要,常可作为判断病情严重程度和治疗效果的重要标志。

(二)甲状腺肿

甲状腺多呈对称性、弥漫性肿大;由于腺体内血管扩张、血流加速,触诊可扪及震颤,听诊可闻及杂音。

(三)眼征

突眼是眼征中重要且较特异的体征之一,可见双侧眼裂增宽、眼球突出、内聚困难、瞬目减少等突眼征。

五、辅助检查

(一)基础代谢率测定

用基础代谢率测定器测定,较可靠。也可根据脉压和脉率计算。计算公式:基础代谢率(%)=(脉率+脉压)-111。基础代谢率正常值为±10%,增高至+20%～30%为轻度甲亢,+30%～60%为中度甲亢,+60%以上为重度甲亢。注意此计算方法不适用于心律不齐者。

(二)甲状腺摄^{131}I率测定

正常甲状腺24小时内摄取^{131}I的量为进入人体总量的30%～40%,吸^{131}I高峰在24小时后。如果2小时内甲状腺摄^{131}I量超过进入人体总量的25%,或在24小时内超过进入人体总量的50%,且摄^{131}I高峰提前出现,都提示有甲亢。

(三)血清中T_3和T_4含量测定

甲亢时血清T_3可高于正常值4倍,而血清T_4仅为正常值的2.5倍,所以T_3的增高对甲亢的诊断较T_4更为敏感。

六、治疗原则

(一)非手术治疗

严格按医嘱服药治疗。

(二)手术治疗

甲状腺大部切除术仍是目前治疗中度以上甲亢最常用而有效的方法。

(1)手术适应证:①继发性甲亢或高功能腺瘤;②中度以上的原发性甲亢,经内科治疗无明显疗效;③腺体较大伴有压迫症状,或胸骨后甲状腺肿伴甲亢;④抗甲状腺药物或^{131}I治疗后复发者;⑤坚持长期用药有困难者。另外,甲亢可引起妊娠患者流产、早产,而妊娠又可加重甲亢;因此,凡妊娠早、中期的甲亢患者具有上述指征者,仍应考虑手术治疗。

(2)手术禁忌证:①青少年患者;②症状较轻者;③老年患者或有严重器质性疾病不能耐受手术者。

七、护理评估

(一)一般评估

1.健康史

患者一般资料,如年龄、性别;询问患者是否曾患有结节性甲状腺肿或其他免疫系统的疾病;有无甲状腺疾病的用药或手术史并了解患者发病的过程及治疗经过;有无甲亢疾病的家族史。

2.生命体征(T、P、R、BP)

患者心悸、脉快有力,脉率常在100次/分以上,休息及睡眠时仍快,脉压增大。

3.患者主诉

睡眠状况,有无疲倦、乏力、咳嗽与心慌气短等症状。

4.相关记录

甲状腺肿大的情况;体重、饮食、皮肤、情绪等记录结果。

(二)身体评估

1.术前评估

(1)患者有无自觉乏力、多食、消瘦、怕热、多汗、急躁易怒及排便次数增多等异常改变。

(2)甲状腺多呈弥漫性肿大,可有震颤或血管杂音。

(3)伴有眼征者眼球可向前突出。

(4)病情严重变化时可出现甲亢危象。

2.术后评估

了解麻醉和手术方法、手术经过是否顺利、术中出血情况;了解术后生命体征、切口及引流情况等;观察是否出现甲状腺危象、呼吸困难和窒息、喉返神经损伤、喉上神经损伤和手足抽搐等并发症。

(三)心理-社会评估

患者主要表现为敏感、急躁易怒、焦虑,处理日常生活事件能力下降,家庭人际关系紧张。患者也可因甲亢所致突眼、甲状腺肿大等外形改变,产生自卑心理。部分老年患者可表现为抑郁、淡漠,重者可有自杀行为。

(四)辅助检查阳性结果评估

辅助检查结果包括基础代谢率测定、甲状腺摄^{131}I率测定及血清中 T_3 和 T_4 含量测定的结果,以助判断病情。

(五)治疗效果的评估

1.非手术治疗评估要点

评估患者服药治疗后的效果,如心率、基础代谢率的变化等。

2.手术治疗评估要点

监测患者生命体征、切口、引流等,观察是否出现甲状腺危象、呼吸困难和窒息、喉返神经损伤、喉上神经损伤和手足抽搐等并发症。根据病情、手术情况及术后病理检查结果,评估预后状况。

八、主要护理诊断(问题)

(一)营养失调,低于机体需要量

营养失调,低于机体需要量与基础代谢率增高有关。

(二)有受伤危险

有受伤危险与突眼造成眼角不能闭合、有潜在的角膜溃疡、感染而致失明的可能有关。

(三)潜在并发症

1.窒息与呼吸困难

窒息与呼吸困难与全麻未醒、手术刺激分泌物增多误入气管,术后出血压迫气管有关。

2.甲状腺危象

甲状腺危象与术前准备不充分、甲亢症状未能很好控制及手术应激有关。

3.手足抽搐

手足抽搐与术中误切甲状旁腺与术后出现低血钙有关。

4.神经损伤

神经损伤与手术操作误伤神经有关。

九、主要护理措施

(一)术前护理

1.完善各项术前检查

对甲亢或甲状腺巨大肿块患者应行颈部透视或摄片、心脏检查、喉镜检查和基础代谢率测定等,了解气管受压或移位情况及心血管、声带功能和甲亢的程度。

2.提供安静舒适的环境

保持环境安静、舒适,减少活动,避免体力消耗,尽可能限制会客,避免过多外来刺激,对精神紧张或失眠者遵医嘱给予镇静剂,保证患者充足的睡眠。

3.加强营养,满足机体代谢需要

给予高热量、高蛋白、富含维生素的食物;鼓励多饮水以补充出汗等丢失的水分。忌用对中枢神经有兴奋作用的咖啡、浓茶等刺激性饮料。每周测体重1次。

4.术前药物准备的护理

通过药物降低基础代谢率,以满足手术的必备条件,是甲亢患者术前准备的重要环节。常用的方法如下。

(1)碘剂:术前准备开始即可服用,碘剂能抑制甲状腺素的释放,使腺体充血减少而缩小变硬,有利于手术。常用复方碘化钾溶液,每天3次,口服,第1天每次3滴,第2天每次4滴,以后每天逐次增加1滴至每次16滴,然后维持此剂量至手术。

(2)抗甲状腺药物:先用硫脲类药物,通过抑制甲状腺素的合成,以控制甲亢症状;待甲亢症状基本控制后,再改服碘剂1～2周,然后行手术治疗。少数患者服用碘剂2周后症状改善不明显,可同时服用硫脲类药物,待甲亢症状基本控制后,再继续单独服用碘剂1～2周后手术。

(3)普萘洛尔(心得安):为缩短术前准备时间,可单独使用或与碘剂合用,每6小时口服1次,每次20～60mg,连服4～7天脉率降至正常水平时,即可施行手术。最后一次服用应在术前1～2小时,术后继续口服4～7天。此外,术前禁用阿托品,以免引起心动过速。

术前准备成功的标准:患者情绪稳定,睡眠好转,体重增加,脉率稳定在每分钟90次以下,脉压恢复正常,基础代谢率在+20%以下,腺体缩小变硬。

5.突眼护理

对于原发性甲亢突眼患者要注意保护眼睛,卧床时头部垫高,减轻眼部肿胀;眼睑闭合不全者,可戴眼罩,睡眠前用抗生素眼膏涂眼,防止角膜干燥、溃疡。

6.颈部术前常规准备

术前戒烟,教会患者深呼吸、有效咳嗽及咳痰方法;对患者进行颈过伸体位训练,以适应手术时体位改变;术前12小时禁食,4小时禁水。床旁备引流装置、无菌手套、拆线包及气管切开包等急救物品。

(二)术后护理

1.体位

取平卧位,血压平稳后给予半卧位。

2.饮食

麻醉清醒病情平稳后,协助患者主动饮少量温水,若无不适,鼓励其进食流质,但不可过热,逐步过渡为半流质及软食。

3.病情观察

(1)术后密切监测患者的生命体征,尤其是呼吸、脉搏变化。

(2)观察患者有无声音嘶哑、误吸、呛咳等症状。

(3)妥善固定颈部引流管,保持引流通畅,观察并记录引流液的量、颜色及性状。

(4)保持创面敷料清洁干燥,注意渗液流向肩背部,及时通知医师并配合处理。

4.用药护理

继续服用碘剂,每天 3 次,每次 10 滴,共 1 周左右;或由每天 3 次,每次 16 滴开始,逐天每次减少 1 滴,至每次 3~5 滴为止。年轻患者术后常规口服甲状腺素,每天 30~60 mg,连服 6~12 个月,预防复发。

5.颈部活动指导

术后床上变换体位时注意保护颈部;术后第 2 天床上坐起,或弯曲颈部时,将手放于颈后支撑头部重量,并保持头颈部于舒适位置,减少因震动而引起的疼痛;手术 2~4 天后,进行点头、仰头、伸展和左右旋转等颈部活动,防止切口挛缩。逐渐增加活动范围和活动量。

(三)术后并发症的观察及护理

(1)呼吸困难和窒息:同甲状腺肿瘤护理方法。

(2)喉返神经损伤:同甲状腺肿瘤护理方法。

(3)喉上神经损伤:同甲状腺肿瘤护理方法。

(4)手足抽搐:同甲状腺肿瘤护理方法。

(5)甲状腺危象:甲状腺危象是甲亢的严重并发症,死亡率为 20%~30%。其发生可能与术前准备不充分、甲亢症状未能很好控制及手术应激有关。主要表现为术后 12~36 小时内高热(>39 ℃)、脉搏细速(>120 次/分)、大汗、烦躁不安、谵妄甚至昏迷,常伴有呕吐、腹泻。若处理不及时或不当可迅速发展为昏迷、虚脱、休克甚至死亡。甲亢患者基础代谢率降至正常范围再实施手术,是预防甲状腺危象的关键。

护理措施如下。①碘剂:口服复方碘化钾溶液 3~5 mL,紧急时将 10%碘化钠 5~10 mL 加入 10%葡萄糖溶液 500 mL 中静脉滴注,以降低血液中甲状腺素水平。②激素治疗:给予氢化可的松每天 200~400 mg,分次静脉滴注,以拮抗过量甲状腺素的反应。③镇静剂:常用苯巴比妥钠 100 mg 或冬眠Ⅱ号半量,6~8 小时肌内注射一次。④肾上腺素能阻滞剂:可用利血平 1~2 mg 肌内注射或胍乙啶 10~20 mg 口服,还可用普萘洛尔 5 mg 加入 5%~10%葡萄糖溶液 100 mL 中静脉滴注,以降低周围组织对肾上腺素的反应。⑤降温:物理或药物降温,使患者体温维持在 37 ℃左右。⑥静脉滴注大量葡萄糖溶液补充能量。⑦吸氧:以减轻组织缺氧。⑧心力衰竭者,遵医嘱应用洋地黄类制剂。⑨保持病室安静,避免刺激。

(四)心理护理

有针对性与患者沟通,了解其心理状态,满足患者需要,消除其顾虑和恐惧心理,避免情绪激动。

(五)健康教育

(1)鼓励患者早期下床活动,但注意保护头颈部。拆线后教会患者做颈部活动,促进功能恢复,防止瘢痕挛缩;声音嘶哑者,指导患者做发音训练。讲解有关甲状腺术后并发症的临床表现和预防措施。

(2)用药指导:讲解甲亢术后继续服药的重要性并督促执行。如将碘剂滴在饼干、面包等固体食物上同服,既能保证剂量准确,又能避免口腔黏膜损伤。

(3)出院康复指导:注意休息,保持心情愉快;加强颈部活动,防止瘢痕粘连;定期门诊复查,术后第3、6、12个月复诊,以后每年1次,共3年;若出现心悸、手足震颤、抽搐等情况及时就诊。

十、护理效果评估

(1)患者是否出现甲状腺危象,或已发生的危象能否得到及时发现和处理。

(2)患者营养需要是否得到满足。

(3)患者术后能否有效咳嗽,保持呼吸道通畅。

(4)患者术后生命体征是否平稳,是否出现各种并发症;一旦发生,能否及时发现和处理。

(刘　杰)

第三节　甲状腺功能减退症

甲状腺功能减退症简称甲减,是由多种原因引起的 TH 合成、分泌减少或生物效应不足导致的以全身新陈代谢率降低为特征的内分泌疾病。本病如始于胎、婴儿,则称克汀病或呆小症。始于性发育前儿童,称幼年型甲减,严重者称幼年黏液性水肿。成年发病则称甲减,严重时称黏液性水肿。按病变部位分为甲状腺性、垂体性、下丘脑性和受体性甲减。

一、护理目标

(1)维持理想体重。

(2)促进正常排便。

(3)增进自我照顾能力。

(4)维护患者的安全。

(5)预防并发症。

二、护理措施

(一)给予心理疏导及支持

(1)多与患者交心、谈心,交流患者感兴趣的话题。

(2)鼓励患者参加娱乐活动,调动参加活动的积极性。

(3)安排患者听轻松、愉快的音乐,使其心情愉快。

(4)嘱患者家属多探视、关心患者,使患者感到温暖和关怀,以增强其自信心。

(5)给患者安排社交活动的时间,以减轻其孤独感。

(二)合理营养与饮食

(1)进食高蛋白、低热量、低钠饮食。

（2）注意食物的色、味、香，以促进患者的食欲。

（3）鼓励患者少量多餐，注意选择适宜的进食环境。

（三）养成正常的排便习惯

（1）鼓励患者多活动，以刺激肠蠕动、促进排便。

（2）食物中注意纤维素的补充（如蔬菜、糙米等）。

（3）指导患者进行腹部按摩，以增加肠蠕动。

（4）遵医嘱给予缓泻剂。

（四）提高自我照顾能力

（1）鼓励患者由简单完成到逐渐增加活动量。

（2）协助督促完成患者的生活护理。

（3）让患者参与活动，并提高活动的兴趣。

（4）提供安全的场所，避免碰、撞伤的发生。

（五）预防黏液性水肿性昏迷（甲减性危象）

（1）密切观察甲减性危象的症状。①严重的黏液水肿；②低血压；③脉搏减慢，呼吸减弱；④体温过低（＜35 ℃）；⑤电解质紊乱，血钠低；⑥痉挛，昏迷。

（2）避免过多的刺激，如寒冷、感染、创伤。

（3）谨慎地使用药物，避免镇静药、安眠剂使用过量。

（4）甲减性危象的护理。①定时进行动脉血气分析；②注意保暖，但不宜加温处理；③详细记录出入水量；④遵医嘱给予甲状腺激素及糖皮质激素。

（刘　　杰）

第四节　急性乳腺炎

一、疾病概述

（一）概念

急性乳腺炎是乳腺的急性化脓性感染。多发生于产后 3～4 周的哺乳期妇女，以初产妇最常见。主要致病菌为金黄色葡萄球菌，少数为链球菌。

（二）相关病理生理

急性乳腺炎开始时局部出现炎性肿块，数天后可形成单房或多房性的脓肿。表浅脓肿可向外破溃或破入乳管自乳头流出；深部脓肿不仅可向外破溃，也可向深部穿至乳房与胸肌间的疏松组织中，形成乳房后脓肿。感染严重者，还可并发脓毒血症。

（三）病因与诱因

病因主要有以下几种。

1. 乳汁淤积

乳汁是细菌繁殖的理想培养基，引起乳汁淤积的主要原因：①乳头发育不良（过小或凹陷）妨碍哺乳；②乳汁过多或婴儿吸乳过少导致乳汁不能完全排空；③乳管不通（脱落上皮或衣服纤维堵塞),影响乳汁排出。

2.细菌入侵

当乳头破损时,细菌沿淋巴管入侵是感染的主要途径。细菌也可直接侵入乳管,上行至腺小叶而致感染。细菌主要来自婴儿口腔、母亲乳头或周围皮肤。多数发生于初产妇,因其缺乏哺乳经验;也可发生于断奶时,6个月以后的婴儿已经长牙,易致乳头损伤。

(四)临床表现

1.局部表现

初期患侧乳房红、肿、胀、痛,可有压痛性肿块,随病情发展症状进行性加重,数天后可形成单房或多房性的脓肿。脓肿表浅时局部皮肤可有波动感和疼痛,脓肿向深部发展可穿至乳房与胸肌间的疏松组织中,形成乳房后脓肿和腋窝脓肿,并出现患侧腋窝淋巴结肿大、压痛。局部表现可有个体差异,应用抗生素治疗的患者,局部症状可被掩盖。

2.全身表现

感染严重者,可并发败血症,出现寒战、高热、脉快、食欲减退、全身不适、白细胞增多等症状。

(五)辅助检查

1.实验室检查

白细胞计数及中性粒细胞比例增多。

2.B超检查

确定有无脓肿及脓肿的大小和位置。

3.诊断性穿刺

在乳房肿块波动最明显处或压痛最明显的区域穿刺,抽出脓液可确诊脓肿已经形成。脓液应做细菌培养和药敏试验。

(六)治疗原则

主要原则为控制感染,排空乳汁。脓肿形成以前以抗菌药治疗为主,脓肿形成后,需及时切开引流。

1.非手术治疗

(1)一般处理:①患乳停止哺乳,定时排空乳汁,消除乳汁淤积。②局部外敷,用25%硫酸镁湿敷,或采用中药蒲公英外敷,也可用物理疗法促进炎症吸收。

(2)全身抗菌治疗:原则为早期、足量应用抗生素。针对革兰阳性球菌有效的药物,如青霉素、头孢菌素等。由于抗生素可被分泌至乳汁,故避免使用对婴儿有不良影响的抗菌药,如四环素、氨基苷类、磺胺类和甲硝唑。如治疗后病情无明显改善,则应重复穿刺以了解有无脓肿形成,或根据脓液的细菌培养和药敏试验结果选用抗生素。

(3)中止乳汁分泌:患者治疗期间一般不停止哺乳,因停止哺乳不仅影响婴儿的喂养,且提供了乳汁淤积的机会。但患侧乳房应停止哺乳,并以吸乳器或手法按摩排出乳汁,局部热敷。若感染严重或脓肿引流后并发乳瘘(切口常出现乳汁)需回乳,常用方法如下。①口服溴隐亭1.25 mg,每天2次,服用7~14天;或口服己烯雌酚1~2 mg,每天3次,2~3天。②肌内注射苯甲酸雌二醇,每次2 mg,每天1次,至乳汁分泌停止。③中药炒麦芽,每天60 mg,分2次煎服或芒硝外敷。

2.手术治疗

脓肿形成后切开引流。于压痛、波动最明显处先穿刺抽吸取得脓液后,于该处切开放置引流,脓液做细菌培养及药物敏感试验。脓肿切开引流时注意:①切口一般呈放射状,避免损伤乳管引起乳瘘;乳晕部脓肿沿乳晕边缘做弧形切口;乳房深部较大脓肿或乳房后脓肿,沿乳房下缘做弧形切口,经乳房后间隙引流。②分离多房脓肿的房间隔以利引流。③为保证引流通畅,引流条应放在脓腔最低部位,必要时另加切口做对口引流。

二、护理评估

(一)一般评估

1.生命体征

评估是否有体温升高,脉搏加快。急性乳腺炎患者通常有发热,可有低热或高热;发热时呼吸、脉搏加快。

2.患者主诉

询问患者是否为初产妇,有无乳腺炎、乳房肿块、乳头异常溢液等病史;询问有无乳头内陷;评估有无不良哺乳习惯,如婴儿含乳睡觉、乳头未每天清洁等;询问有无乳房胀痛,浑身发热、无力、寒战等症状。

3.相关记录

体温、脉搏、皮肤异常等记录结果。

(二)身体评估

1.视诊

乳房皮肤有无红、肿、破溃、流脓等异常情况;乳房皮肤红肿的开始时间、位置、范围、进展情况。

2.触诊

评估乳房乳汁淤积的位置、范围、程度及进展情况;乳房有无肿块,乳房皮下有无波动感,脓肿是否形成,脓肿形成的位置、大小。

(三)心理-社会评估

评估患者心理状况,是否担心婴儿喂养与发育、乳房功能及形态改变。

(四)辅助检查阳性结果评估

患者血常规检查示血白细胞计数及中性粒细胞比例升高提示有炎症的存在;根据 B 超检查的结果判断脓肿的大小及位置,诊断性穿刺后方可确诊脓肿形成;根据脓液的药物敏感试验选择抗生素。

(五)治疗效果的评估

1.非手术治疗评估要点

应用抗生素是否有效,乳腺炎症是否得到控制,患者体温是否恢复正常;回乳措施是否起效,乳汁淤积情况有无改善,患者乳房肿胀疼痛有无减轻或加重;患者是否了解哺乳卫生和预防乳腺炎的知识,情绪是否稳定。

2.手术治疗评估要点

手术切开排脓是否彻底;伤口愈合情况是否良好。

三、主要护理诊断(问题)

(一)疼痛

疼痛与乳汁淤积、乳房急性炎症使乳房压力显著增加有关。

(二)体温过高

体温过高与乳腺急性化脓性感染有关。

(三)知识缺乏

知识缺乏与不了解乳房保健和正确哺乳知识有关。

(四)潜在并发症

乳瘘。

四、主要护理措施

(一)对症处理

定时测患者体温、脉搏、呼吸、血压,监测白细胞计数及分类变化,必要时做血培养及药物敏感试验。密切观察患者伤口敷料引流、渗液情况。

1.发热

高热者,给予冰袋、乙醇擦浴等物理降温措施,必要时遵医嘱应用解热镇痛药;脓肿切开引流后,保持引流通畅,定时更换切口敷料。

2.缓解疼痛

(1)患乳暂停哺乳,定时用吸乳器吸空乳汁。若乳房肿胀过大,不能使用吸乳器,应每天坚持用手揉挤乳房以排空乳汁,防止乳汁淤积。

(2)用乳罩托起肿大的乳房以减轻疼痛。

(3)疼痛严重时遵医嘱给予止痛药。

3.炎症

(1)消除乳汁淤积,用吸乳器吸出乳汁或用手顺乳管方向加压按摩,使乳管通畅。

(2)局部热敷,每次 20～30 分钟,促进血液循环,利于炎症消散。

(二)饮食与运动

给予高蛋白、高维生素、低脂肪食物,保证足量水分摄入。注意休息,适当运动,劳逸结合。

(三)用药护理

遵医嘱早期使用抗菌药,根据药物敏感试验选择合适的抗菌药,注意评估患者有无药物不良反应。

(四)心理护理

观察了解患者心理状况,给予必要的疾病有关的知识宣教,抚慰其紧张急躁情绪。

(五)健康教育

1.保持乳头和乳晕清洁

每次哺乳前后清洁乳头,保持局部干燥清洁。

2.纠正乳头内陷

妊娠期每天挤捏、提拉乳头。

3.养成良好的哺乳习惯

定时哺乳,每次哺乳时让婴儿吸净乳汁,如有淤积及时用吸乳器或手法按摩排出乳汁;培养婴儿不含乳头睡眠的习惯;注意婴儿口腔卫生,及时治疗婴儿口腔炎症。

4.及时处理乳头破损

乳晕破损或皲裂时暂停哺乳,用吸乳器吸出乳汁哺乳婴儿;局部用温水清洁后涂以抗菌药软膏,待愈合后再行哺乳;症状严重时及时诊治。

五、护理效果评估

(1)患者的乳汁淤积情况有无改善,是否学会正确排出淤积乳汁的方法,是否坚持每天挤出已经淤积的乳汁,回乳措施是否产生效果,乳房胀痛有无逐渐减轻。

(2)患者乳房皮肤的红肿情况有无好转,乳房皮肤有无溃烂,乳房肿块有无消失或增大。

(3)患者应用抗生素后体温有无恢复正常,炎症有无消退,炎症有无进一步发展为脓肿。

(4)患者脓肿有无及时切开引流,伤口愈合情况是否良好。

(5)患者是否了解哺乳卫生和预防乳腺炎的知识,焦虑情绪是否改善。

(刘　杰)

第五节　乳腺囊性增生症

乳腺囊性增生症是女性多发病,常见于中年妇女。该病是乳腺组织的良性增生,可发生于腺管周围并伴有大小不等的囊肿形成;也可发生于腺管内,表现为不同程度的乳头状增生伴乳管囊性扩张,也有发生在小叶实质者,主要为乳管及腺泡上皮增生。

一、病因

本病的发生与内分泌失调有关。一是体内雌、孕激素比例失调,黄体素分泌减少、雌激素量增多导致乳腺实质增生过度和复旧不全;二是部分乳腺实质中女性雌激素受体的质与量的异常,致乳腺各部分发生不同程度的增生。

二、临床表现

(一)症状

乳房胀痛,部分患者具有周期性。表现为月经来潮前疼痛加重,月经结束后减轻或消失,有时整个月经周期都有疼痛。

(二)体征

一侧或双侧乳腺有弥漫性增厚,可呈局限性改变,多位于乳房外上象限,轻度触痛;乳房肿块也可分散于整个乳腺。肿块呈颗粒状、结节状或片状,大小不一,质韧而不硬,增厚区与周围乳腺组织分界不明显,与皮肤无粘连。

本病病程较长,发展缓慢。少数患者可有乳头溢液,呈黄绿色或血性,偶为无色浆液。

三、治疗原则及要点

(一)非手术治疗

主要是观察和药物治疗。观察期间可用中医中药调理,如口服中药逍遥散 3～9 g,每天 3 次。若肿块无明显消退,或观察过程中对局部病灶有恶变可疑者,应切除并做快速病理检查。

(二)手术治疗

病理检查证实有不典型上皮增生,则可结合其他因素决定手术范围。

四、护理评估

(一)术前评估

1.健康史

患者的月经史、孕育史、哺乳情况、饮食习惯、生活环境、既往史、家族史。

2.身体状况

(1)局部:①乳房外形,两侧乳房的形状、大小是否对称,乳头是否在同一水平,近期有无出现一侧乳头内陷的现象;乳房皮肤有无红、肿及橘皮样改变,乳头和乳晕有无糜烂;②乳房肿块,有无乳房肿块,肿块大小、质地和活动度,肿块与深部组织的关系,表面是否光滑、边界是否清楚等。

(2)全身:①有无癌症远处转移征象;②全身的营养状况,以及心、肺、肝、肾等重要器官的功能状态。

(3)辅助检查:包括特殊检查及与手术耐受性有关的检查。

3.心理和社会支持状况

患者有无因手术、治疗产生的不良心理反应及家庭的支持程度。

(二)术后评估

1.术中情况

了解手术、麻醉方式,病变组织切除情况,术中出血、补液情况等。

2.术后情况

皮瓣和切口愈合情况;患侧上肢有无水肿,肢端血液循环情况等。

五、护理措施

(1)减轻疼痛。①心理护理:解释疼痛发生的原因,消除患者的思想顾虑,保持心情舒畅。②用宽松乳罩托起乳房。③按医嘱服用中药调理或其他对症治疗药物。

(2)定期复查和乳房自我检查,以便及时发现恶性病变。

六、健康教育

(一)活动

近期避免用患侧上肢搬动、提取重物,继续行功能锻炼。

(二)避孕

术后 5 年内避免妊娠,以免促使乳腺癌复发。

(三)放疗或化疗

放疗期间应注意保护皮肤。化疗期间定期检查肝、肾功能;加强营养,多食高蛋白、高维生素、高热量、低脂肪的食物,以增强机体的抵抗力。

(四)乳房自我检查

20 岁以上的女性和术后患者应每月自查乳房一次,宜在月经结束后 2～3 天进行;乳腺癌患者一级亲属为高危人群,更要高度警惕。乳房自查方法包括视诊和触诊。

(1)视诊:站在镜前以各种姿势,观察双侧乳房的大小和外形是否对称;有无局限性隆起、凹陷;有无乳头回缩或抬高。

(2)触诊:仰卧位,被查侧的手臂枕于头下,对侧手指从乳房外上象限开始检查,依次为外上、外下、内下、内上象限,然后检查乳头、乳晕,最后检查腋窝有无肿块,乳头有无溢液。

（刘　杰）

第六节　肠　梗　阻

肠腔内容物不能正常运行或通过肠道发生障碍时,称为肠梗阻,是外科常见的急腹症之一。

一、疾病概要

(一)病因和分类

1.按梗阻发生的原因分类

(1)机械性肠梗阻:最常见,是由各种原因引起的肠腔变窄、肠内容物通过障碍。主要原因如下。①肠腔堵塞,如寄生虫、粪块、异物等。②肠管受压,如粘连带压迫、肠扭转、嵌顿性疝等。③肠壁病变,如先天性肠道闭锁、狭窄、肿瘤等。

(2)动力性肠梗阻:较机械性肠梗阻少见。肠管本身无病变,梗阻原因是神经反射和毒素刺激引起肠壁功能紊乱,致肠内容物不能正常运行。可分为 2 类。①麻痹性肠梗阻,常见于急性弥散性腹膜炎、腹部大手术、腹膜后血肿或感染等。②痉挛性肠梗阻,由于肠壁肌肉异常收缩所致,常见于急性肠炎或慢性铅中毒。

(3)血运性肠梗阻:较少见。由于肠系膜血管栓塞或血栓形成,使肠管血运障碍,继而发生肠麻痹,肠内容物不能通过。

2.按肠管血运有无障碍分类

(1)单纯性肠梗阻:无肠管血运障碍。

(2)绞窄性肠梗阻:有肠管血运障碍。

3.按梗阻发生的部位分类

高位性肠梗阻(空肠上段)和低位性肠梗阻(回肠末段和结肠)。

4.按梗阻的程度分类

完全性肠梗阻(肠内容物完全不能通过)和不完全性肠梗阻(肠内容物部分可通过)。

5.按梗阻病情的缓急分类

急性肠梗阻和慢性肠梗阻。

(二)病理生理

1.肠管局部的病理生理变化

(1)肠蠕动增强:单纯性机械性肠梗阻,梗阻以上的肠蠕动增强,以克服肠内容物通过的障碍。

(2)肠管膨胀:肠腔内积气、积液所致。

(3)肠壁充血水肿、血运障碍,严重时可导致坏死和穿孔。

2.全身性病理生理变化

(1)体液丢失和电解质、酸碱平衡失调。

(2)全身性感染和毒血症,甚至发生感染中毒性休克。

(3)呼吸和循环功能障碍。

(三)临床表现

1.症状

(1)腹痛:单纯性机械性肠梗阻的特点是阵发性腹部绞痛;绞窄性肠梗阻表现为持续性剧烈腹痛伴阵发性加剧;麻痹性肠梗阻呈持续性胀痛。

(2)呕吐:早期常为反射性,呕吐胃内容物,随后因梗阻部位不同,呕吐的性质各异。高位肠梗阻呕吐出现早且频繁,呕吐物主要为胃液、十二指肠液、胆汁;低位肠梗阻呕吐出现晚,呕吐物常为粪样物;若呕吐物为血性或棕褐色,常提示肠管有血运障碍;麻痹性肠梗阻呕吐多为溢出性。

(3)腹胀:高位肠梗阻,腹胀不明显;低位肠梗阻及麻痹性肠梗阻则腹胀明显。

(4)停止肛门排气排便:完全性肠梗阻时,患者多停止排气、排便,但在梗阻早期,梗阻以下肠管内尚存的气体或粪便仍可排出。

2.体征

(1)腹部:视诊,单纯性机械性肠梗阻可见腹胀、肠型和异常蠕动波,肠扭转时腹胀多不对称;触诊,单纯性肠梗阻可有轻度压痛但无腹膜刺激征,绞窄性肠梗阻可有固定压痛和腹膜刺激征;叩诊,绞窄性肠梗阻时腹腔有渗液,可有移动性浊音;听诊,机械性肠梗阻肠鸣音亢进,可闻及气过水声或金属音,麻痹性肠梗阻肠鸣音减弱或消失。

(2)全身:单纯性肠梗阻早期多无明显全身性改变,梗阻晚期可有口唇干燥、眼窝凹陷、皮肤弹性差、尿少等脱水征。严重脱水或绞窄性肠梗阻时,可出现脉搏细速、血压下降、面色苍白、四肢发冷等中毒和休克征象。

3.辅助检查

(1)实验室检查:肠梗阻晚期,血红蛋白和血细胞比容升高,并有水、电解质及酸碱平衡失调。绞窄性肠梗阻时,白细胞计数和中性粒细胞比例明显升高。

(2)X 线检查:一般在肠梗阻发生 4～6 小时后,立位或侧卧位 X 线平片可见肠胀气及多个液气平面。

(四)治疗原则

1.一般治疗

(1)禁食。

(2)胃肠减压:是治疗肠梗阻的重要措施之一。通过胃肠减压,吸出胃肠道内的气体和液体,从而减轻腹胀、降低肠腔内压力,改善肠壁血运,减少肠腔内的细菌和毒素。

(3)纠正水、电解质及酸碱平衡失调。

（4）防治感染和中毒。

（5）其他：对症治疗。

2.解除梗阻

解除梗阻分为非手术治疗和手术治疗两大类。

（五）常见几种肠梗阻

1.粘连性肠梗阻

粘连性肠梗阻是肠粘连或肠管被粘连带压迫所致的肠梗阻，较为常见。主要由于腹部手术、炎症、创伤、出血、异物等所致。以小肠梗阻为多见，多为单纯性不完全性梗阻。粘连性肠梗阻多采取非手术治疗，如无效或发生绞窄性肠梗阻时应及时手术治疗。

2.肠扭转

肠扭转指一段肠管沿其系膜长轴旋转而形成的闭襻性肠梗阻，常发生于小肠，其次是乙状结肠。

（1）小肠扭转：多见于青壮年，常在饱餐后立即进行剧烈活动时发病。表现为突发腹部绞痛，呈持续性伴阵发性加剧，呕吐频繁，腹胀不明显。

（2）乙状结肠扭转：多见于老年人，常有便秘习惯，表现为腹部绞痛，明显腹胀，呕吐不明显。肠扭转是较严重的机械性肠梗阻，可在短时间内发生肠绞窄、坏死，一经诊断，应急症手术治疗。

3.肠套叠

指一段肠管套入与其相连的肠管内，以回结肠型（回肠末端套入结肠）最多见。肠套叠多见于2岁以下婴幼儿。典型表现为阵发性腹痛、果酱样血便和腊肠样肿块（多位于右上腹），右下腹触诊有空虚感。X线空气或钡剂灌肠显示空气或钡剂在结肠内受阻，梗阻端的钡剂影像呈"杯口状"或"弹簧状"阴影。早期肠套叠可试行空气灌肠复位，无效者或病期超过48小时，怀疑有肠坏死或肠穿孔者，应行手术治疗。

4.蛔虫性肠梗阻

由于蛔虫聚集成团并刺激肠管痉挛致肠腔堵塞，多见于2～10岁儿童，驱虫不当常为诱因。主要表现为阵发性脐部周围腹痛，伴呕吐，腹胀不明显。部分患者腹部可触及变形、变位的条索状团块。少数患者可并发肠扭转或肠壁坏死穿孔，蛔虫进入腹腔引起腹膜炎。单纯性蛔虫堵塞多采用非手术治疗，包括解痉止痛、禁食、酌情胃肠减压、输液、口服植物油驱虫等，若无效或并发肠扭转、腹膜炎时，应行手术取虫。

二、护理诊断/问题

（一）疼痛

疼痛与肠内容物不能正常运行或通过障碍有关。

（二）体液不足

体液不足与呕吐、禁食、胃肠减压、肠腔积液有关。

（三）潜在并发症

肠坏死、腹腔感染、休克。

三、护理措施

(一)非手术治疗的护理

(1)饮食:禁食,梗阻缓解12小时后可进少量流质饮食,忌甜食和牛奶;48小时后可进半流食。

(2)胃肠减压,做好相关护理。

(3)体位:生命体征稳定者可取半卧位。

(4)解痉挛、止痛:若无肠绞窄或肠麻痹,可用阿托品解除痉挛、缓解疼痛,禁用吗啡类止痛药,以免掩盖病情。

(5)输液:纠正水、电解质和酸碱失衡,记录24小时出入液量。

(6)防治感染和中毒:遵照医嘱应用抗生素。

(7)严密观察病情变化:出现下列情况时应考虑有绞窄性肠梗阻的可能,应及早采取手术治疗。①腹痛发作急骤,为持续性剧烈疼痛,或在阵发性加重之间仍有持续性腹痛,肠鸣音可不亢进。②早期出现休克。③呕吐早、剧烈而频繁。④腹胀不对称,腹部有局部隆起或触及有压痛的包块。⑤明显的腹膜刺激征,体温升高、脉快、白细胞计数和中性粒细胞比例增高。⑥呕吐物、胃肠减压抽出液、肛门排出物为血性或腹腔穿刺抽出血性液。⑦腹部X线检查可见孤立、固定的肠襻。⑧经积极非手术治疗后症状、体征无明显改善者。

(二)手术前后的护理

1.术前准备

除上述非手术护理措施外,按腹部外科常规行术前准备。

2.术后护理

(1)病情观察,观察患者生命体征、腹部症状和体征的变化,伤口敷料及引流情况,及早发现术后并发症。

(2)卧位,麻醉清醒、血压平稳后取半卧位。

(3)禁食、胃肠减压,待排气后,逐步恢复饮食。

(4)防止感染,遵照医嘱应用抗生素。

(5)鼓励患者早期活动。

(刘 杰)

第七节 急性阑尾炎

急性阑尾炎是外科最常见的急腹症之一,多发生于青年人,男性发病率高于女性。

一、病因、病理

(一)病因

1.阑尾管腔梗阻

阑尾管腔梗阻是引起急性阑尾炎最常见的病因。阑尾管腔细长,开口较小,容易被食物残渣、粪石、蛔虫等阻塞而引起管腔梗阻。

2.细菌入侵

阑尾内存有大量大肠埃希菌和厌氧菌,当阑尾管腔阻塞后,细菌繁殖并产生毒素,损伤黏膜上皮,细菌经溃疡面侵入阑尾引起感染。

3.胃肠道疾病的影响

急性肠炎、血吸虫病等可直接蔓延至阑尾或引起阑尾管壁肌肉痉挛,使管壁血运障碍而致炎症。

(二)病理

根据急性阑尾炎发病过程的病理解剖学变化,可分为急性单纯性阑尾炎、急性化脓性阑尾炎、坏疽性及穿孔性阑尾炎、阑尾周围脓肿四种病理类型。

急性阑尾炎的转归取决于机体的抵抗力和治疗是否及时,可有炎症消退、炎症局限化、炎症扩散 3 种转归。

二、临床表现

(一)症状

1.腹痛

典型症状是转移性右下腹痛。因初期炎症仅限于阑尾黏膜或黏膜下层,由内脏神经反射引起上腹或脐部周围疼痛,范围较弥散。当炎症波及浆膜层和壁腹膜时,刺激了躯体神经,疼痛固定于右下腹。单纯性阑尾炎的腹痛程度较轻,化脓性及坏疽性阑尾炎的腹痛程度较重。当阑尾穿孔时,腹痛可减轻,因阑尾管腔内的压力骤减,但随着腹膜炎的出现,腹痛可继续加重。

2.胃肠道症状

早期可有轻度恶心、呕吐,部分患者可发生腹泻或便秘。盆腔阑尾炎时,炎症刺激直肠和膀胱,引起里急后重和排尿痛。

3.全身症状

早期有乏力、头痛,炎症发展时,可出现脉快、发热等,体温多在 38 ℃内。坏疽性阑尾炎时,出现寒战、体温明显升高。若发生门静脉炎,可出现寒战、高热和轻度黄疸。

(二)体征

1.右下腹固定压痛

右下腹固定压痛是急性阑尾炎最重要的体征。腹部压痛点常位于麦氏点。

2.反跳痛和腹肌紧张

提示阑尾已化脓、坏死或即将穿孔。

三、辅助检查

(1)腰大肌试验:若为阳性,提示阑尾位于盲肠后位贴近腰大肌。

(2)结肠充气试验:若为阳性,表示阑尾已有急性炎症。

(3)闭孔内肌试验:若为阳性,提示阑尾位置靠近闭孔内肌。

(4)直肠指诊:直肠右前方有触痛者,提示盆腔位置阑尾炎。若触及痛性肿块,提示盆腔脓肿。

四、治疗原则

急性阑尾炎诊断明确后应尽早行阑尾切除术。部分急性单纯性阑尾炎,可经非手术治疗而获得痊愈;阑尾周围脓肿,先行非手术治疗,待肿块缩小局限、体温正常,3个月后再行阑尾切除术。

五、护理诊断/问题

(1)疼痛:与阑尾炎症、手术创伤有关。

(2)体温过高:与化脓性感染有关。

(3)潜在并发症:急性腹膜炎、感染性休克、腹腔脓肿、门静脉炎。

(4)潜在术后并发症:腹腔出血、切口感染、腹腔脓肿、粘连性肠梗阻。

六、护理措施

(一)非手术治疗的护理

(1)取半卧位。

(2)饮食和输液:流质饮食或禁食,禁食期间做好静脉输液的护理。

(3)控制感染:应用抗生素。

(4)严密观察病情:观察患者的生命体征、精神状态、腹部症状和体征、白细胞计数及中性粒细胞比例的变化。

(二)术后护理

1.体位

血压平稳后取半卧位。

2.饮食

术后1~2天胃肠蠕动恢复、肛门排气后可进流食,如无不适可改半流食,术后3~4天可进软质普食。

3.早期活动

轻症患者术后当天麻醉反应消失后,即可下床活动,以促进肠蠕动的恢复,防止肠粘连的发生。重症患者应在床上多翻身、活动四肢,待病情稳定后,及早下床活动。

4.并发症的观察和护理

(1)腹腔内出血:常发生在术后24小时内,表现为腹痛、腹胀、面色苍白、脉搏细速、血压下降等内出血表现或腹腔引流管有血性液引出。应嘱患者立即平卧,快速静脉输液、输血,并做好紧急手术止血的准备。

(2)切口感染:是术后最常见的并发症,表现为术后2~3天体温升高,切口胀痛、红肿、压痛等。可给予抗生素、理疗等,如已化脓应拆线引流脓液。

(3)腹腔脓肿:多见于化脓性或坏疽性阑尾炎术后。表现为术后5~7天体温升高或下降后又升高,有腹痛、腹胀、腹部压痛、腹肌紧张或腹部包块,常发生于盆腔、膈下、肠间隙等处,可出现直肠膀胱刺激症状及全身中毒症状。

(4)粘连性肠梗阻:常为不完全性肠梗阻,以非手术治疗为主,完全性肠梗阻者应手术治疗。

(5)粪瘘:少见,一般经非手术治疗后粪瘘可自行闭合。

七、特殊类型阑尾炎

(一)小儿急性阑尾炎

小儿大网膜发育不全,难以包裹发炎的阑尾。其临床特点:①病情发展快且重,早期出现高热、呕吐等胃肠道症状。②右下腹体征不明显。③小儿阑尾管壁薄,极易发生穿孔,并发症和死亡率较高。处理原则:及早手术。

(二)妊娠期急性阑尾炎

较常见,发病多在妊娠前 6 个月。其临床特点:①妊娠期盲肠和阑尾被增大的子宫推压上移,压痛点也随之上移。②腹膜刺激征不明显。③大网膜不易包裹炎症的阑尾,炎症易扩散。④炎症刺激子宫收缩,易引起流产或早产,威胁母子安全。处理原则:及早手术。

(三)老年人急性阑尾炎

老年人对疼痛反应迟钝,防御功能减退,其临床特点:①主诉不强烈,体征不典型,易延误诊断和治疗。②阑尾动脉多硬化,易致阑尾缺血坏死或穿孔。③常伴有心血管病、糖尿病等,使病情复杂严重。处理原则:及早手术。

(刘　杰)

第八节　急性化脓性腹膜炎

一、概念

急性化脓性腹膜炎是指由化脓性细菌,包括需氧菌和厌氧菌或两者混合所引起的腹膜腔急性感染。急性化脓性腹膜炎累及整个腹腔称为急性弥散性腹膜炎,腹膜腔炎症仅局限于病灶局部称为局限性腹膜炎,并可形成脓肿。根据腹腔内有无病变又分为原发性腹膜炎和继发性腹膜炎。腹腔内无原发病灶,而是血源性引起的,称为原发性腹膜炎,占 2%。继发于腹腔内空腔脏器穿孔、损伤破裂、炎症扩散和手术污染等所引起的腹膜炎,称之为继发性腹膜炎,是急性化脓性腹膜炎中最常见的一种占 98%。

二、临床表现

(一)腹痛

腹痛是最主要的症状,一般都很剧烈,不能忍受,且呈持续性,当患者深呼吸、咳嗽、转动体位时加重,故患者多不愿意改变体位。疼痛先以原发病灶处最明显,随炎症扩散可波及全腹。

(二)恶心、呕吐

恶心、呕吐为早期出现胃肠道症状。腹膜受到刺激,引起反射性恶心,呕吐,呕吐物为胃内容物。当出现麻痹性肠梗阻时,可吐出黄绿色胆汁,甚至粪质样内容物。

(三)全身症状

随着炎症发展,患者出现高热、大汗、口干、脉速、呼吸浅快等全身中毒症状,后期出现眼窝凹陷、四肢发冷、呼吸急促、脉搏细弱、血压下降、严重缺水、代谢性酸中毒及感染性休克的表现。但年老体衰或病情晚期者体温不一定升高,如脉搏加快,体温反而下降,提示病情恶化。

(四)腹部体征

腹胀明显,腹式呼吸减弱或消失。腹部有压痛、反跳痛、肌紧张,是腹膜炎的重要体征,称为腹膜刺激征。腹肌呈"木板样"多为胃十二指肠穿孔的临床表现,而老年、幼儿或极度虚弱的患者腹肌紧张可不明显,易被忽视。胃十二指肠穿孔时,腹腔可有游离气体,叩诊肝浊音界缩小或消失。腹腔内有较多积液时,移动性浊音呈阳性。

三、辅助检查

(一)血液检查

白细胞总数及中性粒细胞升高,可出现中毒性颗粒。病情危重或机体反应低下时,白细胞计数可不增高。

(二)腹部 X 线检查

立位平片,可见膈下游离气体;卧位片,在腹膜炎有肠麻痹时可见肠襻普遍胀气,肠间隙增宽及腹膜外脂肪线模糊以至消失。

(三)直肠指检

有无直肠前壁触痛、饱满,可判断有无盆腔感染或盆腔脓肿形成。

(四)B 超检查

B 超检查可帮助判断腹腔病变部位。

(五)腹腔穿刺

可根据抽出液性状、气味、混浊度做细菌培养、涂片,以及淀粉酶测定来帮助诊断及确定病变部位和性质。

四、护理措施

急性腹膜炎的治疗分为非手术和手术两种方法。非手术疗法主要适用于原发性腹膜炎;急性腹膜炎原因不明,病情不重,全身情况较好;炎症已有局限化趋势,症状有所好转。手术疗法主要适用于腹腔内病变严重;腹膜炎重或腹膜炎原因不明,无局限趋势;患者一般情况差,腹水多,肠麻痹重或中毒症状明显,甚至出现休克者;经短期(一般不超过 12 小时)非手术治疗症状及体征不缓解反而加重者。其治疗原则是处理原发病灶,消除引起腹膜炎的病因,清理或引流腹腔,促使腹腔脓性渗出液尽早局限、吸收。

(一)术前护理

(1)病情观察:定时监测体温、脉搏、呼吸、血压,准确记录 24 小时出入量。观察腹部体征变化,对休克患者应监测中心静脉压及血气分析数值。

(2)禁食:尤其是胃肠道穿孔者,可减少胃肠道内容物继续溢入腹腔。

(3)胃肠减压:可减轻胃肠道内积气、积液,减少胃肠内容物继续溢入腹腔,有利或减轻腹膜的疼痛刺激,减少毒素吸收,降低肠壁张力,改善肠壁血液供给,利于炎症局限,并促进胃肠道蠕动恢复。

(4)保持水、电解质平衡:腹膜炎时,腹腔内有大量液体渗出,加之呕吐,患者不仅丧失水、电解质,也丧失了大量的血浆,应根据患者的临床表现和血生化测定、中心静脉压等监测,输入适量的晶体液和胶体液,纠正水、电解质和酸碱失衡,保持尿量每小时 30 mL 以上。

（5）抗感染：继发性腹膜炎常为混合感染，因此需针对性地、大剂量联合应用抗生素。

（6）对诊断不明确者，应严禁使用止痛剂，以免掩盖病情，贻误诊断和治疗。

（7）积极做好手术准备，做好患者及家属的工作，解除思想顾虑，积极配合治疗。

（二）术后护理

（1）定时监测体温、脉搏、呼吸、血压及尿量的变化。

（2）患者血压平稳后，应取半卧位，以利于腹腔引流，减轻腹胀，改善呼吸。

（3）补液与营养：由于术前大量体液丧失，患者术后又需禁食，故要注意水、电解质平衡，酸碱平衡和营养的补充。

（4）继续胃肠减压：腹膜炎患者虽经手术治疗，但腹膜的炎症尚未清除，肠蠕动尚未恢复，故应禁食，同时采用有效的胃肠减压，直至肠蠕动恢复，肛门排气后，方可拔除胃管，开始进食。

（5）引流的护理：妥善固定引流管，避免受压、扭曲，保持通畅，观察并记录引流量、颜色、气味等。如需用负压吸引者应注意负压大小，如用双套管引流者，常需用抗生素盐水冲洗，冲洗时应注意无菌操作，记录冲洗量和引流量及性状。冲洗时注意保持床铺的干燥。

（6）应用抗生素以减轻和防治腹腔残余感染。

（7）为了减少患者的不适，酌情使用止痛剂。

（8）鼓励患者早期活动，防止肠粘连。

（9）观察有无腹腔残余脓肿，如患者体温持续不退或下降后又有升高，白细胞计数升高，全身有中毒症状，以及腹部局部体征的变化，大便次数增多等提示有残余脓肿，应及时报告医师处理。

（三）健康教育

（1）术后肠功能恢复后的饮食要根据不同疾病具体计划，先进流质饮食，再过渡到半流质饮食。应指导和鼓励患者吃易消化、高蛋白、高热量、高维生素的食物。

（2）向患者解释术后半卧位的意义。在病情允许的情况下，应鼓励患者尽早下床活动。

（3）出院后如突然出现腹痛加重，应及时到医院就诊。

（刘　杰）

第九节　胃十二指肠损伤

一、概述

由于有肋弓保护且活动度较大，柔韧性较好，壁厚，钝挫伤时胃很少受累，只有胃膨胀时偶有发生。上腹或下胸部的穿透伤则常导致胃损伤，多伴有肝、脾、横膈及胰等损伤。胃镜检查及吞入锐利异物或吞入酸、碱等腐蚀性毒物也可引起穿孔，但很少见。十二指肠损害是由于上中腹部受到间接暴力或锐器的直接刺伤而引起的，缺乏典型的腹膜炎症状和体征，术前诊断困难，漏诊率高，多伴有腹部脏器合并伤，病死率高，术后并发症多，肠瘘发生率高。

二、护理评估

（一）健康史

详细询问患者、现场目击者或陪同人员，以了解受伤的时间、地点、环境，受伤的原因、外力的特点、大小和作用方向，坠跌高度；了解受伤前后饮食及排便情况，受伤时的体位，有无防御，伤后意识状态、症状、急救措施、运送方式，既往疾病及手术史。

（二）临床表现

（1）胃损伤若未波及胃壁全层，可无明显症状。若全层破裂，由于胃酸有很强的化学刺激性，可立即出现剧痛及腹膜刺激征。当破裂口接近贲门或食管时，可因空气进入纵隔而呈胸壁下气肿。较大的穿透性胃损伤时，可自腹壁流出食物残渣、胆汁和气体。

（2）十二指肠破裂后，因有胃液、胆汁及胰液进入腹腔，早期即可发生急性弥漫性腹膜炎，有剧烈的刀割样持续性腹痛伴恶心、呕吐，腹部检查可见有舟状腹、腹膜刺激征症状。

（三）辅助检查

1.疑有胃损伤者，应置胃管

若自胃内吸出血性液或血性物者可确诊。

2.腹腔穿刺术和腹腔灌洗术腹腔穿刺

抽出不凝血液、胆汁，灌洗吸出 10 mL 以上肉眼可辨的血性液体，即为阳性结果。

3.X 线检查

腹部 X 线片可显示腹膜后组织积气、肾脏轮廓清晰、腰大肌阴影模糊不清等有助于腹膜后十二指肠损伤的诊断。

4.CT 检查

可显示少量的腹膜后积气和渗至肠外的造影剂。

（四）治疗原则

抗休克和及时、正确的手术处理是治疗的两大关键。

（五）心理-社会因素

胃十二指肠外伤性损伤多数在意外情况下发生，患者出现突发外伤后易出现紧张、痛苦、悲哀、恐惧等心理变化，担心手术成功及疾病预后。

三、护理问题

（一）疼痛

与胃肠破裂、腹腔内积液、腹膜刺激征有关。

（二）组织灌注量不足

与大量失血、失液，严重创伤，有效循环血量减少有关。

（三）焦虑或恐惧

与经历意外及担心预后有关。

（四）潜在并发症

出血、感染、肠瘘、低血容量性休克。

四、护理目标

（1）患者疼痛减轻。

(2)患者血容量得以维持,各器官血供正常、功能完整。

(3)患者焦虑或恐惧减轻或消失。

(4)护士密切观察病情变化,如发现异常,及时报告医师,并配合处理。

五、护理措施

(一)一般护理

1.预防低血容量性休克

吸氧、保暖、建立静脉通道,遵医嘱输入温热生理盐水或乳酸盐林格液,抽血查全血细胞计数、血型和交叉配血。

2.密切观察病情变化

每15～30分钟应评估患者情况。评估内容包括意识状态、生命体征、肠鸣音、尿量、氧饱和度、有无呕吐、肌紧张和反跳痛等。观察胃管内引流物颜色、性质及量,若引流出血性液体,提示有胃、十二指肠破裂的可能。

3.术前准备

胃、十二指肠破裂大多需要手术处理,故患者入院后,在抢救休克的同时,尽快完成术前准备工作,如备皮、备血、插胃管及留置尿管、做好抗生素皮试等,一旦需要,可立即实施手术。

(二)心理护理

评估患者对损伤的情绪反应,鼓励他们说出自己内心的感受,帮助建立积极有效的应对措施。向患者介绍有关病情、损伤程度、手术方式及疾病预后,鼓励患者,告诉患者良好的心态、积极的配合有利于疾病早日康复。

(三)术后护理

1.体位

患者意识清楚、病情平稳,给予半坐卧位,有利于引流及呼吸。

2.禁食、胃肠减压

观察胃管内引流液颜色、性质及量,若引流出血性液体,提示有胃、十二指肠再出血的可能。十二指肠创口缝合后,胃肠减压管置于十二指肠腔内,使胃液、肠液、胰液得到充分引流,一定要妥善固定,避免脱出。一旦脱出,要在医师的指导下重新置管。

3.严密监测生命体征

术后15～30分钟监测生命体征直至患者病情平稳。注意肾功能的改变,胃十二指肠损伤后,特别有出血性休克时,肾脏会受到一定的损害,尤其是严重腹部外伤伴有重度休克者,有发生急性肾功能障碍的危险,所以,术后应密切注意尿量,争取保持每小时尿量在 50 mL 以上。

4.补液和营养支持

根据医嘱,合理补充水、电解质和维生素,必要时输新鲜血、血浆,维持水、电解质、酸碱平衡。给予肠内、外营养支持,促进合成代谢,提高机体防御能力。继续应用有效抗生素,控制腹腔内感染。

5.术后并发症的观察和护理

(1)出血:如胃管内 24 小时内引流出新鲜血液 200 mL 以上,提示吻合口出血,要立即配合医师给予胃管内注入凝血酶粉、冰盐水洗胃等止血措施。

(2)肠瘘:患者术后持续低热或高热不退,腹腔引流管中引流出黄绿色或褐色渣样物,有恶臭或引流出大量气体,提示肠瘘发生,要配合医师进行腹腔双套管冲洗,并做好相应护理。

（四）健康教育

（1）讲解术后饮食注意事项,当患者胃肠功能恢复,一般35天后开始恢复饮食,由流质逐步恢复至半流质、普食,进食高蛋白、高能量、易消化的食物,增强抵抗力,促进愈合。

（2）行全胃切除或胃大部分切除术的患者,因胃肠吸收功能下降,要及时补充微量元素和维生素等营养素,预防贫血、腹泻等并发症。

（3）避免工作过于劳累,注意劳逸结合。讲明饮酒、抽烟对胃、十二指肠疾病的危害性。

（4）避免长期大量服用非甾体抗炎药,如布洛芬等,以免引起胃肠道黏膜损伤。

（刘　杰）

第十节　肝　脓　肿

肝脓肿是肝受感染后形成的脓肿。根据致病微生物不同分为细菌性肝脓肿和阿米巴性肝脓肿两种。临床上细菌性肝脓肿最多见,其中胆道感染是最常见的病因,细菌可经过胆道、肝动脉、门静脉、淋巴系统等侵入。主要症状是寒战、高热、肝区疼痛和肝大。体温可高达 39～40 ℃,病情急骤严重,全身中毒症状明显。细菌性肝脓肿可引起急性化脓性腹膜炎、膈下脓肿、脓胸、化脓性心包炎等并发症,严重者可致心脏压塞。辅助检查包括实验室检查和影像学检查,B超是肝脓肿的首选检查方法。阿米巴性肝脓肿是肠道阿米巴感染的并发症,绝大多数是单发。处理原则为全身营养支持治疗,大剂量、联合应用抗菌药物,穿刺抽脓或置管引流,必要时行切开引流或肝叶切除。

一、常见护理诊断/问题

（一）体温过高

与肝脓肿及其产生的毒素吸收有关。

（二）疼痛

与脓肿导致肝包膜张力增加或穿刺、手术治疗有关。

（三）营养失调:低于机体需要量

与进食减少、感染、高热引起分解代谢增加有关。

（四）潜在并发症

腹膜炎、膈下脓肿、胸腔感染、出血及胆漏。

二、护理措施

（一）非手术治疗的护理/术前护理

1.高热护理

密切监测体温变化,遵医嘱给予物理降温或药物降温,必要时做血培养;及时更换汗湿的衣裤和床单,保持舒适。

注意降温过程中观察出汗情况,注意保暖等。鼓励患者多饮水,每天至少摄入 2 000 mL 液体,口服不足者应加强静脉补液、补钠,纠正体液失衡,防止患者因大量出汗引起虚脱。

2.用药护理

(1)遵医嘱早期使用大剂量抗菌药物以控制炎症,促使脓肿吸收自愈。注意把握用药间隔时间与药物配伍禁忌。

(2)阿米巴性肝脓肿使用抗阿米巴药物,如甲硝唑、氯喹等。甲硝唑为首选药物,一般用药2天后见效,6~9天体温可降至正常。如"临床治愈"后脓腔仍存在者,可继续服用1个疗程的甲硝唑。氯喹多用于对甲硝唑无效的病例,但对心血管有不良反应如心肌受损等,应特别注意。

(3)长期使用抗菌药物者,应警惕假膜性肠炎和继发双重感染。糖尿病患者免疫功能低下,长期应用抗菌药物,可能发生口腔、泌尿系统、皮肤黏膜、肠道的各种感染。

3.营养支持

肝脓肿是一种消耗性疾病,应鼓励患者多食高蛋白、高热量、富含维生素及膳食纤维的食物;进食困难、食欲缺乏、贫血、低蛋白血症、营养不良者应适当给予清蛋白、血浆、氨基酸等营养支持。

4.病情观察

加强对生命体征和腹部、胸部症状、体征的观察。观察患者体温变化;及早发现有无脓肿破溃引起的腹膜炎、膈下脓肿、胸腔感染等并发症。肝脓肿患者如继发脓毒血症、急性化脓性胆管炎或出现中毒性休克征象时,应立即通知医师并协助抢救。

(二)经皮肝穿刺抽脓或脓肿置管引流的护理

1.术前护理

(1)解释:向患者和家属解释经皮肝穿刺抽脓或脓肿置管引流的方法、效果及配合要求;嘱患者术中配合做好双手上举、平卧位或侧卧位,以利于穿刺操作。

(2)协助做好穿刺药物和物品准备。

2.术后护理

(1)穿刺后护理:每小时测量血压、脉搏、呼吸,平稳后可停止,如有异常及时汇报医师。观察穿刺点局部有无渗血、脓液渗出、血肿等。

(2)引流管护理:如脓液较稠、抽吸后脓腔不能消失、脓液难以抽净者,留置管道引流。操作要点如下。①妥善固定,防止滑脱。②取半卧位,以利引流和呼吸。③保持引流管通畅,勿压迫、折叠管道。必要时协助医师每天用生理盐水或含抗菌药物盐水或持续冲洗脓腔,冲洗时严格无菌原则,注意出入量,观察和记录脓腔引流液的颜色、性状及量。④预防感染,适时换药,直至脓腔愈合。⑤拔管,B超复查脓腔基本消失或脓腔引流量少于10 mL/d,可拔除引流管。

(3)病情观察:观察患者有无发热、肝区疼痛等,观察肝脓肿症状和改善情况,适时复查B超,了解脓肿好转情况。位置较高的肝脓肿,穿刺后应注意呼吸、胸痛及胸部体征,及时发现气胸、脓胸等并发症。

(三)手术治疗的护理

手术方式有切开引流和肝叶切除两种。

1.术前准备

协助做好术前检查,术前常规准备等。

2.术后护理

（1）疼痛护理。①评估疼痛的诱发因素、伴随症状,观察并记录疼痛程度、部位、性质及持续时间等。②遵医嘱给予镇痛药物,并观察药物效果和不良反应。③指导患者采取放松和分散注意力的方法应对疼痛。

（2）病情观察:行脓肿切开引流者观察患者生命体征、腹部体征,注意有无脓液流入患者腹腔而并发腹腔感染。观察肝脓肿症状和改善情况,适时复查 B 超,了解脓肿好转情况。

（3）肝叶切除护理:术后 24 小时内应卧床休息,避免剧烈咳嗽,以防出血。给予氧气吸入,保证血氧浓度,促进肝创面愈合。

（四）术后并发症的观察和护理

出血、胆汁漏等并发症。

三、健康教育

（一）预防复发

（1）有胆道感染等疾病者应积极治疗原发病灶。

（2）多饮水,进食高热量、高蛋白、富含维生素和纤维素营养丰富易消化的食物,增强体质,提高机体免疫力。

（3）注意劳逸结合,避免过度劳累。

（4）遵医嘱按时服药,不得擅自改变药物剂量或随意停药。

（5）合并糖尿病患者,让其了解控制血糖在本病治疗中的重要性,应注意维持血糖。嘱遵医嘱按时注射胰岛素或口服降糖药物,定时监测血糖,控制空腹血糖在 5.8～7.0 mmol/L,餐后 2 小时血糖为 8～11 mmol/L。

（6）注意饮食卫生,不喝生水,不进食不卫生、未煮熟的食物。

（二）自我观察与复查

遵医嘱定期复查。若出现发热、腹部疼痛等症状,警惕有复发的可能,应及时就诊。

（刘　杰）

第十一节　胆　囊　炎

一、疾病概述

（一）概念

胆囊炎是指发生在胆囊的细菌性和(或)化学性炎症。根据发病的缓急和病程的长短分为急性胆囊炎、慢性胆囊炎和慢性胆囊炎急性发作三类。约 95% 的急性胆囊炎患者合并胆囊结石,称为急性胆石性胆囊炎;未合并胆囊结石者,称为急性非结石性胆囊炎。胆囊炎的发病率很高,仅次于阑尾炎。年龄多见于 35 岁以后,以 40～60 岁为高峰。女性发病率约为男性的 4 倍,肥胖者多于其他体型者。

(二)病因

1.急性胆囊炎

急性胆囊炎是外科常见急腹症,其发病率居于炎性急腹症的第二位,仅次于急性阑尾炎,女性居多。急性胆囊炎的病因复杂,胆囊结石和细菌感染是引发急性胆囊炎的两大重要因素,主要病因包括以下几点。

(1)胆道阻塞:由于结石阻塞或嵌顿于胆囊管或胆囊颈,导致胆汁排出受阻,胆汁潴留,其中水分吸收而胆汁浓缩,胆汁中的胆汁酸刺激胆囊黏膜而引起水肿、炎症,甚至坏死。$90\%\sim95\%$的急性胆囊炎与胆石有关,在少数情况下,胰液从胰管和胆总管共同的腔道中反流,也可进入胆囊产生化学性刺激。结石亦可直接损伤受压部位的胆囊黏膜引起炎症。此外,胆囊颈或胆囊管腔的狭窄,或受到管外肿块的压迫也可以导致阻塞。胆管和胆囊颈结石嵌塞是引起急性胆囊炎重要的诱因。

(2)细菌入侵:急性胆囊炎时胆囊胆汁的细菌培养阳性率可高达$80\%\sim90\%$,包括需氧菌与厌氧菌感染,其中大肠埃希菌最为常见。细菌多来源于胃肠道,致病菌通过胆道逆行、直接蔓延或经血液循环和淋巴途径入侵胆囊。结石压迫局部囊壁的静脉,使静脉回流受阻而淤血、出血,以至坏死而引起炎症。

(3)化学性刺激:胆汁酸、逆流的胰液和溶血卵磷脂,对细胞膜有毒性作用和损伤作用。

(4)病毒感染:乙肝病毒可以侵犯许多组织和器官,可以在胆管上皮中复制,对胆道系统有直接的侵害作用。

(5)胆囊的血流灌注量不足:如休克和动脉硬化等,可引起胆囊黏膜的局灶性坏死。

(6)其他:严重创伤、烧伤后、严重过敏、长期禁食或与胆囊无关的大手术等导致的内脏神经功能紊乱时发生急性胆囊炎。

2.慢性胆囊炎

大多继发于急性胆囊炎,是急性胆囊炎反复发作的结果。有较多的病例直接由化学刺激引起。胆囊结石或有阻塞常伴有慢性胆囊炎,这些原因不去除,浓缩胆汁长期刺激可造成慢性炎症。结石和慢性胆囊炎的关系尤为密切,约95%的慢性胆囊炎有胆石存在和反复急性发作的病史。

(三)病理生理

1.急性胆囊炎

(1)急性结石性胆囊炎:当结石致胆囊管梗阻时,胆汁淤积,胆囊内压力升高,胆囊肿大、黏膜充血、水肿,渗出增多;镜下可见血管扩张和炎性细胞浸润,称为急性单纯性胆囊炎。若梗阻未解除或炎症未控制,病情继续发展,病变可累及胆囊壁的全层,胆囊壁充血、水肿加重,出现瘀斑或脓苔,部分黏膜坏死脱落,甚至浆膜液有纤维素和脓性渗出物;镜下可见组织中有广泛的中性粒细胞浸润,黏膜上皮脱落,即为急性化脓性胆囊炎;还可引起胆囊积脓。若梗阻仍未解除,胆囊内压力继续升高,胆囊壁张力增高,导致血液循环障碍时,胆囊组织除上述炎性改变外,整个胆囊呈片状缺血坏死;镜下见胆囊黏膜结构消失,血管内外充满红细胞,即为急性坏疽性胆囊炎。若胆囊炎症继续加重,积脓增多,胆囊内压力增高,在胆囊壁的缺血、坏死或溃疡处极易造成穿孔,会引起胆汁性腹膜炎,穿孔部位常在颈部和底部,如胆囊坏疽穿孔发生过程较慢,周围粘连包裹,则形成胆囊周围脓肿。

(2)急性非结石性胆囊炎:病理过程与急性结石性胆囊炎基本相同,但急性非结石性胆囊炎更容易发生胆囊坏疽和穿孔,约75%的患者发生胆囊坏疽,15%的患者出现胆囊穿孔。

2.慢性胆囊炎

慢性胆囊炎是胆囊炎症和结石的反复刺激,胆囊壁炎性细胞浸润和纤维组织增生,胆囊壁增厚,可与周围组织粘连,甚至出现胆囊萎缩,失去收缩和浓缩胆汁的功能。可分为慢性结石性胆囊炎和慢性非结石性胆囊炎两大类,前者占本病的70%～80%,后者占20%～30%。

(四)临床表现

1.急性胆囊炎

(1)症状。①腹痛,多数患者有上腹部疼痛史,表现为右上腹阵发性绞痛,常在饱餐、进食油腻食物后或夜间发作,疼痛可放射至右肩及右肩胛下。②消化道症状,患者腹痛发作时常伴恶心、呕吐、厌食等消化道症状。③发热或中毒症状,根据胆囊炎症反应程度的不同,患者可出现不同程度的体温升高和脉搏加速。

(2)体征。①腹部压痛,早期可有右上腹压痛或叩痛。胆囊化脓坏疽时可扪及肿大的胆囊,可有不同程度和不同范围的右上腹压痛,或右季肋部叩痛,墨菲征常为阳性,伴有不同程度的肌紧张,如胆囊张力大时更加明显。腹式呼吸可因疼痛而减弱,常显吸气性抑制。②黄疸,10%～25%的患者可出现轻度黄疸,多见于胆囊炎症反复发作合并Mirizzi综合征的患者。

2.慢性胆囊炎

临床症状常不典型,主要表现为上腹部饱胀不适、厌食油腻和嗳气等消化不良的症状,以及右上腹和肩背部隐痛。多数患者曾有典型的胆绞痛病史。体检可发现右上腹胆囊区压痛或不适感,墨菲征可呈弱阳性,如胆囊肿大,右上腹肋下可及光滑圆形肿块。在并发胆道急性感染时可有寒战、发热等。

(五)辅助检查

1.急性胆囊炎

(1)实验室检查:血常规检查可见血白细胞计数和中性粒细胞比例升高;部分患者可有血清胆红素、转氨酶、碱性磷酸酶和淀粉酶升高。

(2)影像学检查:B超检查可显示胆囊肿大,胆囊壁增厚,大部分患者可见胆囊内有结石光团。^{99m}Tc-EHIDA检查,急性胆囊炎时胆囊常不显影,但不作为常规检查。

2.慢性胆囊炎

B超检查是慢性胆囊炎首选的辅助检查方法,可显示胆囊增大,胆囊壁增厚,胆囊腔缩小或萎缩,排空功能减退或消失,并可探知有无结石。此外,CT、MRI、口服胆囊造影、腹部X线平片等也是重要的检查手段。

(六)主要处理原则

主要为手术治疗,手术时机和手术方式取决于患者的病情。

1.非手术治疗

(1)适应证:诊断明确、病情较轻的急性胆囊炎患者;老年人或伴有严重心血管疾病不能耐受手术的患者。在非手术治疗的基础上积极治疗各种并发症,待患者一般情况好转后再考虑择期手术治疗。作为手术前准备的一部分。

(2)常用的非手术治疗措施:主要包括禁饮食和(或)胃肠减压,纠正水、电解质和酸碱平衡紊乱,控制感染,使用消炎利胆及解痉止痛药物,全身支持、对症处理,还可以使用中药、针刺疗法等。在非手术治疗期间,若病情加重或出现胆囊坏疽、穿孔等并发症应及时进行手术治疗。

2.手术治疗

(1)急诊手术适应证:①发病在 48～72 小时者。②经非手术治疗无效且病情加重者。③合并胆囊穿孔、弥漫性腹膜炎、急性梗阻性化脓性胆管炎、急性坏死性胰腺炎等严重并发症者。④其余患者可根据具体情况择期手术。

(2)手术方式。①胆囊切除术,根据病情选择开腹或腹腔镜行胆囊切除术。手术过程中遇到下列情况应同时做胆总管切开探查加 T 管引流术。患者有黄疸史;胆总管内扪及结石或术前 B 超提示肝总管、胆总管结石;胆总管扩张,直径大于 1 cm 者;胆总管内抽出脓性胆汁或有胆色素沉淀者;患者合并有慢性复发性胰腺炎者。②胆囊造口术,目的是减压和引流胆汁。主要用于年老体弱,合并严重心、肺、肾等内脏器官功能障碍不能耐受手术的患者,或局部炎症水肿、粘连严重导致局部解剖不清者。待病情稳定、局部炎症消退后再根据患者情况决定是否行择期手术治疗。

二、护理评估

(一)术前评估

1.健康史及相关因素

(1)一般情况:患者的年龄、性别、职业、居住地及饮食习惯等。

(2)发病的病因和诱因:腹痛的病因和诱因,腹痛发生的时间,是否与饱餐、进食油腻食物及夜间睡眠改变体位有关。

(3)腹痛的性质:是否为突发性腹痛,疼痛的性质是绞痛、隐痛、阵发性或持续性疼痛,有无放射至右肩背部或右肩胛下等。

(4)既往史:有无胆石症、胆囊炎、胆道蛔虫病史;有无胆道手术史;有无消化性溃疡及类似疼痛发作史;有无用药史、过敏史及腹部手术史。

2.身体评估

(1)全身:患者有无寒战、发热、恶心、呕吐;有无面色苍白等贫血现象;有无黏膜和皮肤黄染等;有无体重减轻;有无意识及神经系统的其他改变等。

(2)局部:腹痛的部位是位于右上腹还是剑突下,有无全腹疼痛;有无压痛、肌紧张及反跳痛;能否触及胆囊及胆囊肿大的程度,墨菲征是否阳性等。

(3)辅助检查:血常规检查中白细胞计数及中性粒细胞比例是否升高;血清胆红素、转氨酶、碱性磷酸酶及淀粉酶有无升高;B 超是否观察到胆囊增大或结石影;^{99m}Tc-EHIDA 检查胆囊是否显影;心、肺、肾等器官功能有无异常。

3.心理-社会评估

了解患者及其家属在疾病治疗过程中的心理反应与需求,家庭及社会支持情况,心理承受程度及对治疗的期望等,引导患者正确配合疾病的治疗与护理。

(二)术后评估

1.手术中情况

了解手术的方式和手术范围,如是胆囊切除还是胆囊造口术,是开腹还是腹腔镜;术中有无行胆总管探查,术中出血量及输血、补液情况;有无留置引流管及其位置和目的。

2.术后病情

术后生命体征及手术切口愈合情况;T 管及其他引流管引流情况,包括引流液的量、颜色、性质等;对老年患者尤其要评估其呼吸及循环功能等状况。

3.心理-社会评估

患者及其家属对术后和术后康复的认知和期望。

三、主要护理诊断/问题

(一)疼痛

与胆囊结石突然嵌顿、胆汁排空受阻致胆囊强烈收缩或继发胆囊感染、术后伤口疼痛有关。

(二)有体液不足的危险

与恶心、呕吐、不能进食和手术前后需要禁食有关。

(三)潜在并发症

胆囊穿孔、感染等。

四、主要护理措施

(一)减轻或控制疼痛

根据疼痛的程度,采取非药物或药物方法止痛。

1.卧床休息

协助患者采取舒适体位,指导其有节律的深呼吸,达到放松和减轻疼痛的效果。

2.合理饮食

病情较轻且决定采取非手术治疗的急性胆囊炎患者,指导其清淡饮食,忌食油腻食物;病情严重需急诊手术的患者予以禁食和胃肠减压,以减轻腹胀和腹痛。

3.药物止痛

对诊断明确的剧烈疼痛者,可遵医嘱通过口服、注射等方式给予消炎利胆、解痉或止痛药,以缓解疼痛。

4.控制感染

遵医嘱及时合理应用抗生素。通过控制胆囊炎症,减轻胆囊肿胀和胆囊压力达到减轻疼痛的效果。

(二)维持体液平衡

对于禁食患者,根据医嘱经静脉补充足够的热量、氨基酸、维生素、水、电解质等,以维持水、电解质及酸碱平衡。对能进食、进食量不足者,指导和鼓励其进食高蛋白、高碳水化合物、高维生素和低脂的食物,以保持良好的营养状态。

(三)并发症的预防和护理

1.加强观察

严密观察患者的生命体征变化,了解腹痛的程度、性质、发作的时间、诱因及缓解的相关因素和腹部体征的变化。若腹痛进行性加重,且范围扩大,出现压痛、反跳痛、肌紧张等,同时伴有寒战、高热的症状,提示胆囊穿孔或病情加重。

2.减轻胆囊内压力

遵医嘱应用敏感抗菌药,以有效控制感染,减轻炎性渗出,达到减少胆囊内压力、预防胆囊穿孔的目的。

3.及时处理胆囊穿孔

一旦发生胆囊穿孔,应及时报告医师,并配合做好紧急手术的准备。

五、护理效果评估

(1)患者腹痛得到缓解,能叙述自我缓解疼痛的方法。

(2)患者在禁食期间得到相应的体液补充。

(3)患者没有发生胆囊穿孔或能及时发现和处理已发生的胆囊穿孔。

(4)疾病愈合良好,无并发症发生。

(5)患者对疾病的心理压力得到及时的调适与干预。依从性较好,并对疾病的治疗和预防有一定的了解。

（刘 杰）

第六章　妇产科护理

第一节　外阴炎及阴道炎

一、外阴炎

外阴炎是妇科常见病,是外阴部的皮肤与黏膜的炎症,可发生于任何年龄,以生育期及绝经后妇女多见。

(一)护理评估

1.健康史

(1)病因评估:外阴炎主要指外阴部的皮肤与黏膜的炎症,以大、小阴唇为多见。由于外阴与尿道、肛门、阴道邻近且暴露,同时,阴道分泌物、月经血、产后的恶露、尿液、粪便的刺激、糖尿病患者的糖尿的长期浸渍,均可引起外阴不同程度的炎症,此外,穿化纤内裤、紧身内裤、使用卫生巾使局部透气性差等,均可诱发外阴部的炎症。

(2)病史评估:评估有无外阴炎的因素存在,有无糖尿病、阴道炎病史。

2.身心状况

(1)症状:外阴瘙痒、疼痛、红、肿、灼热,性交及排尿时加重。

(2)体征:局部充血、肿胀、糜烂,常有抓痕,严重者形成溃疡或湿疹。慢性炎症者,外阴局部皮肤或黏膜增厚、粗糙、皲裂等。

(3)心理-社会状况:了解病程,了解患者对症状的反应,有无烦躁、不安等心理。

(二)护理诊断及合作性问题

(1)皮肤或黏膜完整性受损:与皮肤黏膜炎症有关。

(2)舒适改变:与外阴瘙痒、疼痛、分泌物增多有关。

(3)焦虑:与性交障碍、行动不便有关。

(三)护理目标

(1)患者皮肤与黏膜完整。

(2)患者病情缓解或好转,舒适感增加。

(3)患者情绪稳定,积极配合治疗与护理。

(四)护理措施

1.一般护理

炎症期间宜进食清淡且富含营养的食物,禁食辛辣、刺激性食物。

2.心理护理

患者常出现烦躁不安、焦虑紧张,应帮助患者树立信心,减轻心理负担,坚持治疗,讲究患者常出现烦躁不安、焦虑紧张,应帮助患者树立信心,减轻心理负担,坚持治疗,讲究卫生。

3.病情监护

积极寻找病因,消除刺激原。

4.治疗护理

(1)治疗原则:去除病因,积极治疗原发病,如阴道炎、尿瘘、粪瘘、糖尿病等。

(2)治疗配合:保持外阴清洁干燥,局部使用约 40 ℃的 1∶5 000 高锰酸钾溶液坐浴,每天2 次,每次15～30分钟,5～10 次为 1 个疗程。如有破溃,可涂抗生素软膏或紫草油,急性期可用物理治疗。

(五)健康指导

(1)卫生宣教,指导妇女穿棉质内裤,减少分泌物刺激,对公共场所,如游泳池、公共浴室等谨慎出入,注意经期、孕期、产期及流产后的生殖道清洁,防止感染。

(2)定期妇科检查,积极参与普查与普治。

(3)指导用药方法及注意事项。

(4)加强性道德教育,纠正不良性行为。

(六)护理评价

(1)患者诉说外阴瘙痒症状减轻,舒适感增加。

(2)患者焦虑缓解或消失,掌握了卫生保健常识,能养成良好卫生习惯。

二、前庭大腺炎

细菌侵入前庭大腺腺管内致腺管充血、水肿称为前庭大腺炎。

(一)护理评估

1.健康史

(1)病因评估:前庭大腺腺管开口位于小阴唇与处女膜之间,在性交、流产、分娩或其他情况污染外阴部时,病原体易侵入引起炎症,因此,以育龄妇女多见,主要病原体为葡萄球菌、链球菌、大肠埃希菌、淋病奈瑟菌及沙眼衣原体等。急性炎症发作时,细菌先侵犯腺管,腺管口因炎症肿胀阻塞,渗出物不能排出,积存而形成脓肿,称为前庭大腺脓肿(又称巴氏腺脓肿),多发于一侧。如急性炎症消退,腺管口粘连阻塞,分泌物不能外流,脓液转清,则形成前庭大腺囊肿,多为单侧,大小不等,可持续数年不增大。患者往往无自觉症状。

(2)病史评估:了解患者有无反复的外阴感染史及卫生习惯。

2.身心状况

(1)症状:初起时局部肿胀、疼痛、烧灼感,行走不便,可伴有大小便困难等。有时可出现发热等全身症状(表 6-1)。

表 6-1　前庭大腺炎临床类型及身体状况

临床类型	身体状况
急性期	(1)大阴唇下 1/3 处疼痛、肿胀,严重时行走受限。检查局部可见皮肤红、肿、热、压痛。 (2)脓肿形成时,可触及波动感,脓肿直径可达 5～6 cm,可自行破溃。如破口大,引流通畅,脓液流出后炎症消退;如破口小,引流欠佳,炎症持续不退或反复发作。 (3)可出现全身不适、发热等全身症状
慢性期	慢性期囊肿形成,患者感到外阴部有坠胀感或性交不适。检查时局部可触及囊性肿物,大小不一,有时可反复急性发作

(2)体征:外阴部皮肤红肿、压痛明显。当脓肿形成时,疼痛加剧,并可触及波动感,脓肿直径可达5～6 cm。

(3)心理-社会状况:了解病程,了解患者对症状的反应,有无烦躁、不安等心理,患者常有因害羞或怕痛而未及时诊治的心理障碍。

(二)辅助检查

取前庭大腺开口处分泌物做细菌培养,确定病原体。

(三)护理诊断及合作性问题

(1)皮肤完整性受损:与脓肿自行破溃或手术切开引流有关。

(2)疼痛:与局部炎症刺激有关。

(四)护理目标

(1)患者皮肤保持完整。

(2)疼痛缓解或好转。

(五)护理措施

1.一般护理

急性期患者应卧床休息,饮食易消化、富含营养。

2.心理护理

患者常常烦躁不安、焦虑紧张,应尊重患者,为患者保密,以解除其忧虑,使其积极治疗,帮助其建立治愈疾病的信心和生活的勇气。

3.病情监护

观察患者的生命体征,重点观察体温变化,观察伤口愈合情况。

4.治病护理

(1)治疗原则:急性期局部热敷或坐浴,抗生素消炎治疗;脓肿形成或囊肿较大时,切开引流或行囊肿造口术,保持腺体功能,防止复发。

(2)治疗配合:急性炎症发作时,取前庭大腺开口处分泌物做细菌培养,确定病原体。根据细菌培养结果和药物敏感试验选用抗生素口服或肌内注射。脓肿形成或囊肿较大时,切开引流或行囊肿造口术,并放置引流条。术后保持局部清洁,引流条每天更换一次,外阴用 1：5 000 氯己定棉球擦拭,每天擦洗外阴2次,也可用清热解毒中药热敷或坐浴,每天 2 次。

(六)健康指导

(1)向患者及家属讲解此病的病因及预防措施,指导患者注意外阴清洁卫生。

(2)告知患者及家属月经期、产褥期禁止性交;月经期应使用消毒卫生巾预防感染;术后注意

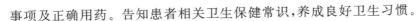

事项及正确用药。告知患者相关卫生保健常识,养成良好卫生习惯。

(七)护理评价

(1)患者诉说外阴不适症状减轻,舒适感增加。

(2)患者接受医护人员指导,焦虑缓解或消失。

阴道炎是阴道黏膜及黏膜下结缔组织的炎症,是妇科常见病。正常健康妇女由于解剖结构、组织特点,阴道对病原体的侵入有自然防御功能。当各种因素导致自然防御功能降低,阴道内生态平衡遭到破坏时,病原体侵入导致阴道炎症。幼女及绝经后妇女由于雌激素缺乏,阴道上皮薄,阴道抵抗力低,比青春期及育龄期妇女更易受感染。

三、滴虫性阴道炎

滴虫性阴道炎是由阴道毛滴虫引起的最常见的阴道炎。阴道毛滴虫主要寄生于女性阴道,也可存在于尿道、尿道旁腺及膀胱。男性可存在于包皮皱襞、尿道及前列腺内。滴虫适宜生长在温度为 $25\sim40$ ℃,pH 为 $5.2\sim6.6$ 的潮湿环境。月经前后,阴道内酸性减弱,接近中性,隐藏在腺体及阴道皱襞中的滴虫常得以繁殖,而发生滴虫性阴道炎。此病的传播途径有经性交的直接传播及经游泳池、浴盆、厕所、衣物、器械等途径的间接传播。

(一)护理评估

1.健康史

(1)病因评估:阴道毛滴虫呈梨形,体积为多核白细胞的 $2\sim3$ 倍。滴虫顶端有 4 根鞭毛,体部有波动膜,后端尖并有轴柱凸出。活的滴虫透明无色,如水滴,鞭毛随波动膜的波动而活动(图 6-1)。阴道毛滴虫极易传播,pH 在 4.5 以下时便受到抑制甚至致死。pH 上升至 7.5 时,其繁殖可完全被抑制。在妊娠期和月经来潮前后,阴道 pH 升高,可使阴道毛滴虫的感染率和发病率升高。

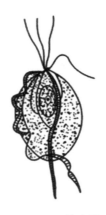

图 6-1　滴虫模式图

(2)病史评估:评估发作与月经周期的关系,既往阴道炎病史,个人卫生情况;分析感染经过;了解治疗经过。

2.身心状况

(1)症状:主要症状为白带呈稀薄泡沫状,量多及伴有外阴、阴道口瘙痒。如有其他细菌混合感染,白带可呈黄绿色、血性、脓性且有臭味。局部可有灼热、疼痛、性交痛。合并尿路感染,可有尿频、尿痛、血尿。阴道毛滴虫能吞噬精子,阻碍乳酸生成,影响精子在阴道内存活,可致不孕。

（2）体征:妇科检查时可见阴道黏膜充血,严重时有散在的出血点。有时可见阴道后穹隆处有液性或脓性泡沫状分泌物。

（3）心理-社会状况:患者常因炎症反复发作而烦恼,出现无助感。

（二）辅助检查

（1）悬滴法:在玻片上加 1 滴温生理盐水,自阴道后穹隆处取少许分泌物混于生理盐水中,用低倍镜检查,如有滴虫,可见其活动。阳性率可达 80%～90%。取分泌物检查前 24～48 小时,避免性交、阴道灌洗及阴道上药。

（2）培养法:适于症状典型而悬滴法未见滴虫者,可用培养基培养,其准确率可达 98%。

（三）护理诊断及合作性问题

（1）知识缺乏:缺乏对疾病传染途径的认识及缺乏阴道炎治疗的知识。

（2）舒适改变:与外阴瘙痒、分泌物增多有关。

（3）组织完整性受损:与分泌物增多、外阴瘙痒、搔抓有关。

（四）护理目标

（1）患者能说出疾病传染的途径、阴道炎的治疗与日常防护知识。

（2）患者分泌物减少,舒适度提高。保持组织完整性,无破损。

（五）护理措施

1.一般护理

注意个人卫生,保持外阴部清洁、干燥,避免搔抓外阴导致皮肤破损。

2.心理护理

解除患者因疾病带来的烦恼,减轻其对确诊后的心理压力,增强治疗疾病的信心。告知患者夫妇滴虫性阴道炎的传播途径、临床表现、治疗方法和注意事项,减轻他们的焦虑心理,同时鼓励他们积极配合治疗。

3.病情观察

观察患者的外阴瘙痒症状、阴道分泌物的量及颜色等。

4.治疗护理

（1）治疗原则:杀灭阴道毛滴虫,保持阴道的自净作用,防止复发,夫妻双方要同时治疗,切断直接传染途径。

（2）治疗配合如下。①局部治疗:增强阴道酸性环境,用 1% 乳酸溶液、0.5% 醋酸溶液或 1:5 000 高锰酸钾溶液冲洗阴道后,每晚睡前用甲硝唑 200 mg,置于阴道后穹隆,每天一次,10 天为 1 个疗程。②全身治疗:甲硝唑（灭滴灵）每次 200～400 mg,每天 3 次,口服,10 天为 1 个疗程。③指导患者正确用药,按疗程坚持用药,注意冲洗液的浓度、温度。④观察用药后反应:甲硝唑口服后偶见胃肠道反应,如食欲缺乏、恶心、呕吐、白细胞减少、皮疹等,一旦发现,应报告医师并停药。妊娠期、哺乳期妇女应慎用,因为药能通过胎盘进入胎儿体内,并可由乳汁排泄。

（六）健康指导

（1）做好卫生宣教,积极开展普查普治,消灭传染源,严格禁止滴虫阴道炎或带虫者进入游泳池。医疗单位做好消毒隔离,防止交叉感染。治疗期间勤换内裤,内裤、坐浴及洗涤用物应煮沸消毒 5～10 分钟以消灭病原体,禁止性生活,避免交叉或重复感染的机会。哺乳期妇女在用药期间或用药后 24 小时内不宜哺乳。经期暂停坐浴、阴道冲洗及阴道用药。

(2)夫妻应双双检查,男方若查出毛滴虫,夫妻应同治,有助于提高疗效,治疗期间应禁止性生活。

(3)治愈标准:治疗后应在每次月经干净后复查 1 次,连续 3 次均为阴性,方为治愈。

(七)护理评价

(1)患者自诉外阴不适症状减轻,舒适感增加,悬滴法试验连续 3 个周期复查为阴性。

(2)患者正确复述预防及治疗此疾病的相关知识。

四、外阴阴道假丝酵母菌病

外阴阴道假丝酵母菌病(vulvovaginal candidiasis,VVC)也称外阴阴道念珠菌病,是一种常见的外阴、阴道炎,80%～90%的病原体为白假丝酵母菌,其发病率仅次于滴虫阴道炎。白假丝酵母菌是真菌,不耐热,加热至 60 ℃,持续 1 小时,即可死亡;但对干燥、日光、紫外线及化学制剂的抵抗力较强。

(一)护理评估

1.健康史

(1)病因评估:念珠菌为条件致病菌,可存在口腔、肠道和阴道而不引起症状。当阴道内糖原增多、酸度增加、局部细胞免疫力下降时,念珠菌可繁殖并引起炎症,故外阴阴道假丝酵母菌病多见于孕妇、糖尿病患者及接受大量雌激素治疗者。此外,长期应用抗生素、服用类固醇皮质激素或免疫缺陷综合征等,可以改变阴道内微生物之间的相互制约关系,易发此症;紧身化纤内裤、肥胖可使会阴局部的温度及湿度增加,也易使念珠菌得以繁殖而引起感染。

(2)传播途径评估:①内源性感染为主要感染,假丝酵母菌除寄生阴道外,还可寄生于人的口腔、肠道,这些部位的假丝酵母菌可互相传染。②通过性交直接传染。③通过接触感染的衣物等间接传染。

(3)病史评估:了解有无糖尿病及长期使用抗生素、雌激素、类固醇皮质激素病史,了解个人卫生习惯及有无不洁性生活史。

2.身心状况

(1)症状:外阴、阴道奇痒,坐卧不安,痛苦异常,可伴有尿痛、尿频、性交痛。阴道分泌物为干酪样或豆渣样。

(2)体征:妇科检查见小阴唇内侧、阴道黏膜红肿并附着白色块状薄膜,容易剥离,下面为糜烂及溃疡。

(3)心理-社会状况:患者常因外阴瘙痒痛苦不堪,由于影响休息与睡眠,产生忧虑与烦躁,评估患者心理障碍及影响疾病治疗的原因。

3.辅助检查

(1)悬滴法:在玻片上加 1 滴温生理盐水,自阴道后穹隆处取少许分泌物混于生理盐水中,用低倍镜检查,若找到白假丝酵母菌的芽孢和假菌丝即可确诊。

(2)培养法:适于症状典型而悬滴法未见白假丝酵母菌者,可用培养基培养。

(二)护理诊断及合作性问题

1.焦虑

焦虑与易复发,影响休息与睡眠有关。

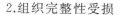

2.组织完整性受损

组织完整性受损与分泌物增多、外阴瘙痒、搔抓有关。

（三）护理目标

（1）患者情绪稳定，积极配合治疗与护理。

（2）患者病情改善，舒适度提高。

（3）保持组织完整性，组织无破损。

（四）护理措施

1.一般护理

注意个人卫生，保持外阴部清洁、干燥，避免搔抓外阴以免皮肤破损。

2.心理护理

向患者讲解外阴阴道假丝酵母菌病的病因、治疗方法和注意事项等，消除患者的顾虑和焦虑心理，使其积极配合治疗。

3.病情观察

观察患者的外阴瘙痒症状、阴道分泌物的量及颜色等。

4.治疗护理

（1）治疗原则：消除诱因，改变阴道酸碱度，根据患者情况选择局部或全身应用抗真菌药杀灭致病菌。

（2）用药护理：①局部治疗，用2%～4%碳酸氢钠溶液冲洗阴道或坐浴，再选用制霉菌素栓剂、克霉唑栓剂、咪康唑栓剂等置于阴道内，一般7～10天为1个疗程。②全身用药，若局部用药效果较差或病情顽固者，可选用伊曲康唑、氟康唑、酮康唑等口服。③用药注意，孕妇要积极治疗，否则阴道分娩时新生儿易感染发生鹅口疮。妊娠期坚持局部治疗，禁用口服唑类药物。勤换内裤，内裤、坐浴及洗涤用物应煮沸消毒5～10分钟以消灭病原体，避免交叉和重复感染的机会。④用药护理，嘱阴道灌洗或坐浴应注意药液浓度和治疗时间，灌洗药物要充分溶化，温度一般为40 ℃，切忌过烫，以免烫伤皮肤。

（五）健康指导

（1）做好卫生宣教，养成良好的卫生习惯，每天洗外阴、换内裤。切忌搔抓。

（2）约15%的男性与女性患者接触后患有龟头炎，对有症状男性也应进行检查与治疗。

（3）鼓励患者坚持用药，不随意中断疗程。

（4）嘱积极治疗糖尿病等疾病，正确使用抗生素、雌激素，以免诱发外阴阴道假丝酵母菌病。

（六）护理评价

（1）患者分泌物减少，性状转为正常，舒适感增加。

（2）患者正确复述预防及治疗此疾病的相关知识，做到积极配合并坚持治疗。

五、萎缩性阴道炎

萎缩性阴道炎属非特异性阴道炎，常见于绝经后及卵巢切除后或盆腔放疗者。绝经后的萎缩性阴道炎又称老年性阴道炎。

（一）护理评估

1.健康史

（1）病因评估：①妇女绝经后；②手术切除卵巢；③产后闭经；④药物假绝经治疗；⑤盆腔放疗

后等。由于雌激素水平降低,阴道上皮萎缩变薄,上皮细胞内糖原减少,阴道内 pH 增高,阴道自净作用减弱,局部抵抗力降低,致病菌入侵后易繁殖引起炎症。

(2)病史评估:了解有无糖尿病及长期使用抗生素、雌激素、类固醇皮质激素病史;了解个人卫生习惯及有无不洁性生活史;了解有无进行盆腔放疗等。

2.身心状况

(1)症状:白带增多,多为黄水状,严重感染时可呈脓性,有臭味。黏膜有浅表溃疡时,分泌物可为血性,有的患者可有点滴出血,可伴有外阴瘙痒、灼热、尿频、尿痛、尿失禁等症状。

(2)体征:妇科检查可见阴道皱襞消失,上皮菲薄,黏膜出血,表面可有小出血点或片状出血点;严重时可形成浅表溃疡,阴道弹性消失、狭窄,慢性炎症、溃疡还可引起阴道粘连,导致阴道闭锁。

(3)心理-社会状况:老年人常因思想比较保守,不愿就医而出现无助感。其他患者常因知识缺乏而病急乱投医,因此,应注意评估影响患者不愿就医的因素及家庭支持系统。

3.辅助检查

取分泌物检查,悬滴法排除滴虫性阴道炎和外阴阴道假丝酵母菌病;有血性分泌物时,常需做宫颈刮片或分段诊刮排除宫颈癌和子宫内膜癌。

(二)护理诊断及合作性问题

(1)舒适改变:与外阴瘙痒、疼痛、分泌物增多有关。

(2)知识缺乏:与缺乏绝经后妇女预防保健知识有关。

(3)有感染的危险:与局部分泌物增多、破溃有关。

(三)护理目标

(1)患者分泌物减少,性状转为正常,舒适感增加。

(2)患者正确复述预防及治疗此疾病的相关知识,做到积极配合并坚持治疗。

(3)患者无感染发生或感染被及时发现和控制,体温、血常规正常。

(四)护理措施

1.一般护理

嘱患者保持外阴清洁,勤换内裤。穿棉织内裤,减少刺激等。

2.心理护理

使患者了解老年性阴道炎的病因和治疗方法,减轻其焦虑;对卵巢切除、放疗者给予心理安慰与相关医学知识解释,增强其治疗疾病的信心;解释雌激素替代疗法可缓解症状,帮助其建立治愈疾病的信心。

3.病情观察

观察白带性状、量、气味,有无外阴瘙痒、灼热及膀胱刺激症状等。

4.治疗护理

(1)治疗原则:增强阴道黏膜的抵抗力,抑制细菌生长繁殖。

(2)治疗配合:①增加阴道酸度,用 0.5% 醋酸或 1% 乳酸溶液冲洗阴道,每天 1 次。阴道冲洗后,将甲硝唑 200 mg 或氧氟沙星 200 mg,放入阴道深部,每天 1 次,7～10 天为 1 个疗程。②增加阴道抵抗力,针对病因给予雌激素制剂,可局部用药,也可全身用药。将己烯雌酚 0.125～0.25 mg,每晚放入阴道深部,4 天为 1 个疗程。③全身用药,可口服尼尔雌醇,首次 4 mg,以后每2～4 周 1 次,每晚 2 mg,维持 2～3 个月。

（五）健康指导

（1）对围绝经期、老年妇女进行健康教育，使其掌握预防老年性阴道炎的措施及技巧。

（2）指导患者及其家属阴道灌洗、上药的方法和注意事项。用药前洗净双手及会阴，减少感染的机会。自己用药有困难者，指导其家属协助用药或由医务人员帮助使用。

（3）告知使用雌激素治疗可出现的症状，嘱乳癌或子宫内膜癌患者慎用雌激素制剂。

（六）护理评价

（1）患者分泌物减少，性状转为正常，舒适感增加。

（2）患者正确复述预防及治疗此疾病的相关知识，做到积极配合并坚持治疗。

（郭金珠）

第二节　子宫颈炎

　　子宫颈炎是指子宫颈发生的急性/慢性炎症。子宫颈炎是妇科常见疾病之一，包括宫颈阴道部炎症及宫颈管黏膜炎症。临床上分为急性子宫颈炎和慢性子宫颈炎。临床多见的子宫颈炎是急性子宫颈管黏膜炎，若急性子宫颈炎未经及时诊治或病原体持续存在，可导致慢性子宫颈炎症。

　　由于宫颈管黏膜上皮为单层柱状上皮，抗感染能力较差，当遇到多种病原体侵袭、物理化学因素刺激、机械性子宫颈损伤、子宫颈异物等，引起子宫颈局部充血、水肿，上皮变性、坏死，黏膜、黏膜下组织、腺体周围大量中性粒细胞浸润，或子宫颈间质内有大量淋巴细胞、浆细胞等慢性炎细胞浸润，可伴有子宫颈腺上皮及间质增生和鳞状上皮化生。因子宫颈阴道部鳞状上皮与阴道鳞状上皮相延续，亦可由阴道炎症引起宫颈阴道部炎症。

　　病原体种类：①性传播疾病的病原体主要是淋病奈瑟菌及沙眼衣原体。②内源性病原体，与细菌性阴道病病原体、生殖道支原体感染有关。

一、护理评估

（一）健康史

1.一般资料

年龄、月经史、婚育史，是否处在妊娠期。

2.既往疾病史

详细了解有无阴道炎、性传播疾病及子宫颈炎症的病史，包括发病时间、病程经过、治疗方法及效果。

3.既往手术史

详细询问分娩手术史，了解阴道分娩时有无宫颈裂伤；是否做过妇科阴道手术操作及有无宫颈损伤、感染史。

4.个人生活史

了解个人卫生习惯，分析可能的感染途径。

(二)生理状况

1.症状

(1)急性子宫颈炎:阴道分泌物增多,呈黏液脓性,阴道分泌物的刺激可引起外阴瘙痒及灼热感;可出现月经间期出血、性交后出血等症状;常伴有尿道症状,如尿急、尿频、尿痛。

(2)慢性子宫颈炎:患者多无症状,少数患者可有阴道分泌物增多,呈淡黄色或脓性,偶有接触性出血、月经间期出血,偶有分泌物刺激引起外阴瘙痒或不适。

2.体征

(1)急性子宫颈炎:检查见脓性或黏液性分泌物从子宫颈管流出;用棉拭子擦拭子宫颈管时,容易诱发子宫颈管内出血。

(2)慢性子宫颈炎:检查可见宫颈呈糜烂样改变,或有黄色分泌物覆盖子宫颈口或从宫颈管流出,也可见子宫颈息肉或子宫颈肥大。

3.辅助检查

(1)实验室检查:分泌物涂片做革兰染色,中性粒细胞＞30/高倍视野;阴道分泌物湿片检查白细胞＞10/高倍视野;做淋菌奈瑟菌及沙眼衣原体检测,以明确病原体。

(2)宫腔镜检查:镜下可见血管充血,宫颈黏膜及黏膜下组织、腺体周围大量中性粒细胞浸润,腺腔内可见脓性分泌物。

(3)宫颈细胞学检查:宫颈刮片、宫颈管吸片,与宫颈上皮瘤样病变或早期宫颈癌相鉴别。

(4)阴道镜及活组织检查:必要时进行,以明确诊断。

(三)高危因素

(1)性传播疾病,年龄＜25岁,多位性伴侣或新性伴侣且为无保护性交。

(2)细菌性阴道病。

(3)分娩、流产或手术致子宫颈损伤。

(4)卫生不良或雌激素缺乏,局部抗感染能力差。

(四)心理-社会因素

1.对健康问题的感受

是否存在因无明显症状,而不重视或延误治疗。

2.对疾病的反应

是否因病变在宫颈,又涉及生殖器官与性,而不愿及时就诊;或因阴道分泌物增多引起不适;或治疗效果不明显而烦躁不安;或遇有白带带血或接触性出血时,担心疾病的严重程度,疑有癌变而恐惧、焦虑。

3.家庭、社会及经济状况

家人对患者是否关心;家庭经济状况及是否有医疗保险。

二、护理诊断

(一)皮肤完整性受损

其与宫颈上皮糜烂及炎性刺激有关。

(二)舒适的改变

其与白带增多有关。

（三）焦虑

其与害怕宫颈癌有关。

三、护理措施

（一）症状护理

1.阴道分泌物增多

观察阴道分泌物颜色、性状、气味及量,选择合适的药液进行阴道冲洗。在不清楚种类时,不可滥用冲洗液,指导患者勤换会阴垫及内裤,保持外阴清洁干燥。

2.外阴瘙痒与灼痛

嘱患者尽量避免搔抓,防止外阴部皮肤破损,减少活动,避免摩擦外阴。

（二）用药护理

药物治疗主要用于急性子宫颈炎。

1.遵医嘱用药

（1）经验性抗生素治疗:在未获得病原体检测结果前,采用针对衣原体的经验性抗生素治疗,阿奇霉素 1 g,单次顿服,或多西环素 100 mg,每天 2 次,连服 7 天。

（2）针对病原体的抗生素治疗:临床上除选用抗淋病奈瑟菌的药物外,同时应用抗衣原体感染的药物。对于单纯急性淋病奈瑟菌性子宫颈炎,常用药物有头孢菌素,如头孢曲松钠 250 mg,单次肌内注射,或头孢克肟 400 mg,单次口服等;对沙眼衣原体所致子宫颈炎,治疗药物有四环素类,如多西环素 100 mg,每天 2 次,连服 7 天。

2.用药观察

注意观察药物的不良反应,若出现不良反应,立即停药并通知医师。

3.用药注意事项

注意药物的半衰期及有效作用时间;注意药物的配伍禁忌;抗生素应现配现用。

4.用药指导

若病原体为沙眼衣原体及淋病奈瑟菌,应对性伴侣进行相应的检查和治疗。

（三）物理治疗及手术治疗的护理

1.宫颈糜烂样改变

若为无症状的生理性柱状上皮异位,无须处理;对伴有分泌物增多、乳头状增生或接触性出血,可给予局部物理治疗,包括激光、冷冻、微波等,也可以给予中药作为物理治疗前后的辅助治疗。

2.慢性子宫颈黏膜炎

针对病因给予治疗,若病原体不清可试用物理治疗,方法同上。

3.子宫颈息肉

配合医师行息肉摘除术。

4.子宫颈肥大

一般无须治疗。

（四）心理护理

（1）加强疾病知识宣传,引导患者正确认识疾病,以及时就诊,接受规范治疗。

（2）向患者解释疾病与健康的问题,鼓励患者表达自己的想法。对病程长、迁延不愈的患者,给予关心和耐心解说,告知疾病的过程及防治措施;对病理检查发现宫颈上皮有异常增生的病例,告知通过密切监测,坚持治疗,可阻断癌变途径,以缓解焦虑心理,增加治疗的信心。

(3)与家属沟通,让其多关心患者,支持患者,坚持治疗,促进康复。

四、健康指导

(一)讲解疾病知识
向患者讲解子宫颈炎的疾病知识,告知及时就诊和规范治疗的重要性。

(二)个人卫生指导
嘱患者保持外阴清洁,每天清洗外阴 2 次,养成良好的卫生习惯,尤其是经期、孕产期及产褥期卫生,避免感染发生。

(三)随访指导
告知患者,物理治疗后有分泌物增多,甚至有多量水样排液,在术后 1~2 周脱痂时可有少量出血,是创面愈合的过程,不必应诊;如出血量多于月经量则需到医院就诊处理;在物理治疗后 2 个月内禁止性生活、盆浴和阴道冲洗;治疗后经过 2 个月经周期,于月经干净后 3~7 天来院复查,评价治疗效果,效果欠佳者可进行第二次治疗。

(四)体检指导
坚持每 1~2 年做 1 次体检,以及早发现异常,以及早治疗。

五、注意事项

(1)治疗前,应常规做宫颈刮片行细胞学检查。

(2)在急性生殖器炎症期不做物理治疗。

(3)治疗时间应选在月经干净后 3~7 天内进行。

(4)物理治疗后可出现阴道分泌物增多,甚至有大量水样排液,在术后 1~2 周脱痂时可有少许出血。

(5)应告知患者,创面完全愈合时间为 4~8 周,期间禁盆浴、性交和阴道冲洗。

(6)物理治疗有引起术后出血、宫颈管狭窄、感染的可能,应定期复查,观察创面愈合情况直到痊愈,同时检查有无宫颈管狭窄。

(郭金珠)

第三节　盆腔炎性疾病

盆腔炎性疾病(PID)是指女性上生殖道的一组炎性疾病,主要包括子宫内膜炎、输卵管炎、输卵管卵巢脓肿、盆腔腹膜炎。最常见的是输卵管炎及输卵管卵巢脓肿。

女性生殖系统具有比较完善的自然防御功能,当自然防御功能遭到破坏,或机体免疫力降低、内分泌发生变化或外源性病原体入侵而导致子宫内膜、输卵管、卵巢、盆腔腹膜、盆腔结缔组织发生炎症。感染严重时,可累及周围器官和组织,当病原体毒性强、数量多、患者抵抗力低时,常发生败血症及脓毒血症,若未得到及时治疗可能发生盆腔炎性疾病后遗症。

一、护理评估

（一）健康史

（1）了解既往疾病史、用药史、月经史及药物过敏史。

（2）了解流产、分娩的时间、经过及处理。

（3）了解本次患病的起病时间、症状、疼痛性质、部位、有无全身症状。

（二）生理状况

1.症状

（1）轻者无症状或症状轻微不易被发现，常表现为持续性下腹痛，活动或性交后加重；发热、阴道分泌物增多等。

（2）重者可表现为寒战、高热、头痛、食欲减退；月经期发病者可表现为经量增多、经期延长；腹膜炎者出现消化道症状，如恶心、呕吐、腹胀等；若脓肿形成，可有下腹包块及局部刺激症状。

2.体征

（1）急性面容、体温升高、心率加快。

（2）下腹部压痛、反跳痛及肌紧张。

（3）检查见阴道充血；大量脓性臭味分泌物从宫颈口外流；穹隆有明显触痛；宫颈充血、水肿、举痛明显；子宫体增大有压痛且活动受限；一侧或双侧附件增厚，有包块，压痛。

3.辅助检查

（1）实验室检查：宫颈黏液脓性分泌物，或阴道分泌物0.9%氯化钠溶液湿片中见到大量白细胞；红细胞沉降率升高；血C反应蛋白升高；宫颈分泌物培养或革兰染色涂片淋病奈瑟菌阳性或沙眼衣原体阳性。

（2）阴道超声检查：显示输卵管增粗，输卵管积液，伴或不伴有盆腔积液、输卵管卵巢肿块。

（3）腹腔镜检查：输卵管表面明显充血；输卵管壁水肿；输卵管伞端或浆膜面有脓性渗透物。

（4）子宫内膜活组织检查证实子宫内膜炎。

（三）高危因素

1.年龄

盆腔炎性疾病高发年龄为15～25岁。

2.性活动及性卫生

初次性交年龄小、有多个性伴侣、性交过频及性伴侣有性传播疾病；有使用不洁的月经垫、经期性交等。

3.下生殖道感染

性传播疾病，如淋病奈瑟菌性宫颈炎、衣原体性宫颈炎及细菌性阴道病。

4.子宫腔内手术操作后感染

刮宫术、输卵管通液术、子宫输卵管造影术、宫腔镜检查、人工流产、放置宫内节育器等手术时，消毒不严格或术前适应证选择不当，导致感染。

5.邻近器官炎症直接蔓延

如阑尾炎、腹膜炎等蔓延至盆腔。

6.复发

盆腔炎性疾病再次发作。

（四）心理-社会因素

1.对健康问题的感受

是否存在因无明显症状或症状轻,而不重视致延误治疗。

2.对疾病的反应

是否由于慢性疾病过程长,患者思想压力大而产生焦虑、烦躁情绪;若病情严重,则担心预后,患者往往有恐惧、无助感。

3.家庭、社会及经济状况

是否存在因炎症反复发作,严重影响妇女生殖健康甚至导致不孕,且增加家庭与社会经济负担。

二、护理诊断

（一）疼痛

其与感染症状有关。

（二）体温过高

其与盆腔急性炎症有关。

（三）睡眠形态紊乱

其与疼痛或心理障碍有关。

（四）焦虑

其与病程长治疗效果不明显或不孕有关。

（五）知识缺乏

其与缺乏经期卫生知识有关。

三、护理措施

（一）症状护理

1.密切观察

分泌物增多,观察阴道分泌物颜色、性状、气味及量,选择合适的药液进行阴道冲洗。在不清楚阴道炎的种类时,不可滥用冲洗液,指导患者勤换会阴垫及内裤,保持外阴清洁干燥。

2.支持疗法

卧床休息,取半卧位,有利于脓液积聚于直肠子宫陷凹,使炎症局限;给高热量、高蛋白、高维生素饮食或半流质饮食,以及时补充丢失的液体;对出现高热的患者,采取物理降温,出汗时及时更衣,保持身体清洁舒服;若患者腹胀严重,应行胃肠减压。

3.症状观察

密切监测生命体征,测体温、脉搏、呼吸、血压,每4小时1次;物理降温后30分钟测体温,以观察降温效果。若患者突然出现腹痛加剧、寒战、高热、恶心、呕吐、腹胀,应立即报告医师,同时做好剖腹探查的准备。

（二）用药护理

1.门诊治疗

指导患者遵医嘱用药,了解用药方案并告知注意事项。常用方案:头孢西丁钠2 g,单次肌内注射,同时口服丙磺舒1 g,然后改为多西环素100 mg,每天2次,连服14天,可同时加服甲硝唑

400 mg,每天 2～3 次,连服 14 天;或选用其他第三代头孢菌素与多西环素、甲硝唑合用。

2.住院治疗

严格遵医嘱用药,了解用药方案并密切观察用药反应。

(1)头霉素类或头孢菌素类药物:头孢西丁钠 2 g,静脉滴注,每 6 小时 1 次。头孢替坦二钠 2 g,静脉滴注,每 12 小时 1 次。加多西环素 100 mg,每 12 小时 1 次,静脉输注或口服。对不能耐受多西环素者,可用阿奇霉素替代,每次 500 mg,每天 1 次,连用 3 天。对输卵管卵巢脓肿患者,可加用克林霉素或甲硝唑。

(2)克林霉素与氨基糖苷类药物联合方案:克林霉素 900 mg,每 8 小时 1 次,静脉滴注;庆大霉素先给予负荷量(2 mg/kg),然后予维持量(1.5 mg/kg),每 8 小时 1 次,静脉滴注;临床症状、体征改善后继续静脉应用 24～48 小时,克林霉素改口服,每次 450 mg,1 天 4 次,连用 14 天;或多西环素 100 mg,每 12 小时1 次,连续用药 14 天。

3.观察药物疗效

若用药后 48～72 小时,体温持续不降,患者症状加重,应及时报告医师处理。

4.中药治疗

主要为活血化瘀、清热解毒药物。可遵医嘱指导服中药或用中药外敷腹部,若需进行中药保留灌肠,按保留灌肠操作规程完成。

(三)手术护理

1.药物治疗无效

经药物治疗 48～72 小时,体温持续不降,患者中毒症状加重或包块增大者。

2.脓肿持续存在

经药物治疗病情好转,继续控制炎症数天(2～3 周),包块仍未消失但已局限化。

3.脓肿破裂

突然腹痛加剧,寒战、高热、恶心、呕吐、腹胀,检查腹部拒按或有中毒性休克表现。

(四)心理护理

(1)关心患者,倾听患者诉说,鼓励患者表达内心感受,通过与患者进行交流,建立良好的护患关系,尽可能满足患者的合理需求。

(2)加强疾病知识宣传,解除患者思想顾虑,增加其对治疗的信心。

(3)与家属沟通,指导家属关心患者,与患者及家属共同探讨适合个人的治疗方案,取得家人的理解和帮助,减轻患者心理压力。

四、健康指导

(一)讲解疾病知识

向患者讲解盆腔炎性疾病的疾病知识,告知及时就诊和规范治疗的重要性。

(二)个人卫生指导

保持会阴清洁做好经期、孕期及产褥期的卫生宣传。

(三)性生活指导及性伴侣治疗

注意性生活卫生,月经期禁止性交。

(四)饮食生活指导

给予高热量、高蛋白、高维生素饮食,增加营养,积极锻炼身体,注意劳逸结合,不断提高机体

抵抗力

(五)随访指导

对于抗生素治疗的患者,应在 72 小时内随诊,明确有无体温下降、反跳痛减轻等临床症状改善。若无改善,需做进一步检查。对沙眼衣原体及淋病奈瑟菌感染者,可在治疗后 4～6 周复查病原体。

五、注意事项

(一)倾听患者主诉

应仔细倾听患者主诉,全面了解患者疾病史,认真阅读治疗方案,制订相应的护理计划,配合完成相应治疗和处理。

(二)预防宣传

(1)注意性生活卫生,减少性传播疾病。

(2)及时治疗下生殖道感染。

(3)进行公共卫生教育,提高公民对生殖道感染的认识,明白预防感染的重要性。

(4)严格掌握妇科手术指征,做好术前准备,严格无菌操作,预防感染。

(5)及时治疗盆腔炎性疾病,防止后遗症发生。

(郭金珠)

第四节　子宫内膜异位症

子宫内膜异位症是指具有生长功能的子宫内膜生长在子宫腔内壁以外引起的症状和体征。异位的子宫内膜绝大多数局限在盆腔内的生殖器官和邻近器官的腹膜面,故临床上称为盆腔子宫内膜异位症。当子宫内膜生长在子宫肌层内称子宫腺肌病,部分患者两者可合并存在。

子宫内膜异位症的发病率近年来明显增高,是目前常见的妇科病之一。多见于 30～40 岁的妇女。本病为良性病变,但有远距离转移和种植能力。初潮前无发病者,绝经后异位的子宫内膜组织可逐渐萎缩吸收,妊娠或使用性激素抑制卵巢功能可暂时阻止本病的发展,因此,子宫内膜的发病与卵巢的周期性变化有关。也发生周期性出血,引起周围组织纤维化、粘连,病变局部形成紫蓝色硬结或包块。卵巢的子宫内膜异位症最为常见,卵巢内的异位内膜因反复出血而形成多个囊肿,但以单个多见,故又称为卵巢子宫内膜异位囊肿。囊肿内含暗褐色黏稠的陈旧血,状似巧克力液体,故又称为卵巢巧克力囊肿。

一、护理评估

(一)病史

1.月经史

初潮年龄,月经周期、经期、经量是否正常,有无痛经或其他伴随症状。痛经的性质,是否为进行性加重。

2.婚育史

结婚年龄,婚次,夫妻性生活情况,有无经期性交,生育情况,足月产、早产、流产次数,现有子女数等。

3.既往病史

有无先天性生殖道畸形、子宫手术或经期盆腔检查等情况。

(二)身心状态

1.身体状态

(1)痛经:痛经是子宫内膜异位症的典型症状,其特点为继发性和进行性加重。疼痛多位于下腹部和腰骶部,可放射至阴道、会阴、肛门或大腿,常于月经来潮前1~2天开始,经期第一天最为剧烈,以后逐渐减轻,至月经干净时消失。

(2)月经失调:部分患者有经量增多和经期延长,少数出现经前期点滴出血。月经失调可能与卵巢无排卵、黄体功能不足等有关。

(3)性交痛:由于异位的内膜出现在子宫直肠陷凹或病变导致子宫后倾固定,性交时子宫颈受到碰撞及子宫收缩和向上提升,可引起疼痛。

(4)不孕:占40%左右,其不孕的原因可能与盆腔内器官和组织广泛粘连和输卵管的蠕动减弱,影响卵子的排出、摄取和受精卵的运行有关。

2.心理状态

由于疼痛、不孕造成患者顾虑重重,心理压力大,需要手术的患者会有紧张、恐惧等心理问题。

(三)诊断性检查

1.妇科检查

典型者子宫后倾固定,盆腔检查可扪及盆腔内有触痛性结节或子宫旁有不活动的囊性包块。

2.辅助检查

(1)B超检查:可确定卵巢子宫内膜异位囊肿的位置、大小和形状。

(2)腹腔镜检查:可发现盆腔内器官或子宫直肠陷凹、子宫骶骨韧带等处有紫蓝色结节。

二、护理诊断

(一)焦虑

其与不孕和需要手术有关。

(二)知识缺乏

其与缺乏自我照顾及与手术相关的知识有关。

(三)舒适改变

其与痛经及手术后伤口有关。

三、护理目标

(1)患者能正确认识疾病的性质及发生原因,解除紧张、恐惧的心理,坚定治疗信心。

(2)患者自觉疼痛症状缓解。

四、护理措施

(1)心理护理:许多年轻患者因顽固的痛经、不孕等情况而焦虑。护理人员应多关心和理解患者,说明该病只要坚持用药或采取必要的手术便可改善症状,鼓励患者树立信心,积极配合治疗,对尚未生育的患者应给予指导和帮助,促使其尽早受孕。

(2)做好卫生宣传教育工作,防止经血逆流,如有先天性生殖道畸形或后天性炎性阴道狭窄、宫颈粘连等应及时手术。凡进入宫腔内的经腹手术,应保护腹壁切口和子宫切口,防止子宫内膜种植到腹壁切口或子宫切口。经期应避免盆腔检查和性交。

(3)使用激素治疗患者,应介绍服药的注意事项及用后可能出现的反应(恶心、食欲缺乏、闭经、乏力或体重增加等),使其解除思想顾虑,提高治疗效果。

(4)用药期间注意有无卵巢子宫内膜异位囊肿破裂的征象,如出现急性腹痛应及时通知医师,并做好剖腹探查的各项准备。

(5)对需要手术者应按腹部手术做好术前准备和术后护理。

(6)出院健康教育,加强患者对病程及治疗的认识,指导伤口处理和康复教育,术后 6 周避免盆浴和性生活,6 周后来院复查。

五、评价

(1)患者无焦虑的表现并对治疗充满信心。

(2)患者能按时服药并了解药物的反应。

(3)自觉症状缓解和消失。

(郭金珠)

第五节 子宫腺肌病

子宫腺肌病是指当子宫内膜腺体和间质侵入子宫肌层时,形成弥漫或局限性的病变,是妇科常见病。多发生于 30~50 岁经产妇;约 15％的患者同时合并子宫内膜异位症;约 50％的患者合并子宫肌瘤;临床病理切片检查,发现 10％～47％子宫肌层中有子宫内膜组织,但 35％无临床症状。

多次妊娠及分娩、人工流产、慢性子宫内膜炎等造成子宫内膜基底层损伤,子宫内膜自基底层侵入子宫肌层内生长,可能是主要原因。此外,由于内膜基底层缺乏黏膜下层的保护,在解剖机构上子宫内膜易于侵入肌层。腺肌病常合并子宫肌瘤和子宫内膜增生,提示高水平雌孕激素刺激,也可能是促进内膜向肌层生长的原因之一。

应视患者症状、年龄、生育要求而定。药物治疗,适用于症状较轻,有生育要求和接近绝经期的患者;年轻或希望生育的子宫腺肌瘤患者,可试行病灶挖除术;症状严重、无生育要求或药物治疗无效者,应行全子宫切除术。

一、护理评估

(一)健康史

了解患者年龄、婚姻、月经史、婚育史、生育史、出现典型症状的情况以及对患者身心的影响,了解患者既往患病史。子宫腺肌病多发生于生育年龄的经产妇,常合并内异症和子宫肌瘤,有多次妊娠及分娩或过度刮宫史。生殖道阻塞,如单角子宫、宫颈阴道不通畅患者等常同时合并腺肌病。

（二）生理状况

1.症状

询问患者是否有经量过多、经期延长和逐渐加重的进行性痛经。

2.体征

妇科检查时子宫均匀性增大或局限性隆起、质硬且有压痛。

3.辅助检查

阴道B超提示子宫增大，肌层中不规则回声增强；盆腔MRI可协助诊断；宫腔镜下取子宫肌肉活检，可确诊。

（三）高危因素

1.年龄

40岁以上的经产妇。

2.子宫损伤

多次妊娠、人工流产、慢性子宫内膜炎等造成子宫内膜基底层损伤。

3.先天不足

生殖道阻塞，如单角子宫、宫颈阴道不通、有子宫无阴道的先天畸形等。

4.卵巢功能失调

高水平雌孕激素刺激者，如子宫肌瘤、子宫内膜增生患者。

（四）心理-社会因素

了解患者对疾病的认知，是否存在焦虑、恐惧等表现；了解患者家庭关系，是否因不孕或继发不孕影响夫妻、家庭关系；了解患者的经济水平等。

二、护理诊断

（一）焦虑

其与月经改变和痛经有关。

（二）知识缺乏

其与缺乏自我照顾及与手术相关的知识有关。

（三）舒适改变

其与痛经有关。

三、护理目标

（1）患者能正确认识疾病的性质及发生原因，解除紧张、恐惧的心理，坚定治疗信心。

（2）患者自觉疼痛症状缓解。

四、护理措施

（一）症状护理

1.月经改变

经量增多者，指导患者使用透气棉质卫生巾，保留卫生巾称重，以评估月经量；经期延长者，早晚用温开水清洗外阴各1次，以防逆行感染。若合并贫血，需指导患者遵医嘱服用药物，观察贫血的改善情况。

2.痛经

询问患者疼痛部位、性质、疼痛开始时间及持续时间。疼痛轻者,指导患者腹部热敷、卧床休息;疼痛重者,遵医嘱给予前列腺素合成酶抑制剂。

(二)用药护理

1.口服避孕药

其适用于轻度内异症患者,常用低剂量高效孕激素和炔雌醇复合制剂,用法为每天 1 片,连续用 6～9 个月,护士需观察药物疗效,观察有无恶心、呕吐等不良反应。

2.促性腺激素释放激素激动剂

常用药物:亮丙瑞林 3.75 mg,月经第 1 天皮下注射后,每隔28 天注射 1 次,共 3～6 次。需观察有无潮热、阴道干燥、性欲减退和骨质丢失等不良反应,停药后可消失。连续用药 3 个月以上者,需添加小剂量雌激素和孕激素,以防止骨质丢失。

3.左炔诺黄体酮宫内节育器(LNG-ZUS)

治疗初期部分患者会出现淋漓出血、下移甚至脱落等,需加强随访。

(三)手术护理

1.保守手术

如小病灶挖除术或子宫肌壁楔形切除术,可明显减轻症状并增加妊娠概率。指导其术后 6 个月受孕。

2.子宫切除术

年轻或未绝经的患者可保留卵巢;绝经后或合并严重子宫内膜异位症者,可行双卵巢切除术。

(四)心理护理

(1)痛经、月经改变以及贫血者影响生活质量,患者焦虑烦躁,向患者说明月经时轻度疼痛不适是生理反应,给予舒缓的音乐、舒适的环境,保证足够的休息和睡眠,患者及家属、护士共同制订规律而适度的锻炼计划,家属督促患者适度锻炼,可缓解患者的心理压力。

(2)手术患者担心预后和性生活,说明子宫切除术后症状可基本消失,生活质量会得到改善。此外,子宫是月经来潮和孕育胎儿的器官,切除子宫不会男性化,增加对治疗的信心。

(五)健康指导

(1)指导患者随访:手术患者出院后 3 个月到门诊复查,了解术后康复情况。

(2)保守手术和子宫切除患者,术后休息 1～3 个月,3 个月之内避免性生活及阴道冲洗,避免提举重物,防止正在愈合的腹部肌肉用力,并应逐渐加强腹部肌肉的力量。未经医护人员许可避免从事可增加盆腔充血的活动,如跳舞、久站等。

(3)有生殖道阻塞疾病时,嘱患者积极治疗,实施整形手术。

(4)对实施保守手术治疗的患者,指导其术后 6 个月受孕。

(5)注意高危因素与妇科疾病的相关性,定期做好妇科病普查。

五、评估

(1)医务人员避免过度刮宫,减少内膜碎片进入肌层的机会。

(2)药物治疗过程中如出现严重的绝经期症状,可酌情反向添加治疗提高雌激素水平,降低相关血管症状和骨质疏松的发生,也可提高患者的顺应性。

(郭金珠)

第六节　前置胎盘

妊娠 28 周后,胎盘附着于子宫下段,甚至胎盘下缘达到或覆盖宫颈内口,其位置低于胎先露部,称为前置胎盘。前置胎盘是妊娠晚期严重并发症,也是妊娠晚期阴道流血最常见的原因。其发病率国外报道 0.5%,国内报道 0.24%～1.57%。

一、病因

目前尚不清楚,高龄初产妇(年龄＞35 岁)、经产妇及多产妇、吸烟或吸毒妇女为高危人群。其病因可能与下述因素有关。

(一)子宫内膜病变或损伤

多次刮宫、分娩、子宫手术史等是前置胎盘的高危因素。上述情况可损伤子宫内膜,引起子宫内膜炎或萎缩性病变,再次受孕时子宫蜕膜血管形成不良、胎盘血供不足,刺激胎盘面积增大延伸到子宫下段。前次剖宫产手术瘢痕可妨碍胎盘在妊娠晚期向上迁移。增加前置胎盘的可能性。据统计发生前置胎盘的孕妇,85%～95%为经产妇。

(二)胎盘异常

双胎妊娠时胎盘面积过大,前置胎盘发生率较单胎妊娠高 1 倍;胎盘位置正常而副胎盘位于子宫下段接近宫颈内口;膜状胎盘大而薄,扩展到子宫下段,均可发生前置胎盘。

(三)受精卵滋养层发育迟缓

受精卵到达子宫腔后,滋养层尚未发育到可以着床的阶段,继续向下游走到达子宫下段,并在该处着床而发育成前置胎盘。

二、分类

根据胎盘下缘与宫颈内口的关系,将前置胎盘分为 3 类(图 6-2)。

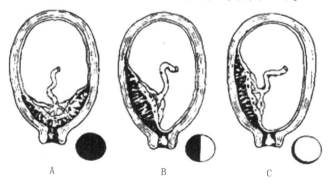

图 6-2　前置胎盘的类型
A.完全性前置胎盘;B.部分性前置胎盘;C.边缘性前置胎盘

(1)完全性前置胎盘又称中央性前置胎盘,胎盘组织完全覆盖宫颈内口。

(2)部分性前置胎盘宫颈内口部分为胎盘组织所覆盖。

（3）边缘性前置胎盘胎盘附着于子宫下段，胎盘边缘到达宫颈内口，未覆盖宫颈内口。

胎盘位于子宫下段，与胎盘边缘极为接近，但未达到宫颈内口，称为低置胎盘。胎盘下缘与宫颈内口的关系可因宫颈管消失、宫口扩张而改变。前置胎盘类型可因诊断时期不同而改变，如临产前为完全性前置胎盘，临产后因口扩张而成为部分性前置胎盘。目前临床上均依据处理前最后一次检查结果来决定其分类。

三、临床表现

（一）症状

前置胎盘的典型症状是妊娠晚期或临产时，发生无诱因、无痛性反复阴道流血。妊娠晚期子宫下段逐渐伸展，牵拉宫颈内口，宫颈管缩短；临产后规律宫缩使宫颈管消失成为软产道的一部分。宫颈外口扩张，附着于子宫下段及宫颈内口的胎盘前置部分不能相应伸展而与其附着处分离，血窦破裂出血。前置胎盘出血前无明显诱因，初次出血量一般不多，剥离处血液凝固后，出血自然停止；也有初次即发生致命性大出血而导致休克的。由于子宫下段不断伸展，前置胎盘出血常反复发生，出血量也越来越多。阴道流血发生的迟早、反复发生次数、出血量多少与前置胎盘类型有关。完全性前置胎盘初次出血时间早，多在妊娠28周左右，称为"警戒性出血"。边缘性前置胎盘出血多发生于妊娠晚期或临产后，出血量较少。部分性前置胎盘的初次出血时间、出血量及反复出血次数，介于两者之间。

（二）体征

患者一般情况与出血量有关，大量出血呈现面色苍白、脉搏增快微弱、血压下降等休克表现。腹部检查：子宫软，无压痛，大小与妊娠周数相符。由于子宫下段有胎盘占据，影响胎先露部入盆，故胎先露高浮，易并发胎位异常。反复出血或一次出血量过多，使胎儿宫内缺氧，严重者胎死宫内。当前置胎盘附着于子宫前壁时，可在耻骨联合上方听到胎盘杂音。临产时检查见宫缩为阵发性，间歇期子宫完全松弛。

四、处理原则

处理原则是抑制宫缩、止血、纠正贫血和预防感染。根据阴道流血量、有无休克、妊娠周数、胎位、胎儿是否存活、是否临产及前置胎盘类型等综合作出决定。

（一）期待疗法

应在保证孕妇安全的前提下尽可能延长孕周，以提高围生儿存活率。适用于妊娠＜34周、胎儿体重＜2 000 g、胎儿存活、阴道流血量不多、一般情况良好的孕妇。

尽管国外有资料证明，前置胎盘孕妇的妊娠结局住院与门诊治疗并无明显差异，但我国仍应强调住院治疗。住院期间密切观察病情变化，为孕妇提供全面优质护理是期待疗法的关键措施。

（二）终止妊娠

1.终止妊娠指征

（1）孕妇反复发生多量出血甚至休克者，无论胎儿成熟与否，为了母亲安全应终止妊娠。

（2）期待疗法中发生大出血或出血量虽少，但胎龄达孕36周以上，胎儿成熟度检查提示胎儿肺成熟者。

（3）胎龄未达孕36周，出现胎儿窘迫征象，或胎儿电子监护发现胎心异常者。

（4）出血量多，危及胎儿。

（5）胎儿已死亡或出现难以存活的畸形,如无脑儿。

2.剖宫产

剖宫产可在短时间内娩出胎儿,迅速结束分娩,对母儿相对安全,是处理前置胎盘的主要手段。剖宫产指征应包括完全性前置胎盘,持续大量阴道流血;部分性和边缘性前置胎盘出血量较多,先露高浮,短时间内不能结束分娩;胎心异常。术前应积极纠正贫血、预防感染等,备血,做好处理产后出血和抢救新生的准备。

3.阴道分娩

边缘性前置胎盘、枕先露、阴道流血不多、无头盆不称和胎位异常,估计在短时间内能结束分娩者,可予以试产。

五、护理

（一）护理评估

1.病史

除个人健康史外,在孕产史中尤其注意识别有无剖宫产术、人工流产术及子宫内膜炎等前置胎盘的易发因素。此外妊娠中特别是孕 28 周后,是否出现无痛性、无诱因、反复阴道流血症状,并详细记录具体经过及医疗处理情况。

2.身心状况

患者的一般情况与出血量的多少密切相关。大量出血时可见面色苍白、脉搏细速、血压下降等休克症状。孕妇及其家属可因突然阴道流血而感到恐惧或焦虑,既担心孕妇的健康,更担心胎儿的安危,可能显得恐慌、紧张、手足无措。

3.诊断检查

（1）产科检查:子宫大小与停经月份一致,胎儿方位清楚,先露高浮,胎心可以正常,也可因孕妇失血过多致胎心异常或消失。前置胎盘位于子宫下段前壁时,可于耻骨联合上方听见胎盘血管杂音。临产后检查,宫缩为阵发性,间歇期子宫肌肉可以完全放松。

（2）超声波检查:B超断层相可清楚看到子宫壁、胎头、宫颈和胎盘的位置,胎盘定位准确率达 95％以上,可反复检查,是目前最安全、有效的首选检查方法。

（3）阴道检查:目前一般不主张应用。只有在近临产期出血不多时,终止妊娠前为除外其他出血原因或明确诊断决定分娩方式前考虑采用。要求阴道检查操作必须在输血、输液和做好手术准备的情况下方可进行。怀疑前置胎盘的个案,切忌肛查。

（4）术后检查胎盘及胎膜:胎盘的前置部分可见陈旧血块附着呈黑紫色或暗红色,如这些改变位于胎盘的边缘,而且胎膜破口处距胎盘边缘<7 cm,则为部分性前置胎盘。如行剖宫产术,术中可直接了解胎盘附着的部分并确立诊断。

（二）护理诊断

1.潜在并发症

出血性休克。

2.有感染的危险

有感染的危险与前置胎盘剥离面靠近子宫颈口、细菌易经阴道上行感染有关。

（三）预期目标

（1）接受期待疗法的孕妇血红蛋白不再继续下降,胎龄可达或更接近足月。

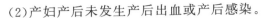

（2）产妇产后未发生产后出血或产后感染。

（四）护理措施

根据病情须立即接受终止妊娠的孕妇,立即安排孕妇去枕侧卧位,开放静脉,配血,做好输血准备。在抢救休克的同时,按腹部手术患者的护理进行术前准备,并做好母儿生命体征监护及抢救准备工作。接受期待疗法的孕妇的护理措施如下。

1.保证休息

减少刺激孕妇需住院观察,绝对卧床休息,尤以左侧卧位为佳,并定时间断吸氧,每天 3 次,每次 1 小时,以提高胎儿血氧供应。此外,还需避免各种刺激,以减少出血可能。医护人员进行腹部检查时动作要轻柔,禁做阴道检查和肛查。

2.纠正贫血

除采取口服硫酸亚铁、输血等措施外,还应加强饮食营养指导,建议孕妇多食高蛋白及含铁丰富的食物,如动物肝脏、绿叶蔬菜和豆类等,一方面有助于纠正贫血,另一方面还可以增强机体抵抗力,同时也促进胎儿发育。

3.监测生命体征

及时发现病情变化严密观察并记录孕妇生命体征,阴道流血的量、色,流血事件及一般状况,检测胎儿宫内状态。按医嘱及时完成实验室检查项目,并交叉配血备用。发现异常及时报告医师并配合处理。

4.预防产后出血和感染

（1）产妇回病房休息时严密观察产妇的生命体征及阴道流血情况,发现异常及时报告医师处理,以防止或减少产后出血。

（2）及时更换会阴垫,以保持会阴部清洁、干燥。

（3）胎儿分娩后,以及早使用宫缩剂,以预防产后大出血;对新生儿严格按照高危儿处理。

5.健康教育

护士应加强对孕妇的管理和宣教。指导围孕期妇女避免吸烟、酗酒等不良行为,避免多次刮宫、引产或宫内感染,防止多产,减少子宫内膜损伤或子宫内膜炎。对妊娠期出血,无论量多少均应就医,做到及时诊断、正确处理。

（五）护理评价

（1）接受期待疗法的孕妇胎龄接近（或达到）足月时终止妊娠。

（2）产妇产后未出现产后出血和感染。

（郭金珠）

第七节 胎 盘 早 剥

妊娠 20 周以后或分娩期正常位置的胎盘在胎儿娩出前部分或全部从子宫壁剥离,称为胎盘早剥。胎盘早剥是妊娠晚期严重并发症,具有起病急、发展快特点,若处理不及时可危及母儿生命。胎盘早剥的发病率:国外 1%～2%,国内 0.46%～2.1%。

一、病因

胎盘早剥确切的原因及发病机制尚不清楚,可能与下述因素有关。

(一)孕妇血管病变

孕妇患严重妊娠期高血压疾病、慢性高血压、慢性肾脏疾病或全身血管病变时,胎盘早剥的发生率增高。妊娠合并上述疾病时,底蜕膜螺旋小动脉痉挛或硬化,引起远端毛细血管变性坏死甚至破裂出血,血液流至底蜕膜层与胎盘之间形成胎盘后血肿。致使胎盘与子宫壁分离。

(二)机械性因素

外伤尤其是腹部直接受到撞击或挤压;脐带过短(<30 cm)或脐带围绕颈、绕体相对过短时,分娩过程中胎儿下降牵拉脐带造成胎盘剥离;羊膜穿刺时刺破前壁胎盘附着处,血管破裂出血引起胎盘剥离。

(三)宫腔内压力骤减

双胎妊娠分娩时,第一胎儿娩出过速;羊水过多时,人工破膜后羊水流出过快,均可使宫腔内压力骤减,子宫骤然收缩,胎盘与子宫壁发生错位剥离。

(四)子宫静脉压突然升高

妊娠晚期或临产后,孕妇长时间仰卧位,巨大妊娠子宫压迫下腔静脉,回心血量减少,血压下降。此时子宫静脉淤血、静脉压增高、蜕膜静脉床淤血或破裂,形成胎盘后血肿,导致部分或全部胎盘剥离。

(五)其他一些高危因素

如高龄孕妇、吸烟、可卡因滥用、孕妇代谢异常、孕妇有血栓形成倾向、子宫肌瘤(尤其是胎盘附着部位肌瘤)等与胎盘早剥发生有关。有胎盘早剥史的孕妇再次发生胎盘早剥的危险性比无胎盘早剥史者高 10 倍。

二、分类及病理变化

胎盘早剥主要病理改变是底蜕膜出血并形成血肿,使胎盘从附着处分离。按病理类型,胎盘早剥可分为显性、隐性及混合性 3 种(图 6-3)。若底蜕膜出血量少,出血很快停止,多无明显的临床表现,仅在产后检查胎盘时发现胎盘母体面有凝血块及压迹。若底蜕膜继续出血,形成胎盘后血肿,胎盘剥离面随之扩大,血液冲开胎盘边缘并沿胎膜与子宫壁之间经过颈管向外流出,称为显性剥离或外出血。若胎盘边缘仍附着于子宫壁或由于胎先露部固定于骨盆入口,使血液积聚于胎盘与子宫壁之间,称为隐性剥离或内出血。由于子宫内有妊娠产物存在,子宫肌不能有效收缩,以压迫破裂的血窦而止血,血液不能外流,胎盘后血肿越积越大,子宫底随之升高。当出血达到一定程度时,血液终会冲开胎盘边缘及胎膜外流,称为混合型出血。偶有出血穿破胎膜溢入羊水中成为血性羊水。

胎盘早剥发生内出血时,血液积聚于胎盘与子宫壁之间,随着胎盘后血肿压力的增加,血液浸入子宫肌层,引起肌纤维分离、断裂甚至变性,当血液渗透至子宫浆膜层时,子宫表面现紫蓝色瘀斑,称为子宫胎盘卒中,又称为库弗莱尔子宫。有时血液还可渗入输卵管系膜、卵巢生发上皮下、阔韧带内。子宫肌层由于血液浸润、收缩力减弱,造成产后出血。

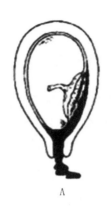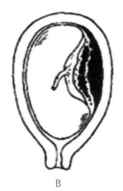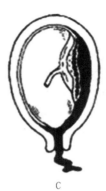

图 6-3　胎盘早剥类型

A.显性剥离;B.隐性剥离;C.混合性剥离

严重的胎盘早剥可以引发一系列病理生理改变。从剥离处的胎盘绒毛和蜕膜中释放大量组织凝血活酶,进入母体血循环,激活凝血系统,导致弥散性血管内凝血(DIC),肺、肾等脏器的毛细血管内微血栓形成,造成脏器缺血和功能障碍。胎盘早剥持续时间越长,促凝物质不断进入母血,激活纤维蛋白溶解系统,产生大量的纤维蛋白原降解产物(FDP),引起继发性纤溶亢进。发生胎盘早剥后,消耗大量凝血因子,并产生高浓度 FDP,最终导致凝血功能障碍。

三、临床表现

根据病情严重程度,Sher 将胎盘早剥分为 3 度。

(一)Ⅰ度

Ⅰ度多见于分娩期,胎盘剥离面积小,患者常无腹痛或腹痛轻微,贫血体征不明显。腹部检查见子宫软,大小与妊娠周数相符,胎位清楚,胎心率正常。产后检查见胎盘母体面有凝血块及压迹即可诊断。

(二)Ⅱ度

Ⅱ度为胎盘剥离面为胎盘面积 1/3 左右。主要症状为突然发生持续性腹痛、腰酸或腰背痛,疼痛程度与胎盘后积血量成正比。无阴道流血或流血量不多,贫血程度与阴道流血量不相符。腹部检查见子宫大于妊娠周数,子宫底随胎盘后血肿增大而升高。胎盘附着处压痛明显(胎盘位于后壁则不明显),宫缩有间歇,胎位可扪及,胎儿存活。

(三)Ⅲ度

Ⅲ度为胎盘剥离面超过胎盘面积 1/2。临床表现较Ⅱ度重。患者可出现恶心、呕吐、面色苍白、四肢湿冷、脉搏细数、血压下降等休克症状,且休克程度大多与阴道流血量不成正比。腹部检查见子宫硬如板状,宫缩间歇时不能松弛,胎位扪不清,胎心消失。

四、处理原则

纠正休克、及时终止妊娠是处理胎盘早剥的原则。患者入院时,情况危重、处于休克状态,应积极补充血容量,及时输入新鲜血液,尽快改善患者状况。胎盘早剥一旦确诊,必须及时终止妊娠。终止妊娠的方法根据胎次、早剥的严重程度、胎儿宫内状况及宫口开大等情况而定。此外,对并发症如凝血功能障碍、产后出血和急性肾衰竭等进行紧急处理。

五、护理

(一)护理评估

1.病史

孕妇在妊娠晚期或临产时突然发生腹部剧痛,有急性贫血或休克现象,应引起高度重视。护士需结合有无妊娠期高血压疾病或高血压病史、胎盘早剥史、慢性肾炎史、仰卧位低血压综合征史及外伤史,进行全面评估。

2.身心状况

胎盘早剥孕妇发生内出血时,严重者常表现为急性贫血和休克症状,而无阴道流血或有少量阴道流血。因此对胎盘早剥孕妇除进行阴道流血的量、色评估外,应重点评估腹痛的程度、性质、孕妇的生命体征和一般情况,以及时、准确地了解孕妇的身体状况。胎盘早剥孕妇入院时情况危急,孕妇及其家属常常感到高度紧张和恐惧。

3.诊断检查

(1)产科检查:通过四步触诊判断胎方位、胎心情况、宫高变化、腹部压痛范围和程度等。

(2)B 型超声检查:正常胎盘 B 型超声图像应紧贴子宫体部后壁、前壁或侧壁,若胎盘与子宫体之间有血肿时,在胎盘后方出现液性低回声区,暗区常不止一个,并见胎盘增厚。若胎盘后血肿较大时,能见到胎盘胎儿面凸向羊膜腔,甚至能使子宫内的胎儿偏向对侧。若血液渗入羊水中,见羊水回声增强、增多,系羊水混浊所致。当胎盘边缘已与子宫壁分离,未形成胎盘后血肿,则见不到上述图像,故 B 型超声检查诊断胎盘早剥有一定的局限性。重型胎盘早剥时常伴胎心、胎动消失。

(3)实验室检查:主要了解患者贫血程度及凝血功能。重型胎盘早剥患者应检查肾功能与二氧化碳结合力。若并发 DIC 时进行筛选试验(血小板计数、凝血酶原时间、纤维蛋白原测定),结果可疑者可做纤溶确诊试验(凝血酶时间、优球蛋白溶解时间、血浆鱼精蛋白副凝时间)。

(二)可能的护理诊断

1.潜在并发症

弥散性血管内凝血。

2.恐惧

此与胎盘早剥引起的起病急、进展快,危及母儿生命有关。

3.预感性悲哀

此与死产、切除子宫有关。

(三)预期目标

(1)孕妇出血性休克症状得到控制。

(2)患者未出现凝血功能障碍、产后出血和急性肾衰竭等并发症。

(四)护理措施

胎盘早剥是一种妊娠晚期严重危及母儿生命的并发症,积极预防非常重要。护士应使孕妇接受产前检查,预防和及时治疗妊娠期高血压疾病、慢性高血压、慢性肾病等;妊娠晚期避免仰卧位及腹部外伤;施行外倒转术时动作要轻柔;处理羊水过多和双胎者时,避免子宫腔压力下降过快等。对于已诊断为胎盘早剥的患者,护理措施如下。

1.纠正休克

改善患者的一般情况护士应迅速开放静脉,积极补充其血容量,及时输入新鲜输血。既能补充血容量,又可补充凝血因子。同时密切监测胎儿状态。

2.严密观察病情变化

及时发现并发症凝血功能障碍表现为皮下、黏膜或注射部位出血,子宫出血不凝,有时有尿血、咯血及呕血等现象;急性肾衰竭可表现为尿少或无尿。护士应高度重视上述症状,一旦发现,及时报告医师并配合处理。

3.为终止妊娠做好准备

一旦确诊,应及时终止妊娠,以孕妇病情轻重、胎儿宫内状况、产程进展、胎产式等具体状态决定分娩方式,护士需为此做好相应准备。

4.预防产后出血

胎盘早剥的产妇胎儿娩出后易发生产后出血,因此分娩后应及时给予宫缩剂,并配合按摩子宫,必要时按医嘱做切除子宫的术前准备。未发生出血者,产后仍应加强生命体征观察,预防晚期产后出血的发生。

5.产褥期的处理

患者在产褥期应注意加强营养,纠正贫血。更换消毒会阴垫,保持会阴清洁,预防感染。根据孕妇身体情况给予母乳指导。死产者及时给予退乳措施,可在分娩后 24 小时内尽早服用大剂量雌激素,同时紧束双乳,少进汤类;水煎生麦芽当茶饮;针刺足临泣、悬钟等穴位等。

(五)护理评价

(1)母亲分娩顺利,婴儿平安出生。

(2)患者未出现并发症。

(郭金珠)

第八节 胎 膜 早 破

胎膜早破(premature rupture of membranes,PROM)是指在临产前胎膜自然破裂。它是常见的分娩期并发症,妊娠满 37 周的发生率为 10%,妊娠不满 37 周的发生率为 2.0%~3.5%。胎膜早破可引起早产及围生儿死亡率增加,亦可导致孕产妇宫内感染率和产褥期感染率增加。

一、病因

一般认为胎膜早破与以下因素有关,常为多因素所致。

(一)上行感染

可由生殖道病原微生物上行感染,引起胎膜炎,使胎膜局部张力下降而破裂。

(二)羊膜腔压力增高

常见于多胎妊娠、羊水过多等。

(三)胎膜受力不均

胎先露高浮、头盆不称、胎位异常可使胎膜受压不均导致破裂。

（四）营养因素

缺乏维生素 C、锌及铜,可使胎膜张力下降而破裂。

（五）宫颈内口松弛

常因手术创伤或先天性宫颈组织薄弱,宫颈内口松弛,胎膜进入扩张的宫颈或阴道内,导致感染或受力不均,而使胎膜破裂。

（六）细胞因子

IL-1、IL-6、IL-8、TNF-α 升高,可激活溶酶体酶,破坏羊膜组织,导致胎膜早破。

（七）机械性刺激

创伤或妊娠后期性交也可导致胎膜早破。

二、临床表现

（一）症状

孕妇突感有较多液体自阴道流出,有时可混有胎脂及胎粪,无腹痛等其他产兆,当咳嗽、打喷嚏等腹压增加时,羊水可少量间断性排出。

（二）体征

肛诊或阴检时,触不到羊膜囊,上推胎儿先露部可见到羊水流出。如伴羊膜腔感染时,可有臭味,并伴有发热、母儿心率增快、子宫压痛,以及白细胞计数增多、C 反应蛋白升高。

三、对母儿的影响

（一）对母亲的影响

胎膜早破后,生殖道病原微生物易上行感染,通常感染程度与破膜时间有关。羊膜腔感染易发生产后出血。

（二）对胎儿的影响

胎膜早破经常诱发早产,早产儿易发生呼吸窘迫综合征。羊膜腔感染时,可引起新生儿吸入性肺炎,严重者发生败血症、颅内感染等。脐带受压、脐带脱垂时可致胎儿窘迫。胎膜早破发生的孕周越小,胎肺发育不良发生率越高,围生儿死亡率越高。

四、处理原则

预防感染和脐带脱垂,如有感染、胎窘征象,及时行剖宫产终止妊娠。

五、护理

（一）护理评估

1.病史

询问病史,了解是否有发生胎膜早破的病因,确定具体的胎膜早破的时间、妊娠周数,是否有宫缩、见红等产兆,是否出现感染征象,是否出现胎窘现象。

2.身心状况

观察孕妇阴道流液的色、质、量,是否有气味。孕妇常可能因为不了解胎膜早破的原因,而对不可自控的阴道流液形成恐慌,可能担心自身与胎儿的安危。

3.辅助检查

(1)阴道流液的 pH 测定:正常阴道液 pH 为 4.5～5.5,羊水 pH 为 7.0～7.5。若 pH＞6.5,提示胎膜早破,准确率 90%。

(2)肛查或阴道窥阴器检查:肛查时未触到羊膜囊,上推胎儿先露部,有羊水流出。阴道窥阴器检查时见液体自宫口流出或可见阴道后穹隆有较多混有胎脂和胎粪的液体。

(3)阴道液涂片检查:阴道液置于载玻片上,干燥后镜检可见羊齿植物叶状结晶为羊水,准确率 95%。

(4)羊膜镜检查:可直视胎先露部,看不到前羊膜囊,即可诊断。

(5)胎儿纤维结合蛋白(fetal fibronectin,fFN)测定:fFN 是胎膜分泌的细胞外基质蛋白。当宫颈及阴道分泌物内 fFN 含量＞0.05 mg/L 时,胎膜抗张能力下降,易发生胎膜早破。

(6)超声检查:羊水量减少可协助诊断,但不可确诊。

(二)护理诊断

(1)有感染的危险:与胎膜破裂后,生殖道病原微生物上行感染有关。

(2)知识缺乏:缺乏预防和处理胎膜早破的知识。

(3)有胎儿受伤的危险:与脐带脱垂、早产儿肺部发育不成熟有关。

(三)护理目标

(1)孕妇无感染征象发生。

(2)孕妇了解胎膜早破的知识如突然发生胎膜早破,能够及时进行初步应对。

(3)胎儿无并发症发生。

(四)护理措施

1.预防脐带脱垂的护理

胎膜早破并胎先露未衔接的孕妇绝对卧床休息,多采用左侧卧位,注意抬高臀部防止脐带脱垂造成胎儿宫内窒迫。注意监测胎心变化,进行肛查或阴检时,确定有无隐性脐带脱垂,一旦发生,立即通知医师,并于数分钟内结束分娩。

2.预防感染

保持床单位清洁。使用无菌的会阴垫于外阴处,勤于更换,保持清洁干燥,防止上行感染。更换会阴垫时观察羊水的色、质、量、气味等。嘱孕妇保持外阴清洁,每天对其会阴擦洗 2 次。同时观察产妇的生命体征,血生化指标,了解是否存在感染征象。按医嘱一般破膜大于 12 小时给予抗生素防止感染。

3.监测胎儿宫内情况

密切观察胎心率的变化,嘱孕妇自测胎动。如有混有胎粪的羊水流出,即为胎儿宫内缺氧的表现,应及时予以吸氧,左侧卧位,并根据医嘱做好相应的护理。

若胎膜早破孕周小于 35 周者。根据医嘱予地塞米松促进胎肺成熟。若孕周小于 37 周并已临产,或孕周大于 37 周。胎膜早破大于 12～18 小时后仍未临产者,可根据医嘱尽快结束分娩。

4.健康教育

孕期时为孕妇讲解胎膜早破的定义与原因,并强调孕期卫生保健的重要性。指导孕妇,如出现胎膜早破现象,无须恐慌,应立即平卧,及时就诊。孕晚期禁止性交,避免腹部碰撞或增加腹压。指导孕期补充足量的维生素和锌、铜等微量元素。如宫颈内口松弛者,应多卧床休息,并遵医嘱根据需要于孕 14～16 周时行宫颈环扎术。

(郭金珠)

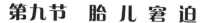

第九节 胎儿窘迫

胎儿窘迫是指孕妇、胎儿、胎盘等各种原因引起的胎儿宫内缺氧,影响胎儿健康甚至危及生命。胎儿窘迫是一种综合征,主要发生在临产过程。也可发生在妊娠后期。发生在临产过程者,可以是妊娠后期的延续和加重。

一、病因

胎儿窘迫的病因涉及多方面,可归纳为三大类。

(一)母体因素

妊娠妇女患有高血压疾病、慢性肾炎、妊娠高血压综合征、重度贫血、心脏病、肺源性心脏病、高热、吸烟、产前出血性疾病和创伤、急产或子宫不协调性收缩、缩宫素使用不当、产程延长、子宫过度膨胀、胎膜早破等;或者产妇长期仰卧位,镇静药、麻醉药使用不当等。

(二)胎儿因素

胎儿心血管系统功能障碍、胎儿畸形,如严重的先天性心血管疾病、母婴血型不合引起的胎儿溶血、胎儿贫血、胎儿宫内感染等。

(三)脐带、胎盘因素

脐带因素有长度异常、缠绕、打结、扭转、狭窄、血肿、帆状附着;胎盘因素有植入异常、形状异常、发育障碍、循环障碍等。

二、病理生理

胎儿窘迫的基本病理生理变化是缺血、缺氧引起的一系列变化。缺氧早期或者一过性缺氧时。机体主要通过减少胎盘和自身耗氧量代偿,胎儿则通过减少对肾与下肢血供等方式来保证心脑血流量,不产生严重的代偿障碍及器官损害。缺氧严重则可引起严重的并发症。缺氧初期通过自主神经反射兴奋交感神经,使肾上腺儿茶酚胺及皮质醇分泌增多,引起血压上升及心率加快。此时胎儿的大脑、肾上腺、心脏及胎盘血流增加,而肾、肺、消化系统等血流减少,出现羊水减少、胎儿发育迟缓等。若缺氧继续加重,则转为兴奋迷走神经,血管扩张,有效循环血量减少,主要器官的功能由于血流不能保证而受损,于是胎心率减慢。缺氧继续发展下去可引起严重的器官功能损害,尤其可以引起缺血缺氧性脑病甚至胎死宫内。此过程基本是低氧血症至缺氧,然后至代谢性酸中毒,主要表现为胎动减少、羊水少、胎心监护基线变异差、出现晚期减速甚至呼吸抑制。由于缺氧时肠蠕动加快,肛门括约肌松弛引起胎粪排出。此过程可以形成恶性循环,更加重母体及胎儿的危险。不同原因引起的胎儿窘迫表现过程可以不完全一致,所以应加强监护、积极评价、及时发现高危征象并积极处理。

三、临床表现

胎儿窘迫的主要表现为胎心音改变、胎动异常及羊水胎粪污染或羊水过少,严重者胎动消失。根据其临床表现,胎儿窘迫可以分为急性胎儿窘迫和慢性胎儿窘迫。急性胎儿窘迫多发生在分娩期,主要表现为胎心率加快或减慢;CST 或者 OCT 等出现频繁的晚期减速或变异减速;羊水胎粪污染和胎儿头皮血 pH 下降,出现酸中毒。羊水胎粪污染可以分为三度:Ⅰ度羊水呈浅绿色;Ⅱ度羊水呈黄绿色,浑浊;Ⅲ度羊水呈棕黄色,稠厚。慢性胎儿窘迫发生在妊娠末期,常延续至临产并加重,主要表现为胎动减少或消失、NST 基线平直、胎儿发育受限、胎盘功能减退、羊水胎粪污染等。

四、处理原则

急性胎儿窘迫者,应积极寻找原因并给予及时纠正。若宫颈未完全扩张、胎儿窘迫情况不严重者,给予吸氧,嘱产妇左侧卧位,若胎心率变为正常,可继续观察;若宫口开全、胎先露部已达坐骨棘平面以下 3 cm 者,应尽快助产经阴道娩出胎儿;若因缩宫素使宫缩过强造成胎心率减慢者,应立即停止使用,继续观察,病情紧急或经上述处理无效者立即剖宫产结束分娩。慢性胎儿窘迫者,应根据妊娠周数、胎儿成熟度和窘迫程度决定处理方案。首先应指导妊娠妇女采取左侧卧位,间断吸氧,积极治疗各种并发症或并发症,密切监护病情变化。若无法改善,则应在促使胎儿成熟后迅速终止妊娠。

五、护理评估

(一)健康史

了解妊娠妇女的年龄、生育史、内科疾病史,如高血压疾病、慢性肾炎、心脏病等;本次妊娠经过,如妊娠高血压综合征、胎膜早破、子宫过度膨胀(如羊水过多和多胎妊娠);分娩经过,如产程延长(特别是第二产程延长)、缩宫素使用不当。了解有无胎儿畸形、胎盘功能的情况。

(二)身心状况

胎儿窘迫时,妊娠妇女自感胎动增加或停止。在窘迫的早期可表现为胎动过频(每 24 小时大于20 次);若缺氧未纠正或加重,则胎动转弱且次数减少,进而消失。胎儿轻微或慢性缺氧时,胎心率加快(>160 次/分);若长时间或严重缺氧。则会使胎心率减慢。若胎心率<100 次/分则提示胎儿危险。胎儿窘迫时主要评估羊水量和性状。

孕产妇夫妇因为胎儿的生命遭遇危险而产生焦虑,对需要手术结束分娩产生犹豫、无助感。对于胎儿不幸死亡的孕产妇夫妇,其感情上受到强烈的创伤,通常会经历否认、愤怒、抑郁、接受的过程。

(三)辅助检查

1.胎盘功能检查

出现胎儿窘迫的妊娠妇女一般 24 小时尿 E_3 值急骤减少 30%～40%,或于妊娠末期连续多次测定在每 24 小时 10 mg 以下。

2.胎心监测

胎动时胎心率加速不明显,基线变异率<3 次/分,出现晚期减速、变异减速等。

3.胎儿头皮血血气分析

pH<7.20。

六、护理诊断/诊断问题

（一）气体交换受损（胎儿）

气体交换受损（胎儿）与胎盘子宫的血流改变、血流中断（脐带受压）或血流速度减慢（子宫-胎盘功能不良）有关。

（二）焦虑

焦虑与胎儿宫内窘迫有关。

（三）预期性悲哀

预期性悲哀与胎儿可能死亡有关。

七、预期目标

（1）胎儿情况改善，胎心率在 120～160 次/分。

（2）妊娠妇女能运用有效的应对机制控制焦虑。

（3）产妇能够接受胎儿死亡的现实。

八、护理措施

（1）妊娠妇女左侧卧位，间断吸氧。严密监测胎心变化，一般每 15 分钟听 1 次胎心或进行胎心监护，注意胎心变化。

（2）为手术者做好术前准备，如宫口开全、胎先露部已达坐骨棘平面以下 3 cm 者，应尽快阴道助产娩出胎儿。

（3）做好新生儿抢救和复苏的准备。

（4）心理护理：①向孕产妇提供相关信息，包括医疗措施的目的、操作过程、预期结果及孕产妇需做的配合；将真实情况告知孕产妇，有助于其减轻焦虑，也可帮助产妇面对现实。必要时陪伴产妇，对产妇的疑虑给予适当的解释。②对于胎儿不幸死亡的父母亲，护理人员可安排一个远离其他婴儿和产妇的单人房间，陪伴他们或安排家人陪伴他们，勿让其独处；鼓励其诉说悲伤，接纳其哭泣及抑郁的情绪，陪伴在旁提供支持及关怀；若他们愿意，护理人员可让他们看看死婴并同意他们为死产婴儿做一些事情，包括沐浴、更衣、命名、拍照或举行丧礼，但事先应向他们描述死婴的情况，使之有心理准备。解除"否认"的态度而进入下一个阶段，提供足印卡、床头卡等作为纪念，帮助他们使用适合自己的压力应对技巧和方法。

九、结果评价

（1）胎儿情况改善，胎心率在 120～160 次/分。

（2）妊娠妇女能运用有效的应对机制来控制焦虑，叙述心理和生理上的感受。

（3）产妇能够接受胎儿死亡的现实。

（郭金珠）

第七章 影像科护理

第一节 计算机体层成像检查的护理

一、CT常规检查护理

(一)CT普通检查护理

1.检查前护理

(1)信息确认:患者凭检查信息通过PACS系统进行预约、登记确认。留取联系电话,遇特殊情况便于通知患者。

(2)检查分检:护士或登记员根据检查信息进行分检,指导患者到相应地点等待检查。

(3)评估核对:护士仔细阅读检查申请单,核对患者信息(姓名、性别、年龄、检查部位、检查设备等)。详细询问病史,评估患者病情,核实患者信息、检查部位、检查方式,对检查目的要求不清的申请单,应与临床申请医师核准确认。

(4)健康教育:护士进行分时段健康教育,特殊患者采取个性化健康教育,讲解检查整个过程、检查所需时间、交代检查注意事项,以及需要患者配合的相关事宜。健康教育形式有口头宣教、健康教育手册、视频宣教等。

(5)去除金属异物:指导或协助患者去除被检部位的金属物件及高密度伪影的衣物,防止产生伪影。

(6)呼吸训练:护士耐心指导胸、腹部检查患者进行呼吸训练。胸部检查应指导患者先吸一口气,再闭住气,保持胸、腹部不动,防止产生运动伪影;腹部检查可以直接屏气。

(7)镇静:对小儿、昏迷、躁动、精神异常的患者,采取安全措施防止坠床,必要时遵医嘱使用镇静药。

(8)指导腹部检查患者正确饮水。

(9)PACS系统呼叫:及时应用PACS系统呼叫患者到检。

2.检查中护理

(1)再次核对患者信息,协助患者进检查室、上检查床,避免坠床或跌倒。有引流管者妥善放置,防止脱落。

(2)按检查部位要求设计体位,指导患者勿移动身体变换体位。

(3)检查时注意保暖,避免患者着凉。

(4)做好患者非照射部位的 X 线防护。

(5)检查结束后询问患者情况,协助下检查床。

3.检查后护理

告知患者及家属取片与报告的时间、地点。

(二)CT 增强检查护理

1.检查前的护理

(1)信息确认:患者凭检查信息通过 PACS 系统进行预约、登记确认;在申请单上准确记录患者身高、体重、联系电话。

(2)评估核对:护士仔细阅读检查申请单,核对患者信息(姓名、性别、年龄、检查部位、检查设备等),详细询问病史(既往史、检查史、用药史、现病史、过敏史等),评估患者病情,筛选高危人群。核实患者信息、检查部位、检查方式。

(3)心理护理和健康宣教:在常规宣教的基础上重点告知增强检查的目的及注意事项、合理水化的重要性,注射对比剂后可能出现的正常现象(口干、口苦、口腔金属味、全身发热、有尿意等))和不良反应(如恶心、呕吐、皮疹等),进行针对性护理,消除患者紧张、焦虑的不良情绪。

(4)指导患者或家属签署碘对比剂使用知情同意书。

(5)认真评估血管,安置 18~20 G 静脉留置针;注意保护,防止留置针脱出。

(6)对比剂常规加温准备。

(7)其他参照 CT 普通检查前的护理。

2.检查中的护理

(1)高压通道的建立与确认:连接高压注射器管道,试注水,做到"一看二摸三感觉四询问",确保高压注射器、血管通畅。

(2)患者沟通:再次告知检查注意事项,以及推药时的身体感受,缓解患者紧张情绪。

(3)心理安慰:对高度紧张患者在检查过程中护士通过话筒给予安慰,鼓励患者配合完成检查。

(4)严密观察:注射对比剂时密切观察有无局部和全身症状,防止不良反应的发生,做到及时发现、及时处理。

(5)防止渗漏:动态观察增强图像对比剂进入情况,及时发现渗漏。

(6)检查结束后询问患者情况,评估有无不适,协助下检查床。

(7)指导患者在观察区休息 15~30 分钟,如有不适及时告知护士。

(8)其他参照 CT 普通检查中的护理。

3.检查后的护理

(1)定时巡视:准备护士定时巡视观察区,询问患者有无不适,及时发现不良反应。

(2)合理水化:指导患者进行水化(每小时不少于 100 毫升)以利于对比剂的排出,预防对比剂肾病。

(3)拔留置针:观察 15~30 分钟,患者无不适后方可拔取留置针,指导正确按压穿刺点,无出血方可离开观察区。

（4）告知患者及家属取片与报告的时间、地点，以及回家后继续观察和水化，如有不适及时电话联系。

（5）发生不良反应的处理方法请参照碘对比剂的相应内容。

二、CT 常见部位检查护理要点

（一）头颈部与五官 CT 检查护理要点

头颈部与五官 CT 包括颅脑、鞍区、眼眶、鼻和鼻窦、颞骨及内听道、鼻咽口咽、喉部、口腔颌面部等部位肿瘤、炎症、外伤等病变的检查和头部及颈部血管成像等。

1.检查前的准备要点

（1）评估核对：核对患者信息，阅读检查单，确定检查方式（平扫、增强）。

（2）心理护理与健康教育：护士主动与患者沟通，组织患者观看健康教育视频和健康教育手册。

（3）患者适当进食、饮水。

（4）去除头颈部所有金属异物（包括活动性义齿）。

（5）女性患者检查前将发结打开，指导扫描时头部保持不动。

（6）鼻咽部及颈部检查时训练患者屏气，不能做吞咽动作。

（7）增强者指导患者或家属签署碘对比剂使用知情同意书，筛查高危因素、建立静脉留置针等。

2.检查中的护理要点

（1）体位设计：患者仰卧于检查床，头先进，头部置于头架上，保持正中位，人体长轴与床面长轴一致，双手置于身体两旁或胸前。

（2）眼部扫描时要求闭眼，并保持眼球固定不动，因故不能闭眼者，可指导患者盯住一目标保持不动。小儿做眼部 CT 需要自然睡眠或遵医嘱口服水合氯醛，安睡后方可检查。

（3）鼻咽部及颈部检查时按技师口令进行屏气，不做吞咽动作。

（4）增强检查患者需观察注射对比剂后有无局部和全身的异常反应。

3.检查后的护理要点

参照 CT 普通检查和增强检查后的护理。

（二）胸部及食管纵隔 CT 检查护理要点

1.检查前的准备要点

（1）评估核对：核对患者信息，阅读检查单，确定检查方式（平扫、增强）。

（2）心理护理与健康教育：主动与患者沟通，组织患者观看健康教育视频和健康教育手册。

（3）患者适当进食、饮水。

（4）去除胸部所有的金属异物（包括文胸、带有拉链的衣服）。

（5）指导训练患者屏气。

（6）婴幼儿或不配合者检查前采取药物镇静。

（7）增强者指导患者或家属签署碘对比剂使用知情同意书，筛查高危因素、建立静脉留置针等。

（8）食管纵隔 CT 检查前准备碘水，碘水配制：100 毫升温开水＋2 毫升碘对比剂，浓度 0.02%。

（9）其他参照普通或增强检查前的护理。

2.检查中的护理要点

(1)体位设计:患者仰卧于检查床上,可以取头部先进或足先进,保持正中位,人体长轴与床面长轴一致,双手置于头上方。

(2)食管纵隔检查体位设计前需指导患者喝两口碘水,再含一口碘水在口腔内。检查时技师通过话筒指示患者将口腔里的碘水慢慢咽下即刻扫描。通过碘对比剂缓慢下咽的过程扫描查看检查部位的充盈缺损像,提高周围组织的分辨率和对比度。

(3)扫描时配合技师的口令进行屏气,叮嘱患者尽量避免咳嗽,并保持肢体不动。

(4)增强检查患者需观察注射对比剂后有无局部和全身的异常反应。

(5)其他参照普通或增强检查中的护理。

3.检查后的护理要点

参照 CT 普通检查和增强检查后的护理。

(三)冠状动脉 CTA 检查护理要点

多层螺旋 CT 冠状动脉造影(MSCTCA)作为一种无创、安全性高的新技术已广泛应用于临床。冠状动脉造影检查是评价冠状动脉变异和病变,以及各种介入治疗后复查随访的重要诊断方法,具有微创、简便、安全等优点。但是冠状动脉 CTA 检查受多种因素的影响,如心率、呼吸配合、心理、环境等因素的影响,检查前护理准备质量是决定检查是否成功的关键。

1.检查前的准备要点

(1)环境及物品的准备:为患者提供安静、清洁、舒适的环境,安排患者到专用心脏检查准备室或候诊区域;挂心脏检查识别牌。①物品准备:脉搏血氧饱和度仪(Prince-100B)、心电监护仪、氧气、计时器或手表等。②药品准备:美托洛尔(倍他乐克)药片。

(2)评估核对:阅读申请单,核对患者信息,明确检查目的和要求,评估患者病情、配合能力、沟通能力(听力)、心理状态,详细询问病史(既往史、检查史、用药史、现病史、过敏史等)、筛查高危人群,必要时查阅心电图和超声心动图检查结果,重点掌握患者基础血压、心率和心电图情况,并记录在申请单上。

(3)健康教育和心理护理:护士集中对患者进行健康宣教,讲解检查目的、心率准备和呼吸配合的重要性,以及检查中快速注射对比剂时全身发热的现象,让患者对检查过程和可能出现的问题有较全面的了解,尽量减少由于紧张、恐惧心理而导致的心率加快。告诉患者检查当日可适当进食、不禁水,避免空腹或饱餐状态下检查;空腹时间过久易导致低血糖,引起心率加快或心率不稳(特别是糖尿病患者);过饱出现不良反应时易发生呕吐。

(4)心率准备:①患者到达检查室先静息 10～15 分钟后测心率。②测心率,按心率情况分组,60～80 次/分为 1 组;80～90 次/分为 2 组;90 次/分以上或心律波动＞3 次、心律失常、老年人、配合能力差、屏气后心率上升明显的为 3 组。64 排 CT 心率控制在 75 次/分以内,双源 CT 或其他高端 CT 可适当放宽。③对静息心率＞90 次/分、心律波动＞3 次或心律失常,对 β 受体阻滞药无禁忌证者,在医师指导下服用 β 受体阻滞药,以降低心率和(或)稳定心律;必要时服药后再面罩吸氧 5～10 分钟,采用指脉仪或心电监护仪持续心电监护,观察服药及吸氧前后心率或心律变化情况,训练吸气、屏气,心率稳定后可检查。对于心律失常的患者,了解心电图检查结果,通过心电监护观察心率或心律变化规律,与技师沟通、确认此患者是否进行检查;对于心率＞100 次/分或无规律的心律者可以放弃检查。

(5)呼吸训练:重点强调如何吸气、屏气,什么时候出气的要领,训练方式分四种。①用鼻子慢慢吸气后屏气;②深吸气后屏气;③直接屏气;④直接捏鼻子辅助。根据患者不同情况采取不同训练方式,重点强调呼气幅度保持一致,防止呼吸过深或过浅,屏气时胸、腹部保持静止状态,避免产生呼吸运动伪影,屏气期间全身保持松弛状态,观察屏气期间心率和心律变化;1组患者心律相对平稳(波动在1～3次/分),训练吸气、屏气后,心率呈下降趋势且稳定可直接检查;2组反复进行呼吸训练,必要时吸氧(浓度为40％～50％)后继续训练,心率稳定可安排检查,检查时针对性选择吸氧。

(6)选择18 G静脉留置针进行肘前静脉穿刺。对旁路移植(搭桥)术后患者在对侧上肢建立静脉留置针。

(7)其他的参照普通或增强检查前的护理。

2.检查中的护理要点

(1)设计体位:仰卧位、足先进、身体置于检查床面中间,两臂上举,体位舒适。

(2)心电监测:安放电极片,将电极片、导线及双臂置于心脏扫描野外。连接心电门控,观察心电图情况,确认R波信号清晰,心率控制理想,心律正常,心电图波形不受呼吸运动和床板移动影响。

(3)呼吸训练:再次训练患者呼吸和屏气,观察患者可稳定大约5秒屏气的时间及屏气后心率和心律变化规律。

(4)必要时指导患者舌下含服硝酸甘油片。

(5)连接高压注射器管道,试注水,做到"一看二摸三感觉四询问";确保高压注射器、血管通畅。

(6)再次告知检查注意事项,以及推药时的身体感受,缓解患者紧张情绪,对高度紧张的患者在检查过程中护士通过话筒给予安慰,鼓励患者配合完成检查。

(7)动态观察增强图像对比剂进入情况,及时发现渗漏。

(8)其他参照普通或增强检查中的护理。

3.检查后的护理要点

参照CT增强检查后的护理。

(四)主动脉夹层患者CT检查护理要点

主动脉夹层是指动脉腔内的血液从主动脉内膜撕裂口进入主动脉壁内,使主动脉壁中层形成夹层血肿,并沿主动脉纵轴扩张的一种较少见的心血管系统的急性致命性疾病,早期正确诊断是取得良好治疗效果的关键。

1.检查前的准备要点

(1)开设绿色通道:对怀疑有主动脉夹层的患者应提前电话预约,按"绿色通道"安排检查。告知家属检查相关事宜和注意事项,要求临床医师陪同检查,通知CT室医师和技师做好检查准备。

(2)护士准备好急救器材、药品、物品,随时启动急救程序。

(3)病情评估:包括意识、面色、血压、心率、呼吸、肢体活动、肾功能以及发病时间与发病过程,快速查看检查申请单、核对信息、详细询问病史,筛查高危因素。

(4)呼吸训练:检查前指导患者正确呼吸及屏气,屏气一定要自我掌握强度,以能耐受为准,切忌过度屏气,以防引起强烈疼痛不适及夹层破裂。

(5)指导家属签署碘对比剂使用知情同意书,快速建立静脉通道。

（6）其他参照普通或增强检查前的护理。

2.检查中的护理要点

（1）正确转运：搬运患者时动作要轻稳，避免大动作引发夹层破裂。

（2）体位设计：仰卧位、足先进、身体置于检查床面中间，两臂上举（无法上举的患者也可以放于身体的两侧）。

（3）注意保暖：避免受凉引起咳嗽而导致夹层破裂。

（4）技师扫描时注意控制注射对比剂的量和速度。

（5）患者监测：严密观察病情和监测生命体征，出现脉搏细速、呼吸困难、面色苍白、皮肤发冷、意识模糊等症状，提示可能因动脉瘤破裂出现失血性休克，应立即停止扫描，通知医师抢救，必要时行急诊手术，做好记录。

（6）疼痛性质的观察：如突发前胸、后背、腹部剧烈疼痛，多为撕裂样或刀割样，呈持续性，患者烦躁不安、大汗淋漓，有濒死感，疼痛放射范围广泛，可向腰部或下腹部传导，甚至可达大腿部，提示动脉瘤破裂，应启动急救应急预案。

（7）其他参照普通或增强检查中的护理。

3.检查后的护理要点

（1）扫描中发现有主动脉夹层应按放射科危急值处理，禁止患者自行离开检查室，并立即电话告之临床医师检查结果，由专人或在医师陪同，用平车将患者立即护送回病房或急诊科，勿在CT室停留过久。

（2）告知家属30分钟内取片及报告。

（3）其他参照普通或增强检查后的护理。

（五）肺栓塞CT检查护理要点

肺栓塞是指以各种栓子阻塞肺动脉系统为其发病原因的一组临床病理生理综合征，其发病率高、误诊率高和死亡率高。多层螺旋CT肺动脉造影是对急性肺动脉栓塞的一种无创、安全、有效的诊断方法。

1.检查前的准备要点

（1）开设绿色通道：对怀疑有肺栓塞的患者应提前电话预约，对病情急、重、危者应立即按"绿色通道"安排检查。告知家属相关检查事宜和注意事项，要求临床医师陪同检查，通知CT室内医师和技师做好检查准备。

（2）护士准备好急救器材、药品、物品，随时启动急救程序。

（3）病情评估：查看检查申请单，核对信息，严密观察其有无口唇发绀、呼吸急促、胸闷、气短、胸痛、咯血等表现；心电监护，测量生命体征及血氧饱和度的变化；评估心、肺、肾功能情况。重点了解胸痛程度，必要时提前使用镇痛药。

（4）吸氧：给予高浓度氧气吸入，以改善缺氧症状，缓解患者恐惧心理。

（5）呼吸训练：检查前指导患者正确呼吸及屏气，屏气一定要自我掌握强度，以能耐受为准，切忌过度屏气，以防引起强烈疼痛、不适及栓子脱落。

（6）去掉胸部所有金属物品及高密度衣物，防止产生伪影，影响图像质量。

（7）其他参照普通或增强检查前的护理。

2.检查中的护理要点

（1）正确转运：重点指导正确转运患者，摆好体位，避免大动作导致静脉血栓脱落，发生意外。

（2）体位设计：仰卧位、足先进、身体置于检查床面中间，两臂上举（无法上举的患者也可以放于身体的两侧）。

（3）注意保暖，避免受凉，防止咳嗽引起栓子的脱落。

（4）技师扫描时注意控制注射对比剂的量和速度。

（5）患者监测：严密观察病情和监测生命体征，重点观察呼吸频率和血氧饱和度的变化，并做好记录。

（6）其他参照普通或增强检查中的护理。

3.检查后的护理要点

（1）扫描中发现有肺栓塞应按放射科危急值处理，禁止患者自行离开检查室，告诉患者及家属制动，并立即电话告之临床医师检查结果，由专人或在医师陪同下用平车将患者立即护送回病房或急诊科，勿在 CT 室停留过久。

（2）告知家属 30 分钟内取片及报告。

（3）其他参照普通或增强检查后的护理。

（六）腹部 CT 检查护理要点

CT 腹部检查分上腹、中腹、盆腔、全腹，包括肝、胆、脾、胰、胃、肾、肾上腺、肠、膀胱、子宫和附件等。腹部脏器复杂、相互重叠，空腔脏器（胃、肠、膀胱）因含气体和（或）液体及食物残渣，位置、形态、大小变化较大，可影响图像质量和检查效果，因此做好腹部 CT 检查前各环节的准备至关重要。

1.检查前的准备要点

（1）患者评估：仔细询问病史、检查史、过敏史，注重患者其他检查的阳性体征和结果，如 B 超、肝功能、胃镜、肠镜、消化道钡剂及甲胎蛋白等，确定患者能否饮水、饮水量和时间，确认是否进行增强检查。

（2）胃肠道准备：①检查前 1 天晚餐进清淡饮食，晚饭后禁食 4～8 小时，不禁饮（急诊除外）；②检查前 1 周禁止胃肠钡剂造影，必要时对胃肠钡剂造影者可先行腹部透视，以了解钡剂的排泄情况；③年老体弱者胃肠道蠕动减慢，必要时给予清洁灌肠或口服缓泻药帮助排空。

（3）心理护理：护理人员可针对不同文化层次患者的心理状态，分别进行解释和疏导，用通俗易懂的语言讲解与患者病情有关的医学知识，使患者对疾病的发展和转归有较明确的认识，缓解患者紧张情绪，使其积极配合检查。

（4）患者准备：防止金属伪影，患者需取下身上所有带金属的衣裤、物品、饰品，解除腹带及外敷药物，提供检查服。

（5）呼吸训练：呼吸运动是影响 CT 检查质量的重要因素，扫描时呼吸运动不仅会引起病灶遗漏和误诊，而且对于判断胃肠道走行和分析病变的结构都有很大影响。因此检查前需对患者进行屏气训练，保持呼吸平稳，均匀一致，直至患者能够准确接受口令。

（6）对比剂准备。

常用对比剂种类：①高密度对比剂。常用的有 1%～2% 有机碘溶液，800～1 000 毫升温开水加 10～20 毫升碘对比剂，这种对比剂在 CT 上显影良好，能满意地标记被检器官，便于观察胃肠道的走行。但浓度过高、剂量较大时常能遮蔽部分胃壁组织，对胃黏膜改变不能较好显示，限制了对癌肿的检出和浸润深度的判断。②等密度对比剂。纯水作为对比剂方便、价廉、无不良反应;不会产生高密度的伪影。CT 平扫时即可与胃壁构成良好的对比,有利于病变的诊断和分期,是胃部 CT 检查最理想的对比剂。③低密度对比剂。气体是 CT 仿真结肠内镜检查中理想的肠道内对比剂,气体能较好地充盈扩张肠管,气体的弥散性好,比液体对比剂更容易到达盲升结肠;气体扩张肠管均匀,使用气体作为对比剂,可以通过定位片来判断肠道内气量是否充足,可随时补充气量。

对比剂的应用:①水可用于上、中腹的胃肠充盈。②1.2%的口服对比剂适宜于胃部平扫患者的充盈准备。③1.5%的口服对比剂较适宜于胃部直接增强的对比剂充盈准备。④0.8%的口服对比剂适宜于中消化道的肠道充盈准备。⑤0.6%的口服对比剂适宜于下消化道的肠道充盈准备。

饮用对比剂的量和时间:①上腹检查前 0.5 小时服水 200～300 毫升,检查前 10 分钟服水 200～300 毫升。②上中腹部检查前 1 小时、30 分钟,患者各服用 300 毫升,检查时加服 200～300 毫升。③下腹部检查前 4 小时、3 小时、2 小时分别服用 300 毫升。检查前 1 小时排空膀胱 1 次,加服 300 毫升,患者自觉膀胱充盈即行 CT 检查。膀胱造瘘者应夹闭引流管,待膀胱充盈后再做检查。④全腹部检查前 4 小时、3 小时、2 小时分别服用 300 毫升,检查前 1 小时排空膀胱 1 次,再服 300 毫升,患者自觉膀胱充盈后加服 300 毫升口服对比剂即行 CT 检查。⑤胰腺 CT 扫描时,往往出现胰头、胰体、胰尾与胃、十二指肠及空肠部位分辨不清的情况,从而导致诊断困难,为了使胰腺与胃肠道影像区分开来,衬托出胰腺的轮廓与形态,提高诊断正确性,因此选择最优良对比剂浓度及吞服时间帮助医师判断及区分病变与生理解剖部位,提高诊断率。扫描前 30 分钟口服 2%的对比剂 300 毫升。空肠部分得到充盈满意,达到衬托目的,扫描前加服 2%的对比剂 200 毫升。以达到胃体部及十二指肠空肠完全显示。

饮用对比剂的目的:①使胃及十二指肠充盈与邻近组织形成对比度,便于观察胃壁、黏膜及胃腔情况。胃充盈使肠道下移,充分暴露肝、胆、脾、胰。②充盈膀胱与邻近组织形成对比度,便于观察膀胱壁、黏膜及腔内情况,尤其是膀胱腔内充盈缺损性病变的显示。③子宫、附件与邻近组织形成对比度。④胃肠道充分扩张,获得了腹盆腔各段肠道的良好充盈相,有助于胃肠道病变的早期发现、病变的定位和定性,同时因伪影的减少或消除,图像质量明显提高,更有利于实质脏器的显示与观察。

饮用对比剂的注意事项:筛查患者无碘过敏、结石、胰腺炎、出血、严重腹水、排尿困难、重大急诊外伤及禁食、禁水等情况后再指导患者喝碘水。重症胰腺炎、急性消化道出血、穿孔、肠梗阻等患者禁食禁水,对体质较弱、心肺功能不全的患者禁止大量饮水。

(7)检查前用药:必要时扫描前 10 分钟肌内注射山莨菪碱注射液 20 mg,山莨菪碱针为胆碱能神经阻滞药,能对抗乙酰胆碱所致的平滑肌痉挛,使消化道的平滑肌松弛,使胃和肠管充分扩张,以减少胃肠蠕动。青光眼、前列腺肥大、尿潴留等患者禁用。

(8)其他参照普通或增强检查前的护理。

2.检查中的护理要点

(1)体位设计:患者仰卧,足先进,双臂上举伸直,身体尽量置于床面正中间,侧面定位线对准人体正中冠状面。特殊情况可根据观察部位的需要采用侧卧位或俯卧位。

(2)女性盆腔检查时必要时用 2%～3%的碘水 300～600 毫升保留灌肠,使盆腔内的小肠、乙状结肠、直肠显影。

（3）对已婚女性患者,推荐检查时置入阴道气囊或填塞含碘水的纱条,以显示阴道和宫颈的位置。

（4）特殊患者的护理:①严重腹水的患者因横膈受压迫平卧困难,可垫高胸部高度以不影响扫描床进出为准。②神志不清者,需家属陪同(陪护人员进行合理的X线安全防护)。③幼儿检查时护士将室内灯管调暗,家属陪同,防止患儿坠床,同时注意保暖。④CT尿路成像患者进行延迟扫描时,技师可根据肾盂积水情况决定延迟扫描时间,一般15～30分钟进行第一次延迟扫描,中、重度积水者3小时左右再进行第二次扫描,护士要告知患者延迟扫描时间。⑤为诊断或鉴别肝血管瘤可于注射对比剂后5～7分钟再做病灶层面扫描,护士注意提示患者扫描时间。

（5）其他参照普通或增强检查中的护理。

3.检查后的护理

（1）腹部检查前禁食,检查完毕需协助患者下检查床,防止发生低血糖、体位性低血压。

（2）膀胱过度充盈者小便时排泄不易过快、过多,防止发生虚脱和低血压。

（3）检查后可进食。

（4）其他参照普通或增强检查后的护理。

（七）CT仿真肠镜检查护理要点

CT仿真肠镜指将螺旋CT扫描所获得的原始数据进行后处理,对空腔器官内表面进行三维重建,再利用计算机的模拟导航技术进行腔内观察,并赋予人工伪色彩和不同的光照强度,最后连续回放,即可获得类似纤维肠镜行进和转向直视观察效果的动态重建图像。目前CT仿真肠镜检查技术临床应用的可靠性和实用性日趋成熟,在结肠癌定位、定量和定性诊断中发挥着重要的作用,但是检查前肠道的准备和检查中配合的好坏是决定检查成功与否的关键因素。

1.检查前的护理要点

（1）患者评估:排除检查禁忌证(月经期、妊娠期、肠道出血等)。检查前1周是否做钡剂检查,评估患者肠道准备及排便情况,判断是否可以进行检查。

（2）饮食准备:患者检查前1天吃清淡、无渣饮食(稀饭、面条等),晚餐后禁食,晚八点至零点可饮糖盐水,以减轻患者饥饿感。零点后禁水。

（3）肠道准备。①蓖麻油:取蓖麻油30毫升,在检查前晚餐后服用,然后饮温开水800毫升。蓖麻油服后3～4小时排便,2～3次排便后肠道清洁。②番泻叶:番泻叶作用慢,因此要求患者在检查前1天午餐后以番泻叶30g用沸开水500毫升浸泡0.5小时后饮服,番泻叶服后7～8小时排便,3～5次排便后肠道清洁。晚餐后再用20g番泻叶泡水100毫升服用,效果更佳。由于导泻作用非肠内所致,故患者常有腹痛、腹胀,甚至血便。因腹泻持续时间较长,因此年龄大、体弱者应慎用。③和爽:规格为1包68.56g,检查前晚餐后禁食,晚餐后1小时给药,1～2包溶水2～4L。以1L/h的速度口服,排出物为透明液体时结束给药,或遵医嘱。④清洁灌肠:对于便秘患者,服用蓖麻油、番泻叶效果不好者,可提前1天清洁灌肠再服泻药。

（4）心理准备健康宣教:检查前要耐心、细致地向患者讲解CT仿真肠镜检查的必要性和过程,告诉患者此检查无痛苦、无创伤,消除患者紧张心理,取得患者信任与配合,完成检查。

（5）呼吸训练:指导患者扫描时正确屏气,避免产生呼吸伪影,影响图像质量。

（6）检查前用药:扫描前30分钟肌内注射山莨菪碱注射液10～20mg,以抑制肠道痉挛,降低管壁张力,充分扩张肠管,减少因肠蠕动而造成的伪影,注射前询问患者有无禁忌证。

（7）其他参照普通或增强检查前的护理。

2.检查中的护理要点

(1)物品准备:双腔止血导尿管(18～20 号)1 根、20 毫升空针 1 副、血压计球囊 1 个、止血钳子 1 把、液状石蜡(石蜡油)、棉签 1 包、纱布 2 张、手纸、治疗巾 1 张。

(2)左侧卧位:双下肢弯曲,臀部垫治疗巾;选择双腔止血导尿管(18～20 号),充分润滑导管前端及肛门口,呈螺旋式插入肛门 6～10 cm,气囊内注入 10 毫升气体。

(3)充气体位:取左侧、右侧、俯卧位经肛门注入空气(1 000～1200 毫升)充盈肠道,总注气量因人而异,以结肠充分扩张,患者感觉轻微腹胀为宜,嘱患者尽量控制排气。保留肛管,在定位片上观察结肠管充气情况,以基本显示各段结肠(八段法:直肠、乙状结肠、降结肠、脾曲、横结肠、肝曲、升结肠、盲肠)作为充盈良好的参照;如果结肠充气不理想,可继续追加一次,当患者诉腹胀明显时停止打气,夹闭导管,嘱患者平卧,立即行 CT 扫描,扫描时嘱患者平静吸气后屏气。

(4)观察病情:肠道充气时根据患者具体情况,注意打气的速度、压力和插管深度,打气时主动与患者交流,询问患者的感觉,有无头晕、恶心、腹痛,观察患者面色等。

(5)扫描时发现肠腔内有液平面时立即俯卧位扫描。

(6)扫描完毕图像质量符合要求后通过尿管抽出肠腔内气体,抽出气囊内气体。观察有无腹胀、腹痛、呃逆等症状。拔出尿管,清洁肛门。

(7)其他参照普通或增强检查中的护理。

3.检查后的护理要点

(1)扫描结束后留观 30 分钟。密切观察腹部体征。

(2)肌内注射山莨菪碱注射液的患者检查结束待肠蠕动恢复、肛门排气后方可进食。

(3)腹部胀气时可按顺时针方向按摩,加速气体排出,减轻腹胀。对检查结束后出现腹痛、腹胀明显者,应严密观察病情变化,并指导适当走动。并交代患者如腹部异常、不适立即就诊。

(4)为避免发生低血糖反应,必要时可静脉补液。

(5)其他参照普通或增强检查后的护理。

(八)CT 仿真胃镜检查护理要点

胃溃疡和胃癌是消化科常见的疾病,以往主要依赖于胃镜或 X 线钡剂检查。胃镜检查仅能观察病灶的腔内改变,在有食管狭窄的患者,胃镜无法顺利通过,无法明确病灶下端的情况;胃镜和 X 线钡剂对于病灶的浸润程度和病灶与周围脏器的关系以及远处转移的情况都无法明确。CT 仿真胃镜检查可以弥补上述缺陷。

1.检查前的准备要点

(1)饮食准备:检查前 1 天晚上吃少渣易消化的食物,晚八点后禁食,零点后禁饮。

(2)消化道准备:如遇幽门梗阻患者,在检查前 1 天晚上洗胃,彻底洗净胃内容物,直到冲洗液清晰为止。幽门梗阻患者不能在当天洗胃,因洗胃后可导致胃黏膜颜色改变,影响诊断。

(3)患者评估:排除检查禁忌证(胃出血、穿孔等)。评估患者消化道准备情况,判断是否可以进行检查。

(4)心理护理、健康宣教:向患者讲解整个检查过程及身体感受,缓解患者紧张情绪,使其主动配合检查。

(5)呼吸训练:指导患者扫描时正确屏气,避免产生呼吸伪影而影响图像质量。

(6)检查前用药:扫描前 30 分钟肌内注射山莨菪碱注射液 10～20 mg。注射前询问患者有无前列腺疾病、青光眼等禁忌证。

（7）其他参照普通或增强检查前的护理。

2.检查中的护理要点

（1）体位设计：常规为患者仰卧，足先进，双臂上举伸直，身体尽量置于床面正中间，侧位定位线对准人体正中冠状面。特殊情况可根据观察部位的需要采用侧卧位或俯卧位。

（2）口服产气剂：检查时先设计好体位，嘱患者口服产气剂 1～2 包后快速仰卧位扫描。发现液平面时再俯卧位扫描。

（3）呼吸配合：扫描时在技师的口令下配合吸气与屏气，扫描时勿打嗝。

（4）其他参照普通或增强检查中的护理。

3.检查后的护理要点

（1）检查后指导患者休息 15～30 分钟无不适后方可离开。

（2）肌内注射山莨菪碱注射液的患者检查后待肠蠕动恢复、肛门排气后方可进食。

（3）为了避免引起低血糖反应，必要时可静脉补充液体。

（4）其他参照普通或增强检查后的护理。

三、特殊患者 CT 检查护理要点

（一）气管切开患者 CT 检查护理要点

气管切开患者由于意识障碍，气道内分泌物多，检查时平卧位导致分泌物不易排出，而引起呛咳、呼吸不畅、缺氧等症状，使患者无法顺利完成检查，因此做好气管切开患者 CT 检查前的气道管理非常重要。

1.检查前的准备要点

（1）患者预约：开设绿色通道，临床医师确定患者是否能完成 CT 检查，提前将检查信息传至 CT 室，提前电话通知并送入检查单。迅速阅读检查单，提前录入患者信息。

（2）医师沟通：电话通知检查时间，由家属、护士或医师陪同，检查气管导管是否为金属材质，必要时请医师进行更换后再检查，以免影响扫描产生金属伪影。

（3）患者评估：到达 CT 室后护士阅读检查申请单、核对信息、评估病情，重点评估患者呼吸道是否通畅，患者有无痰鸣音，是否需要吸痰。

（4）患者沟通：可采用笔、纸、写字板等工具，让患者将自己的感受、想法写出来进行交流。对于文化层次比较低的患者，仔细观察患者的表情、手势，并鼓励其重复表达，与家属配合能起到很好的交流与配合作用。

（5）清理呼吸道：护士准备好吸痰装置和吸痰盘，进入 CT 检查室前充分吸氧、吸痰，保持呼吸道通畅，防止检查时患者呛咳导致检查失败。

（6）吸氧：备好氧气袋给氧，维持有效的血氧饱和度。

（7）其他参照普通或增强检查前的护理。

2.检查中的护理要点

（1）体位设计：调整检查床高度与平车平行，由医师、技师与护士共同将患者转移到检查床，动作要轻，将头放于舒适的位置，避免咳嗽。妥善固定患者身体所有通路管道，防止脱落、移位。

（2）患者监测：检查中监测生命体征的变化，发现异常立即处理。必要时氧气枕低流量吸氧。保持呼吸道通畅。

（3）注意保暖：由于扫描房间温度较低，注意保暖，防止受凉诱发咳嗽。

（4）对于躁动不配合患者遵医嘱提前使用镇静药,检查时由家属陪同,注意安全,防止坠床。

（5）其他参照普通或增强检查中的护理。

3.检查后的护理要点

（1）检查结束后将患者安全转移至平车上,再次评估患者情况,必要时清理呼吸道,在医师或护士的陪同下将患者安全送回病房。

（2）其他参照普通或增强检查后的护理。

（二）多发伤患者 CT 检查护理要点

多发伤是指多系统、多脏器损伤,其具有病情急、重、伤情复杂、变化快、失血量大、易发生休克、生理功能紊乱、处理难、易漏诊、病死率高等特点。MSCT 在多发伤检查中的应用是一种革命性进步,能在极短时间内,以单一检查方法、单一检查体位完成多部位多系统检查,已逐渐广泛用于创伤患者的伤情评估,被公认为是目前评估多发伤的首选检查方法。

1.检查前的准备要点

（1）开设绿色通道:急诊科医师评估患者是否能配合完成 CT 检查,提前将检查信息传至 CT 室,电话通知并送入检查单,告知检查相关事宜和注意事项。迅速阅读检查单,录入患者信息。并向医师确认检查方式（平扫或增强）,预先建立静脉留置针,告知检查相关事宜和注意事项。

（2）医师沟通:电话通知检查时间,要求临床医师陪同检查,放射科医师和技师做好检查准备。

（3）急救准备:护士准备好急救器材、药品、物品,随时启动急救程序。

（4）环境准备:调节好室内温度（22～24 ℃）,检查床上铺上一次性床单、尿垫保护设备,防止血液、呕吐物、分泌物渗漏,影响设备的性能。

（5）患者评估:到达 CT 室后护士阅读检查申请单、核对信息、评估病情、询问病史。严密观察瞳孔、意识、SpO_2、皮肤颜色、生命体征的变化,保持呼吸道通畅,及时清除口腔、鼻腔、气管内的血凝块、呕吐物、分泌物,充分吸氧。检查静脉通道及各类引流管是否通畅。

（6）心理护理:针对多发伤清醒的患者处于极度恐惧状态,护士应给予安慰和鼓励。

（7）自身防护:医务人员戴好口罩、帽子、手套,防止被患者的血液、体液污染,接触患者后及时洗手。

（8）患者镇静:对于躁动不配合的患者必要时在医师指导下使用镇静药,防止运动伪影产生。

（9）多发伤患者一般无家属陪同,需要增强检查的患者由经管医师代为签署碘对比剂使用知情同意书。

（10）其他参照普通或增强检查前的护理。

2.检查中的护理要点

（1）体位设计:多发伤患者一般为多部位扫描。常规取仰卧位,头先进,双臂放于身体的两侧,身体尽量置于床面正中间,侧位定位线对准人体正中冠状面。

（2）患者转运:指挥和协助搬运患者,调整检查床高度与平车平行,利用平车上的床单轻、稳、平移动患者于检查床上。对怀疑有骨折的部位应重点保护,避免拖拉而造成骨折断端移位,刺伤周围的神经、血管、组织造成患者不必要的痛苦。妥善保护好各种管道,防止牵拉、脱落、引流液倒流。妥善放置监护设备,便于检查中观察患者生命体征的变化。

（3）防止坠床:对于躁动、神志不清的患者检查时注意安伞,妥善固定,留人陪伴,防止坠床。

（4）注意保暖：多发伤患者由于失血性休克，救治中输入大量冷的液体或血液，而导致低体温综合征，检查时要注意保暖。

（5）保持静脉补液的通畅，维持有效的血容量。

（6）持续吸氧：便携式氧气瓶或氧气袋持续吸氧。

（7）严密观察：检查中严密观察患者生命体征的变化。对于病情严重、意识障碍、休克等患者，病情容易掩盖对比剂不良反应的症状，重点观察对比剂注射前后生命体征的细微变化及皮肤症状。

（8）其他参照普通或增强检查中的护理。

3.检查后的护理要点

（1）检查结束严密观察患者情况，在医师或护士的陪同下将患者快速转移到病房或急诊科，多发伤患者多处于脱水状态，检查后告知陪同医师合理水化、进行肾功能监测、记录尿量，预防对比剂肾病的发生。

（2）检查后及时将危及生命的阳性体征通知临床医师，便于医师制订治疗方案。

（3）告知医师或家属 30 分钟取片及报告。

（4）其他参照普通或增强检查后的护理。

（三）机械通气患者 CT 检查护理要点

机械通气患者一般病情危重，外出检查存在风险。近年来临床医师为了尽快查明疾病的原因，为了给患者提供最佳的治疗方案，而选择 CT 检查来满足临床及患者的需求。如何保证机械通气患者 CT 检查的安全性，是 CT 室护士需解决的难题。

1.检查前的准备要点

（1）风险评估：由医师与家属详谈 CT 检查的必要性与危险性。家属签字同意后方可安排检查。主管医师认真评估及权衡检查的必要性与转送风险，制订检查计划。

（2）开设绿色通道：临床医师评估患者是否能配合完成 CT 检查，提前将检查信息传至 CT 室，提前电话通知并送入检查单。迅速阅读检查单，确认患者到达时间。并向医师确认检查方式（平扫或增强），预先建立静脉留置针。告知检查相关事宜和注意事项。

（3）急救准备：护士准备好急救器材、药品、物品，如小型呼吸机、简易人工呼吸器、足够的氧源、微量泵、便携式监护仪等，随时启动急救程序。

（4）检查前遵医嘱查血气分析。待血氧饱和度及生命体征较稳定情况下由护士和医师陪同检查，更换专用便携式小型呼吸机或简易呼吸器。

（5）患者评估：按照预约时间到达 CT 室，护士快速查看检查申请单、核对信息、询问病史、评估患者意识、生命体征、呼吸道及静脉输液是否通畅、配合程度，确保患者检查安全。并填写危重患者检查记录单。

（6）清洁呼吸道：检查前评估气道有无痰液，吸痰前给予高流量吸氧，再清理呼吸道，提高患者血氧饱和度。

（7）其他参照普通或增强检查的护理。

2.检查中的护理要点

（1）体位设计：由医师、技师与护士共同将患者安全转移到检查床，动作要轻，将头部放于舒适位置；妥善放置呼吸机、监护设备，固定所有管道通路，防止脱落、移位、引流瓶倒流等情况发生。

（2）专人陪同：必要时由家属陪同患者完成检查。

（3）患者监测：检查时持续心电监护、血氧饱和度监测，严密观察呼吸机运行情况，并做好记录。

（4）注意保暖：由于扫描房间温度较低，注意保暖，防止受凉诱发咳嗽。

（5）对于清醒的患者告知检查时一定要保持不动，防止移动体位和咳嗽等动作。

（6）保持静脉补液的通畅，维持有效的血容量。

（7）其他参照普通或增强检查中的护理。

3.检查后的护理要点

（1）检查结束将患者安全移下检查床，观察呼吸机运行情况，再次评估患者气道是否通畅，生命体征是否平稳，在护士和医师陪同下立即返回病房。

（2）检查后整理呼吸机，消毒呼吸机管理，及时充氧备用，做好使用记录。

（3）其他参照普通或增强检查后的护理。

（四）躁动患者 CT 检查护理要点

躁动是颅脑功能区损伤或病变后出现的精神与运动兴奋的一种暂时状态。CT 检查是颅脑损伤术前诊断和术后评估的首选检查方法。如何保证躁动患者顺利完成检查是 CT 室护士一项非常重要的工作。

1.检查前的准备要点

（1）开设绿色通道：临床医师评估患者是否能配合完成 CT 检查，提前将检查信息传至 CT 室，电话通知并送入检查单，确认患者到达时间。向医师确认检查方式（平扫或增强），预先建立好静脉留置针，告知检查相关事宜和注意事项。

（2）医师沟通：对于躁动的患者，CT 室护士应与临床医师沟通，提前使用镇静药、镇痛药，提供护理干预，待患者安静后立即安排检查，最好由医师陪同检查。

（3）患者评估：阅读检查申请单、核对信息、询问病史，评估病情及配合程度。了解患者躁动的原因，如颅脑外伤（额叶或颞叶脑挫伤、蛛网膜下腔出血）、术后疼痛等。

（4）环境准备：声、光、冷的刺激可诱发患者躁动的发生，检查前将检查室光线调暗、调节室温、尽量减少刺激。

（5）镇静的监护：重点观察使用镇静药后患者呼吸是否平稳，血氧饱和度的变化。必要时给予持续吸氧。

（6）其他参照普通或增强检查前的护理。

2.检查中的护理要点

（1）体位设计：技师与护士转运患者时动作要轻、快、稳，肢体制动。妥善固定所有管道通路，防止脱落、移位、引流液倒流等情况发生。

（2）专人陪同：必要时由家属陪同，适当固定患者肢体，指导家属正确按压的方法。

（3）患者监测：技师与护士通过防护窗严密观察患者的情况，防止坠床。监测血氧饱和度变化，注射对比剂时观察患者有无局部和全身不良反应发生，并做好记录。

（4）快速扫描：由经验丰富的技师实施扫描，动态观察 CT 图像，及时发现异常征象，并上报值班医师。

（5）其他参照普通或增强检查中的护理。

3.检查后的护理要点

(1)检查结束后将患者安全转移至平车,评估患者病情,住院患者由医师陪同立即返回病房。

(2)门诊患者在观察室留观,待生命体征平稳后方可离开。

(3)其他参照普通或增强检查后的护理。

(五)CT引导下^{125}I粒子置入术护理要点

CT引导下^{125}I粒子置入近距离放射治疗肿瘤是根据三维内放射治疗系统计划,通过CT引导下将微型放射源^{125}I按肿瘤形状精确置入肿瘤组织中,通过其发出的低能量射线持续照射、杀伤或抑制肿瘤细胞的增殖,从而控制肿瘤的发展及消除肿瘤。

1.术前的准备要点

(1)环境准备:调节检查室温度(22～24 ℃),防止患者受凉。CT检查间采用紫外线消毒30分钟,光线充足。

(2)资料准备:查看相关检查是否完善,如术前三大常规、肝肾功能、凝血酶原时间,以及B超、CT、X线、心电图等检查。

(3)心理护理及健康教育:针对患者存在疑虑、焦虑、恐惧不安的心理变化,应主动与患者进行沟通,耐心、细致地向患者及家属解释,说明置入完全封闭的放射源^{125}I能有效持续杀伤肿瘤细胞,^{125}I辐射直径只有1.7 cm,经系统规划治疗,可使正常组织不受到辐射,是目前治疗肿瘤较好的方法,并讲解检查中配合的方法及重要性。

(4)严格查对制度:评估患者基本情况,签署CT引导下^{125}I粒子置入术知情同意书。

(5)其他参照普通或增强检查前的护理。

2.术中的护理要点

(1)体位摆放:通常采用仰卧位俯卧位、侧卧位,将患者固定于最舒适的体位,以便能更好地配合手术。需要俯卧位的患者,胸腹部垫一小枕,足背垫一软枕,头侧向一边,侧卧位的患者身体两侧用软枕固定,患者制动以免置入针移位。

(2)固定穿刺针:根据穿刺部位深浅的不同选择不同长度的穿刺针,固定好穿刺针尾端不受污染。

(3)指导患者在操作过程中若出现疼痛、皮肤发麻、寒冷、体位不舒服时应及时告知,做好术中沟通工作。

(4)对于表浅部位如咽部肿瘤患者,在置入过程中严密注意是否有粒子随着唾液的下咽而进入胃肠道,如有发生,嘱患者术后第1次大便注意观察。

(5)粒子置入前、中、后均应清点粒子的颗数,并做好登记工作,怀疑有粒子丢失立即用粒子监测仪监测,直至找到为止。术毕立即监测扫描床、地面及丢弃的废物,甚至操作者鞋底,防止粒子遗漏。

(6)术中严密观察患者的病情变化,认真听取患者主诉,必要时行心电监护,及时发现并发症。

(7)检查中做好患者与医护人员安全防护。

(8)其他参照普通或增强检查中的护理。

3.术后护理要点

(1)交代注意事项:放射性粒子置入治疗后可能出现粒子移位、肺栓塞、腹腔内出血,局部组织液化、感染、胆管狭窄、胆漏、放射性肠胃炎、腹部切口延迟愈合等并发症。出院后应定期回医院复查血象、X线检查放射源在体内的数量及位置。

(2)注意防护:儿童、孕妇不宜接触患者,6个月后通常无需特别防护。

(3)其他参照普通或增强检查后的护理。

(六)CT引导下经皮肺穿刺活检术护理要点

在CT引导下经皮肺穿刺活检获得病变组织进行病理学检查,检查的准确率可达86%~95%,极大地提高了病变的诊断和鉴别诊断的准确性,对疾病治疗方案的制订,病情预后评估具有重要的参考价值。

1.术前准备要点

(1)环境准备:调节检查室温度(22~24 ℃),防止患者受凉。CT检查间采用紫外线消毒30分钟,光线充足。

(2)物品、药品及器械准备:准备无菌穿刺包、小容器、穿刺活检针和枪;10%的甲醛、95%乙醇、2%利多卡因。

(3)资料准备:检查相关检查是否完善,如术前三大常规、肝肾功能、凝血酶原时间、B超、CT、X线、心电图等检查资料。

(4)心理护理与健康教育:护士应耐心讲解该项检查的过程和穿刺的必要性,以及对治疗的指导意义。增强患者信心和勇气,取得患者和家属的理解及配合,使患者保持良好的心理状态,从而保证穿刺的顺利进行。

(5)严格查对制度,评估患者基本情况,履行告知义务并签署穿刺同意书。

(6)其他参照普通或增强检查前的护理。

2.术中的护理要点

(1)体位摆放:根据穿刺的位置设计体位,以患者感觉舒适为准。

(2)呼吸训练:训练患者穿刺或扫描中吸气、屏气和配合方法。

(3)操作者准备:洗手、戴口罩、严格无菌技术操作,防止交叉感染。

(4)配合医师进行消毒和铺无菌单,协助取活检,10%的甲醛进行标本固定。

(5)观察病情:术中认真听取患者的主诉,严密观察患者面色及生命体征的变化,必要时心电监护。

(6)做好患者与医护人员的安全防护。

(7)穿刺结束后评估病情,有无出血、气胸及其他并发症发生。穿刺点局部加压包扎,防止出血。

(8)其他参照普通或增强检查中的护理。

3.术后护理要点

(1)交代注意事项:嘱患者卧床休息6~12小时,避免剧烈运动。可能会出现疼痛、出血、气胸等并发症,如有不适请及时告诉医师或护士。

(2)将病理标本及时交给穿刺医师,标贴患者信息。

(3)观察30分钟无异常情况由护士或医师陪同返回病房。

(4)其他参照普通或增强检查后的护理。

(七)颈外静脉高压注射碘对比剂护理要点

1.检查前的准备

(1)检查前的评估:①掌握适应证。为穿刺特别困难者提供一条安全的增强检查途径。主要用于上肢血管条件特别差、长期放疗、化疗、肥胖、糖尿病、穿刺失败 2 次以上的患者。②掌握禁忌证。颈部粗短、呼吸困难、颈部有淋巴结肿大、颈部有肿块、颈部损伤、气管切开或其他颈部手术、穿刺侧静脉回流障碍、心功能差、不配合者。③心肺功能评价。严重心肺功能不全的患者禁止行颈外静脉高压注射对比剂。

（2）物品准备：常规消毒物品 1 套、静脉留置针 1 副、一次性无菌透明敷贴 1 张、无菌注射用水 1 支。

（3）穿刺方法：①选择美国 BD 公司生产的 20 G 浅静脉留置针，针尾接 0.9％氯化钠注射液空针，排尽空气。②患者取平卧位，头后仰偏向一侧，暴露颈部，选择颈外静脉直且充盈一侧。③操作者站在患者头侧，助手在穿刺侧。④穿刺部位常规消毒，消毒范围为 8～10 cm，待干。⑤助手按压锁骨上方颈外及胸锁乳突肌上下缘，使穿刺区域相对平坦易于穿刺，同时便于颈外静脉充盈。必要时嘱患者屏气，颈外静脉充盈会更加明显。⑥操作者左手按压颈外静脉上段并绷紧皮肤，右手持静脉留置针，选择颈外静脉上 1/3～2/3 进针，进针角度以 15°～30°为宜，见回血或落空感，回抽空针，见回血后抽出针芯少许，降低穿刺角度送软管，使针与血管平行再潜行 2～3 mm，拔出针芯，推注生理盐水 5～10 毫升，用 3M 敷贴固定。

（4）健康教育：嘱患者头部制动，避免剧烈咳嗽。

（5）立即安排检查，避免等待过久。

2.高压注射操作方法

（1）体位设计：双人扶患者上检查床，妥善放置患者头部，保持静脉留置针通畅。

（2）更换高压注射连接管、排气。

（3）用带生理盐水的空针回抽颈外静脉留置针，见回血后推注生理盐水，询问患者有无疼痛、胀感。

（4）连接高压注射管路，试注射水，观察穿刺部位有无疼痛、肿胀、皮肤发红。

（5）推注对比剂时严密观察患者反应和生命体征变化，发现异常立刻停止注射。

（6）检查完毕，分离高压注射管道。

3.检查后的观察

检查后嘱患者休息 15～30 分钟无任何不适方可拔除留置针，按压 5～10 分钟。

四、小儿 CT 检查护理要点

（一）小儿 CT 普通检查护理要点

（1）评估患儿面色、体温、呼吸、脉搏、皮肤等情况。询问患儿用药史、过敏史，目前小便情况，有无恶心、呕吐，了解相关检查情况。

（2）取出检查部位金属异物：需镇静的患儿在入睡前，指导或协助家长取出患儿检查部位的高密度金属物品。

（3）膀胱和尿裤的准备：对配合的患儿，腹部扫描若无禁忌，检查前根据年龄大小适量饮水，泌尿系扫描前尽量饮水使膀胱充盈，充盈后及时安排检查；其他部位检查尽量先排小便；对不配合的患儿事先穿好尿裤。

（4）选择性地进行屏气训练对配合的患儿进行屏气训练，方法与成人相同，不配合的患儿处于睡眠状态或平静呼吸即可。

（5）腹部 CT 检查前 1 周不服用重金属药物，如 1 周内做过胃肠道钡剂造影者，则于检查前先行腹部透视,确认腹腔内无钡剂残留。

(6)耐心解答家属和患儿的问题,告知检查配合、注意事项、检查时间及检查流程,护士用亲切的语言呵护患儿,给予榜样激励,让其放松,务必告诉患儿检查中保持安静不动,必要时适当满足或承诺患儿的喜好,以便顺利完成检查。

(7)对确实不能配合的患儿可以在其自然睡眠后检查;对于易惊醒的患儿,必要时遵医嘱给予镇静药,熟睡后检查。

(8)其他参照成人普通检查护理。

(二)小儿 CT 增强检查护理要点

1.检查前的护理要点

(1)患儿的评估:阅读申请单,查对患儿信息、检查目的、部位,测患儿体重、生命体征,评估病情,筛查高危人群。

(2)健康宣教及心理护理:给家属及患儿说明检查要求及风险,告之注射对比剂瞬间可能有一过性发热、口腔金属异味等正常反应和恶心、呕吐等异常反应。重点告知家长镇静的目的、方法、重要性及配合技巧。

(3)合理水化:增强检查前 4 小时内根据病情及患儿年龄大小给予合理水化。但需镇静或麻醉的小儿检查前要禁食、禁水 6～8 小时。

(4)知情同意:由患儿家长或者监护人签署碘对比剂使用知情同意书。

(5)选择血管:选择直径较粗的头皮静脉和外周静脉,必要时选择颈外静脉,置入适宜的留置针,妥善固定,肘部穿刺时防止弯曲。

(6)患儿镇静:对新生儿、婴幼儿、多动症及弱智儿童,在进行检查前均应进行镇静及制动,遵医嘱口服 10％水合氯醛或肌内注射镇静药。对入睡特困难的患儿,必要时在监测麻醉下进行检查。

(7)环境准备:调节室温(22～24 ℃),光线调暗,防止患儿因受凉和强光刺激而惊醒。

(8)其他参照成人增强检查前的护理。

2.检查中的护理要点

(1)体位摆放:动作轻柔,对监测麻醉的患儿,去枕平卧,肩下垫一小薄枕,头偏向一侧,保持呼吸道通畅;一般小儿采取平卧位,根据检查要求放置手的位置,注意体位摆放和管道长度,避免移床过程中高压管道打折或牵拉导致留置针脱出。适当固定肢体,避免检查期间突然不自主运动造成检查失败。

(2)防止坠床:必要时由家属或工作人员陪护在旁防止坠床。

(3)做好患儿及家属的辐射防护。

(4)密切观察病情:对监测麻醉的患儿进行心电监护,密切观察脸色、唇色、生命体征及血氧饱和度变化,常规低流量吸氧。

(5)对配合的患儿用通俗易懂的语言告之检查时一定保持安静不动。

(6)防止对比剂渗漏:注射对比剂前手动注入生理盐水 2～5 毫升,观察穿刺部位有无疼痛、红、肿现象,患儿有无因疼痛引起肢体回缩,确保留置针安全无渗漏方可高压注入对比剂。注药时严格控制流速、压力和流量。对睡眠患儿检查期间同时固定好非检查部位,以免推药时患儿突然惊醒躁动导致检查失败。检查时患儿若出现异常情况,立即停止推药,及时处理。

(7)其他参照成人增强检查中的护理。

3.检查后的护理要点

（1）患儿监测：检查完毕将患儿抱入观察室观察 30 分钟，对使用镇静药或监测麻醉的患儿，密切观察其睡眠深度、面色、呼吸、脉搏等情况，必要时延长观察时间。拔针前应仔细观察并询问患儿有何不适，如发现皮疹、打喷嚏、流泪、眼结膜充血等症状应推迟拔针时间，对症处理。

（2）对患儿的良好表现给予口头表扬或奖励。

（3）避免门诊患儿"带针"离院引起并发症，住院患儿要带针回病房者，强调注意事项，并贴上穿刺时间和穿刺护士。

（4）拔针后，嘱咐家属用棉球轻压穿刺处 3～5 分钟，防止穿刺处渗血。按压应以穿刺点为直径 1～3 cm 的范围，按压时应固定，不可来回揉搓。

（5）指导家长给患儿合理水化，促进对比剂排泄。

（6）对个别检查未成功者，告知家长后与临床医师联系沟通，确定是否需要重新预约检查。

（7）其他参照成人增强检查后的护理。

（三）儿童先天性复杂型心脏病及血管畸形检查护理要点

1.检查前的准备要点

（1）病情评估：阅读申请单，查对患儿信息、测患儿体重、生命体征；评估患儿的心理状态、活动耐力、生长发育、生命体征、有无发绀及发绀程度、有无心力衰竭表现（杵状指、蹲踞现象、缺氧发作等）、有无呼吸道感染、吃奶中断，以及用药史、过敏史、配合能力等。

（2）健康宣教及心理护理：由于先天性复杂型心脏病本身疾病的特点，给家属及患儿说明检查的风险及要求，告之注射对比剂瞬间可能有一过性发热、口腔金属异味等正常反应和恶心、呕吐等异常反应。重点告知家长镇静的目的、方法、重要性及配合技巧。

（3）合理水化：增强检查前 4 小时内根据病情及患儿年龄大小给予合理水化。需镇静或麻醉的小儿检查前要禁食、禁水 6～8 小时。

（4）由患儿家长或监护人签署碘对比剂使用知情同意书。

（5）选择穿刺血管：静脉穿刺前坐位选择确定血管，穿刺时再平卧，助手固定进行静脉穿刺，尽量避免用力按压患儿以免导致哭闹引起缺氧加重症状，尤其是颈外静脉穿刺时要特别注意，固定敷贴同时观察患儿病情变化，若出现呼吸困难立即抬高肩背部半卧、氧气吸入，缓解缺氧症状，同时通知医师进一步处理。

（6）其他参照小儿、成人增强检查前的护理。

2.检查中的护理要点

（1）体位摆放：动作轻柔，对监测麻醉的患儿，去枕平卧，肩下垫一小薄枕，头偏向一侧，保持呼吸道通畅；一般小儿采取平卧位，根据检查要求放置手的位置，注意体位的摆放和管道的长度，避免移床过程中高压管道打折或牵拉导致留置针脱出。适当固定肢体，避免检查期间突然不自主运动造成检查失败。

（2）必要时由家属或工作人员陪护在旁防止坠床，做好患儿及家属的 X 线防护。

（3）密切观察病情：持续心电监护，密切观察其脸色、唇色、生命体征及血氧饱和度等变化，有无呕吐、躁动等情况，若出现紧急情况，立即停止扫描进行抢救，常规低流量吸氧。

（4）其他参照小儿、成人增强检查中的护理。

3.检查后的护理要点

参照小儿、成人增强检查后的护理。

(四)儿童支气管异物 CT 检查护理要点

(1)患儿评估:阅读申请单,查对患儿信息,评估患儿呼吸及配合情况,有无窒息危险。喉部异物患儿可出现喉痛、声音嘶哑、强烈咳嗽、呼吸困难、喉痉挛等症状,较大的异物可立即发生窒息。气管、支气管异物患儿最初症状为痉挛性咳嗽伴有呼吸困难。

(2)开启绿色通道,快速安排检查。

(3)确定氧气装置、简易呼吸器、吸痰器等急救器材和药品处于备用状态。

(4)观察患儿呼吸情况,保持患儿安静,避免哭闹引起异物移位增加耗氧量。必要时遵医嘱使用镇静药,忌用吗啡、哌替啶等抑制呼吸的药物。

(5)必要时给予氧气吸入,如呼吸困难加重,应立即加大氧流量至 5～6 毫升/分钟。将患儿侧卧轻拍背部,同时派人通知医师采取对症措施。

(6)去除患儿颈胸部金属异物。

(7)由家属或医师陪同检查。

(8)待患儿安静或入睡时及时安排检查。

(9)必要时检查过程中实施急救措施。①拍背法:让小儿趴在救护者膝盖上,头朝下,托其胸,拍其背部,使小儿咳出异物,也可将患儿倒提离地拍背。②催吐法:对略靠近喉部的气管异物,可用匙臂、压舌板或手指刺激咽喉部,引起呕吐反射,将异物呕出。③拍挤胃部法:即海默来克手法(Heimlich 手法)。对较大患儿,救护者站在患儿身后两手臂挟住儿童,一手握拳,另一手搭在握拳的手上,放在脐与胸骨剑突之间,有节奏地使劲往内上方推压,使横膈抬起,压后放松,重复而有节奏进行,必要时冲击可重复 7～8 次,促使肺内产生强大气流逼迫异物从气管内冲出。④如果抢救过程中,患儿出现呼吸停止,应立即实施心肺复苏术。

(10)检查后尽快将结果告知临床医师,必要时协助 CT 医师按危急值报告流程处理。

(11)其他参照小儿 CT 普通检查。

(五)儿童检查的镇静护理要点

1.镇静的要求及准备

(1)按国家规定及药品使用说明书用药。

(2)建议按 JCI 标准要求进行镇静的管理规程。

(3)严格执行医院的镇静管理规范。

(4)告知家属镇静的要求、方法、必要性、注意事项、配合要点等,签署知情同意书。

(5)镇静前病情允许情况下尽量限制睡眠。根据病情及平时睡眠习惯进行调整,建议限制睡眠时间为预约时间前数小时。一般 1 岁以内 2～4 小时、1～3 岁 4～6 小时、4 岁以上 6～8 小时、年长儿晚睡早起白天限制睡眠再适当活动让其疲倦,检查前按照工作人员安排的时间使用镇静药,熟睡后再接受检查。

(6)遵医嘱使用 10%水合氯醛口服或灌肠,按体重计算,常规用量每次为 0.5 mL/kg,一般婴幼儿不超过 12 毫升,口服时可加等量糖浆稀释以改善口感;苯巴比妥钠肌内注射,按体重计算,常用用量每次为 5 mg/kg,一般不超过 100 mg;必要时静脉用药镇静。新生儿忌用地西泮,以免抑制呼吸。对上述方法镇静效果不佳的患儿可请麻醉科进行监测麻醉,由医师陪同检查。

(7)仔细询问镇静前的用药情况,严格执行查对制度,遵医嘱用药。

(8)小剂量液体药物,应精确量取,确保剂量准确,避免超量致中毒或剂量不足影响疗效。

(9)可用吸管、去针头的注射器、小药匙喂药,尽量选择喂药器。

2.镇静的操作方法

（1）若用小药匙喂药，则从婴儿口角处顺口颊方向慢慢喂入，待药液咽下后，才将药匙拿开，以防止婴儿将药液吐出。可用拇指和示指轻捏患儿双颊，使之下咽。注意不要让患儿完全平卧或在其睡眠、哽咽时喂药，喂药时可抱起或抬高患儿头部，以防呛咳。婴儿喂药前1小时左右勿喂奶，避免因服药呕吐引起误吸。不要将药液混于奶中哺喂，可在喂药5～10分钟后适量饮水进食，再熟睡。

（2）用10％水合氯醛灌肠时，患儿取左侧卧位，垫高臀部，润滑肛管（或使用一次性吸痰管）前端，将肛管从肛门轻轻插入7 cm左右，缓慢推药，轻轻拔出肛管，指导家属轻轻夹紧患儿两臀。尽量保留药液30分钟左右。

（3）肌内注射镇静时，对不合作、哭闹挣扎的婴幼儿，可采取"三快"的注射方法，即进针快、注药快、拔针快，缩短时间，防止发生意外。

（4）静脉推注镇静药时速度要慢。

（5）密切观察用药后的效果及病情变化，做好记录。

（六）儿童 CT 增强检查留置针操作要点

1.常规准备及穿刺

（1）全面评估血管。

（2）根据检查要求确定穿刺部位。

（3）根据对比剂的浓度及推注的速度，尽量选择粗直且弹性好的血管，避免选择前额靠近面部的血管，防止对比剂渗漏，避免造成皮下组织肿胀、疼痛、甚至水疱、溃烂、坏死等情况。

（4）根据检查部位、注射对比剂总量、推注速度及血管情况选择合适的密闭式静脉留置针，20 G、22 G、24 G。

（5）尽量一次穿刺成功，避免同一部位反复穿刺。

（6）胶布和敷贴妥善固定。

（7）试推生理盐水检查，确定穿刺成功。

（8）向家长和患儿交代注意事项。

2.对于肥胖、躁动、放疗、化疗、久病等特殊患儿的准备及穿刺

（1）高度重视，耐心反复评估。

（2）避免盲目穿刺。

（3）助手固定体位，配合穿刺。

（4）必要时先选择血管、再镇静，待患儿较安静、入睡前再穿刺；一般情况先建立静脉留置针再镇静，防止个别患儿镇静后留置针安置困难而镇静药半衰期已过，影响检查。

（5）常规部位无法穿刺时再选择颈外静脉，头颈部检查除外。

3.特殊静脉通道的使用注意事项

（1）禁止使用 PICC 通道。

（2）慎用临床带来的留置针通道，评估穿刺时间、留置针型号是否合适，检查局部有无肿胀、皮肤颜色有无异常。留置针安置时间超过24小时尽量不用。

（3）颈外静脉穿刺时哭闹、呼吸困难的患儿勿用力按压头部，严密观察病情，防止颈椎骨折和呼吸困难。并在检查单上粘贴醒目标识，提示技师调整注射剂量、速度和扫描时间。

（4）可以使用深静脉通道，如颈静脉、股静脉，但必须严格无菌操作，试推生理盐水观察确认

深静脉通畅,检查后按要求冲管、封管。并粘贴醒目标识,提示技师调整注射剂量、速度和扫描时间。

4.哭闹躁动患儿留置针的穿刺方法

(1)穿刺用物备齐,先选好血管,扎止血带时间控制在 30 秒以内。

(2)穿刺时可用玩具或物品逗乐患儿,需多个助手协助固定患儿身体及穿刺部位。

(3)不同部位的固定方法:①穿刺头皮时穿刺者左手大拇指和示指固定穿刺点前后皮肤。②穿刺颈部时穿刺者左手固定好穿刺侧颞部及下颌。③穿刺四肢,如穿刺手背时,穿刺者左手握住患儿 5 个手指,并绷紧穿刺点靠近远心端皮肤。④另一手持针在静脉走向最明显处后退 2～5 mm进针,见回血后降低穿刺角度 10°～15°,将留置针继续沿血管方向推进 1～2 mm,此时停止进针,将针芯后退 3～4 mm,右手持留置针顺势将导管和针芯同时推入血管,见回血正常,将针芯全部退出,助手固定好患儿,防止躁动时留置针脱出,敷贴妥善固定。

(4)对循环较差的可用生理盐水注射器抽回血及导管内空气,回血良好推生理盐水,检查并保留留置针。

5.留置针的加强固定和保护

(1)皮肤准备:穿刺前对出汗多的患儿擦干局部皮肤,消毒待干,避免敷贴不牢。

(2)胶布加强固定:敷贴固定后,外加胶布与血管走行方向垂直固定。对于四肢,可用胶布螺旋方式加强固定敷贴和留置针,不易过紧,注意观察指端血循环。注意固定好导管座部位,避免前端导管轻,而导管座和延长管较重而导致导管滑出,最后用胶布固定好延长管部分。

(3)检查前留置针的观察和保护:嘱咐家长患儿静脉留置针留置期间的注意事项,避免摩擦或意外拔管,穿刺侧肢体制动,穿刺局部保持干燥,若敷贴松脱、潮湿或留置针脱出及时告诉护士。使用口服、灌肠、肌内注射镇静药时患儿常哭闹躁动,注意保护,镇静后再注意检查留置针是否完好,有异常及早重新穿刺。

(4)检查中的固定:摆好体位,按检查要求将手放在舒适的位置,保持穿刺处血管平直,不要弯曲打折,将高压连接管妥善固定,保持足够的长度,避免牵拉导致留置针脱出。

6.穿刺困难患儿的应急处理方法

对穿刺特别困难的患儿,多与家长沟通,请有经验的护士穿刺,两次穿刺失败,患儿休息后再请下一位护士操作,避免一人反复多次穿刺。若仍未成功,邀请儿科护士穿刺。必要时根据病情改约时间,待休息调整、进食、改善循环后再行穿刺检查。

(戚红美)

第二节　磁共振成像检查的护理

一、MRI 检查护理

(一)MRI 普通检查护理

1.检查前护理

(1)患者预约:患者凭检查信息通过 PACS 系统进行预约、登记确认。正确留取患者身高、体重,并记录在申请单上。

(2)检查分检:护士或登记员根据检查信息进行分检,指导患者到相应地点等待检查。

(3)评估核对:护士仔细阅读检查申请单,核对患者信息(姓名、性别、年龄、检查部位等),详细询问病史,明确检查目的和要求;评估患者病情,确认患者信息、检查部位、检查方式的正确;对检查目的要求不清的申请单,应与临床申请医师核准确认。

(4)风险筛查:确认受检者无MRI检查绝对禁忌证,患者进入机房前需将身上一切金属物品摘除,包括义齿、钥匙、手表、手机、发夹、金属纽扣,以及磁性物质和电子器件。安置有金属节育环的盆腔受检者,应嘱其取环后再行检查;由于某些化妆品含有微量金属,必要时检查之前卸妆。

(5)消化道准备:腹部脏器检查者于检查前6～8小时禁食、禁水;做盆腔检查者禁止排尿(膀胱内保持少量尿液);并进行严格的呼吸训练。

(6)心理护理和健康宣教:介绍检查的目的、禁忌证、适应证、注意事项、配合、环境及机器情况,过度焦虑紧张可由家属陪同(筛查有无焦虑症、恐惧症等)。告知患者扫描检查大概所需的时间,磁场工作时会有嘈杂声响或发热,均属正常,扫描过程中平静呼吸,不得随意运动,以免产生运动伪影(如吞咽动作易导致颈、胸部检查时出现运动伪影,眨眼和眼球运动易导致头颅、眼眶等检查时出现运动伪影,腹部运动过于明显易导致盆腔检查时出现运动伪影等)。若有不适,可通过话筒和工作人员联系。

(7)对于咳嗽的患者检查前遵医嘱止咳后再安排检查。

(8)婴儿检查前0.5小时不可过多喂奶,防止检查时溢乳导致窒息发生。需行监测麻醉者需禁食、水4～6小时。

(9)镇静准备:对小儿、昏迷、躁动、精神异常的受检者,应在临床医师指导下适当给予镇静处理(10%水合氯醛、苯巴比妥钠、监测麻醉等)。

2.检查中护理

(1)体位设计:按检查部位要求设计体位,安放线圈,指导患者保持正确的姿势,确保体位不动。严禁患者体位在体内形成回路(两手不能交叉放在一起,双手不与身体其他部位的皮肤直接接触,其他部分的裸露皮肤也不能相互接触,以免产生回路),同时患者皮肤不能直接触碰磁体内壁及各种导线,防止患者灼伤。

(2)患者沟通:再次告诉患者检查时间、设备噪声和发热现象。有特殊需要的患者给予保暖,防止患者着凉。

(3)听力保护:提供听力保护装置(比如耳塞、棉球或MRI专用耳麦等),保护受检者听力。

(4)观察病情:检查中注意观察患者有无异常反应。

(5)检查结束后询问患者情况,协助下检查床。

3.检查后护理

告知患者及家属取片与报告的时间及地点。

(二)MRI增强检查护理

MRI增强扫描可提供更多的诊断信息,可显示微小病灶,能够更清晰地分辨病灶的性质及范围,有助于明确诊断和鉴别诊断。磁共振增强扫描成功与否直接影响到疾病的诊断,患者配合的好坏是扫描成功的关键因素之一,全程有效的护理干预不但能保证患者安全,而且有利于提高图像质量和诊断效果。

1.检查前的护理

(1)患者预约:患者凭检查信息通过 PACS 系统进行预约、登记确认;正确记录患者身高、体重,并记录在申请单上,便于计算注射对比剂使用量。

(2)评估核对:护士仔细阅读检查申请单,核对患者信息(姓名、性别、年龄、检查部位、检查设备等),详细询问病史(既往史、检查史、用药史、现病史、过敏史等),明确检查目的和要求;评估患者病情,筛选高危人群;确认患者信息、检查部位、检查方式的正确。对检查目的要求不清的申请单,应与临床申请医师核准确认。

(3)心理护理和健康宣教:在常规宣教的基础上重点告知增强检查的目的及注意事项、合理水化的重要性,注射对比剂后可能出现的正常现象(口干、口苦、口腔金属味、全身发热、有尿意等)和不良反应(如恶心、呕吐、皮疹等),进行针对性护理,消除患者紧张、焦虑的不良情绪。

(4)必要时镇静:对小儿、昏迷、躁动、精神异常的受检者,应在临床医师指导下适当给予镇静处理(10%水合氯醛、地西泮、监测麻醉等)。

(5)建立静脉通道:认真评估血管,安置 22 G 留置针;嘱患者等待中穿刺侧肢体制动,防止留置针脱出。

(6)指导患者或家属签署钆对比剂使用知情同意书。对于危重患者,原则上不做增强检查,如果特别需要,必须由有经验的临床医师陪同。

(7)急救准备:因 MRI 设备的特殊性,应在 MRI 检查室隔壁设立抢救室,常备各种急救药品和仪器,固定放置,定期查对。护理人员应熟悉抢救药品的药理作用、常用剂量及使用方法,熟练使用抢救器械。若患者发生了对比剂不良反应,应及时地进行抢救。并向临床医师说明发生意外不能在机房内实施抢救,必需转移到抢救室处理。

(8)其他内容参照 MRI 普通检查。

2.检查中的护理

(1)再次沟通:告诉患者检查时间、设备噪声、发热现象以及注射对比剂后可能出现的反应,减轻患者紧张情绪;有特殊需要的患者给予保暖,防止患者着凉。

(2)确保静脉通畅:按要求抽吸钆对比剂,连接高压注射器管道,试注水,做到"一看二摸三感觉四询问";确保高压注射器、血管通畅。

(3)严密观察:注射对比剂时密切观察患者有无局部和全身症状,防止不良反应的发生,及时发现、及时处理。

(4)检查结束后询问患者情况,评估有无不适,协助下检查床。

(5)指导患者到观察区休息 15～30 分钟,如有不适及时告知护士。

(6)其他参照 MRI 普通检查。

3.检查后的护理

(1)定时巡视:准备护士定时巡视观察区,询问患者有无不适,及时发现不良反应。

(2)合理水化:MRI 对比剂的半衰期为 20～100 分钟,24 小时内约有 90%以原型在尿液中排出。若病情允许,指导患者进行水化(100 毫升/小时)以利于对比剂的排出,预防肾源性系统纤维化(NSF)的发生。

(3)观察 15～30 分钟患者无不适后方可拔取留置针,指导正确按压穿刺点,无出血方可离开观察区。

(4)告知患者回家后继续观察和水化,如有不适及时电话联系。

(5)发生不良反应的处理方法请参照钆对比剂预防与处理的相关内容。

(6)其他参照 MRI 普通检查。

二、MRI 常见部位检查护理要点

(一)头部 MRI 检查护理要点

头部 MRI 检查包括颅脑、鞍区、内听道、眼部、鼻旁窦、鼻咽、颅底、腮腺、内耳等部位。

1.检查前准备要点

参照 MRI 普通或增强检查。

2.检查中护理要点

(1)线圈选择:头部专用线圈。

(2)体位设计:患者仰卧在检查床上,头先进,头置于线圈内,人体长轴与床面长轴一致,双手置于身体两旁或胸前。头颅正中矢状面尽可能与线圈纵轴保持一致,并垂直于床面。

(3)成像中心:颅脑、鞍区以眉间线位于线圈横轴中心;内听道、鼻旁窦、鼻咽、颅底、腮腺、内耳以鼻根部位于线圈横轴中心;眼部以眶间线位于线圈横轴中心。即以线圈中心为采集中心,锁定位置,并送至磁场中心。

(4)制动并保护眼部:嘱患者保持头部不动,平静呼吸,眼球检查时嘱患者闭眼,双眼球不能转动,避免产生运动伪影。对于眼睑闭合不全的患者,可用纱布遮盖患者双眼。

(5)其他参照 MRI 普通或增强检查。

3.检查后护理要点

参照 MRI 普通或增强检查。

(二)颈部 MRI 检查护理要点

颈部 MRI 检查包括颈部软组织、颈部血管成像、喉及甲状腺。

1.检查前准备要点

参照 MRI 普通或增强检查。

2.检查中护理要点

(1)线圈选择:颈部专用线圈。

(2)检查体位患者仰卧在检查床上,头先进,颈部置于线圈内,人体长轴与床面长轴一致,双手置于身体两旁或胸前。头颅正中矢状面尽可能与线圈纵轴保持一致,并垂直于床面。

(3)成像中心:线圈中心对准甲状软骨,移动床面位置,使十字定位灯的纵横交点对准线圈纵横轴中点。即以线圈中心为采集中心,锁定位置,并送至磁场中心。

(4)嘱患者保持安静,平静呼吸,叮嘱患者尽量避免咳嗽或吞咽,以免产生伪影影响图像质量。确实无法控制咳嗽时,可在扫描间隙期进行动作(即机器没声音时)。

(5)其他参照 MRI 普通或增强检查。

3.检查后的护理要点

参照 MRI 普通或增强检查。

(三)胸部 MRI 检查护理要点

1.检查前准备要点

(1)呼吸训练:正确指导患者呼吸训练,耐心解释说明屏气重要性,使患者在实际检查过程中适应憋气扫描。

（2）其他内容参照 MRI 普通或增强检查。

2.检查中护理要点

（1）线圈选择：体表线圈或者专用心脏线圈。

（2）体位设计：患者仰卧在检查床上，头先进，人体长轴与床面长轴一致，双手置于身体两旁。

（3）成像中心：线圈中心对准胸部中点（胸骨柄切迹与剑突连线中点和正中矢状面），移动床面位置，使十字定位灯的纵横交点对准线圈纵横轴交点对准胸部中点，即以线圈中心为采集中心，锁定位置，并送至磁场中心。

（4）呼吸控制：呼吸门控放置于呼吸动度最大处，如呼吸动度过大，可加用腹带捆绑以限制患者的呼吸。

（5）在检查过程中，叮嘱患者尽量避免咳嗽或吞咽。

（6）其他参照 MRI 普通或增强检查。

3.检查后护理要点

参照 MRI 普通或增强检查。

（四）冠状动脉 MRI 检查护理要点

冠状动脉 MRI 受到心跳、呼吸等各种生理运动的影响，其成像质量与这些生理参数的控制密切相关，而患者在检查中的配合也至关重要。

1.检查前准备要点

（1）指导呼吸训练：呼吸运动是影响呼吸导航采集率的关键因素，直接影响图像的采集速度和质量。告知患者浅慢、均匀呼吸，避免深呼吸是冠状动脉检查成功的关键环节。耐心解释说明屏气重要性，使患者在实际检查过程中适应憋气扫描。

（2）控制心率：心率过快引起伪影是影响磁共振冠状动脉成像的主要因素之一，适当控制心率<75 次/分有助于减轻或消除冠状动脉的运动伪影。必要时给予 β 受体阻滞药（美托洛尔）口服，适当降低心率。

（3）其他参照 MRI 普通或增强检查。

2.检查中护理

（1）线圈选择：体表线圈或者专用心脏线圈。

（2）体位设计：患者仰卧在检查床上，头先进，人体长轴与床面长轴一致，双手置于身体两旁。

（3）成像中心：线圈中心对准胸部中点（胸骨柄切迹与剑突连线中点和正中矢状面），移动床面位置，使十字定位灯的纵横交点对准线圈纵横轴交点对准胸部中点。即以线圈中心为采集中心，锁定位置，并送至磁场中心。

（4）安放电极：嘱患者保持体位不动，心脏检查者正确安放电极，右上电极（黄色）放右锁骨中线，左上电极（绿色）左侧第 2 肋间，左下电极（红色）放心尖处。告知患者在扫描过程中体表线圈和身体下矩阵线圈有发热感，属正常现象。

（5）呼吸控制：呼吸门控放置于呼吸动度最大处。如呼吸动度过大，可加用腹带捆绑以限制患者的呼吸。

（6）其他参照 MRI 普通或增强检查。

3.检查后护理

参照 MRI 普通或增强检查。

（五）乳腺 MRI 检查护理要点

MRI 是目前诊断乳腺疾病重要的检查手段,但是由于其检查环境的特殊性、检查时间长、俯卧位,以及检查中需动态增强等因素导致患者不舒适,而影响图像质量。因此检查前护士准备质量、检查中患者的配合程度是检查成功与否的关键因素。

1.检查前准备要点

（1）更换开式检查服或病员服。

（2）建立静脉通道:选择适宜的注射部位,建立静脉留置针,保持畅通。

（3）心理护理和健康教育:重点向患者说明乳腺检查时间,俯卧位可能导致体位不舒适、胸部及面部皮肤的压迹,如有其他特殊不适,请及时告诉技师。

（4）乳管内乳头状瘤的患者可有乳头溢液的现象,溢液通常是血性、暗棕色或者黄色液体,会污染内衣,在检查前协助患者用温水拭去外溢的分泌物,避免污染检查线圈,必要时在线圈内铺上治疗巾。

（5）乳腺囊性增生病主要是由于女性体内雌、孕激素比例失调,临床突出表现是乳房胀痛和肿块,疼痛与月经周期有关,在月经前疼痛加重。可以采用预约检查,也就是错过周期性疼痛的时间进行检查。

（6）其他参照 MRI 普通或增强检查。

2.检查中护理要点

（1）线圈选择:乳腺专用线圈。

（2）体位设计:取俯卧位,将头置于专用海绵圈内,双乳自然悬垂入线圈内。双手上举或放身体两旁,膝部、足部垫上软枕以起到支撑作用。乳腺癌及乳腺纤维腺瘤患者如疼痛感明显,采用俯卧位同时把乳腺线圈的头侧垫高 15°～30°,以防止乳腺过度受压引起疼痛,尽量让患者保持舒适的体位,嘱患者保持体位不动。

（3）成像中心:线圈中心对准双乳头连线,移动床面位置,即以线圈中心为采集中心,锁定位置,并送至磁场中心。

（4）检查中注意保护患者的隐私。

（5）对乳腺癌术后体质虚弱的患者,检查中技师与护士重点观察呼吸情况,发现异常应及时处理。

（6）其他参照 MRI 普通或增强检查。

3.检查后护理

参照 MRI 普通或增强检查。

（六）腹部 MRI 检查护理要点

腹部 MRI 检查包括肝、胰腺、肾、前列腺、女性盆腔、尿路造影。

1.检查前准备要点

（1）消化道准备:腹部检查前需禁食、水 6～8 小时,尿路造影检查前 12 小时禁食、禁水,排便,禁服促进肠液分泌药物,如泻药等。

（2）正确指导呼吸训练:耐心解释说明屏气重要性,训练方式为深吸气-屏气-呼气,告知患者在扫描时需数次屏气,每次吸气幅度保持一致。另外,训练患者屏气最长时间达 22 秒,使患者在实际检查过程中适应憋气扫描。对一些屏气较差的患者,可采取加腹带及捏鼻的方法,使其被动屏气,也可获得很好的效果。

（3）盆腔检查者需要憋小便使膀胱充盈以便更好地显示盆腔脏器,女性在盆腔 MRI 检查前需取掉节育环。

（4）其他参照 MRI 普通或增强检查。

2.检查中护理要点

（1）线圈选择:体表线圈。

（2）体位设计:患者仰卧在检查床上,取头先进,体线圈置于腹部并固定于床缘,人体长轴与床面长轴一致,双手置于身体两旁或双手上举。

（3）成像中心:肝、胰腺线圈中心对准脐与剑突连线中点,肾、肾上腺线圈中心对准脐中心,盆腔线圈中心对准脐和耻骨联合连线中点,前列腺线圈中心对准脐和耻骨联合连线下 1/3 处前列腺中点。移动床面位置,开十字定位灯,使十字定位灯的纵横交点对准脐与剑突连线中点。即以线圈中心为采集中心,锁定位置,并送至磁场中心。

（4）其他参照 MRI 普通或增强检查。

3.检查后护理

参照 MRI 普通或增强检查。

（七）胰胆管水成像（MRCP）护理要点

1.检查前准备要点

（1）消化道准备:禁食、禁水 6 小时,可使胆胰管充分扩张,管壁显示清晰。

（2）对比剂准备:检查前 15 分钟左右饮温开水 300 毫升加枸橼酸铁铵泡腾颗粒铁剂 3 g（0.6 g 1 包）,或 100 毫升温开水中加入 1～2 毫升静脉用钆喷酸葡胺口服,目的在于抑制周围肠道水信号,使十二指肠充盈良好,从而使十二指肠壶腹及乳头显示清晰,能更准确地判断该处是否存在梗阻占位病变。

（3）减少胃肠道蠕动:必要时检查前 10～15 分钟肌内注射山莨菪碱注射液 10 mg,以减少胃肠道的蠕动,避免出现运动性伪影。

（4）呼吸训练:于检查前训练患者屏气（深吸气-屏气-呼气）,告知患者在扫描时需数次屏气,每次吸气幅度保持一致。另外,训练患者屏气最长时间达 22 秒.使患者在实际检查过程中适应屏气扫描,清晰显示胰胆管的结构及十二指肠的形态。耐心说明屏气的重要性,如屏气不成功,会影响图像质量与诊断。

（5）必要时镇静或镇痛:胆胰疾病的患者伴有不同程度的疼痛,对于耐受力差的患者,必要时按医嘱给予镇痛药或镇静药,以解除疼痛,防止过度疼痛影响检查质量。

（6）其他参照 MRI 普通或增强检查。

2.检查中的护理要点

（1）线圈选择:体表线圈。

（2）体位设计:患者仰卧在检查床上,头先进,体线圈置于腹部并固定于床缘,人体长轴与床面长轴一致,双手置于身体两旁或双手上举。

（3）成像中心:线圈中心对准脐与剑突连线中点,移动床面位置,开十字定位灯,使十字定位灯的纵横交点对准脐与剑突连线中点。即以线圈中心为采集中心,锁定位置,并送至磁场中心。

（4）患者制动:嘱患者在检查中避免咳嗽及身体运动,以免造成运动伪影。对于精神紧张的患者,此时再次耐心指导患者检查时如何配合,允许家属陪同,并采取腹部加压,盖上软垫或床单,以减少伪影的产生。

（5）对一些屏气较差的患者,可采取加腹带及捏鼻的方法,使其被动屏气,也可获得很好的效果。

（6）其他参照 MRI 普通或增强检查。

3.检查后的护理要点

参照 MRI 普通或增强检查。

（八）脊柱及四肢关节 MRI 检查护理

脊柱 MRI 检查包括颈椎、胸椎、腰椎、骶椎,髋关节,四肢关节包括肩关节、肘关节、腕关节、膝关节、踝关节等。

1.检查前准备要点

参照 MRI 普通或增强检查。

2.检查中护理要点

（1）线圈选择:根据不同的部位选择相应的线圈。颈椎选用颈线圈,胸椎、腰椎、骶椎、髋关节选用体表线圈,肩关节选用专用肩关节线圈,四肢关节选用专用四肢关节线圈。

（2）体位设计:脊柱 MRI 患者仰卧在检查床上,头先进,人体长轴与床面长轴一致,双手置于身体两旁。四肢关节 MRI 根据相应线圈和机器选择合适的检查体位。患者取仰卧位,用海绵垫垫平被查肢体并用沙袋固定,使患者舒适易于配合。单侧肢体检查时,尽量把被检侧放在床中心。可用体线圈行两侧肢体同时扫描,以便对照观察,或用特殊骨关节体表线圈。

（3）成像中心:颈椎成像中心在喉结处,胸椎对准双锁骨连线处,腰椎对准脐上两横指;肩关节对准喙突,下肢以踝关节为中心,膝关节以髌骨为中心,四肢关节成像中心应根据不同的关节部位而定。

（4）其他参照 MRI 普通或增强检查。

3.检查后护理要点

参照 MRI 普通或增强检查。

三、特殊患者 MRI 检查护理要点

（一）老年患者 MRI 检查护理要点

老年患者因机体器官功能逐渐减退,身体贮备能力下降,加上本身疾病因素、心肺功能不全、环境改变、MRI 噪声的影响,部分患者会出现紧张、焦虑、恐惧等不良情绪,给 MRI 检查带来了一定困难。因此,认真做好老年患者 MRI 检查前准备是检查成功的关键。

1.检查前准备要点

（1）患者评估:阅读申请单,评估患者病情、配合程度、精神状态,增强者重点评估过敏史和肾功能情况。仔细询问有无 MRI 禁忌证,因老年患者体内接受置入物的相对频率较高,常见的有冠状动脉支架、人造心脏瓣膜、血管夹、人工耳蜗、胰岛素泵等,对此类患者除详细阅读 MRI 申请单外,还需向患者及家属进一步核实,发现有疑问应及时与临床医师核实,确认体内置入物是非铁磁性材料方可进行检查。对携带动态心电图的患者择日安排检查。

（2）心理护理、健康教育:向患者及家属交代 MRI 检查环境、设备噪声特点、检查时间等,组织患者观看视频,了解整个检查过程,消除患者焦虑、紧张、恐惧的心理,使患者愿意接受 MRI 检查。要求患者检查过程中制动,任何轻微的动作如咳嗽、吞咽、喘息等均会造成图像伪影;嘱患者平稳呼吸,手握报警球,如有不适随时与医护人员沟通。

（3）呼吸训练：胸腹部检查需使用呼吸门控、心电门控及屏气扫描技术，老年患者反应迟缓、听力差，检查前需反复进行呼吸训练，对屏气扫描者要求扫描前深呼吸 3～5 次，吸气末进行屏气，尽可能延长屏气时间。必要时由家属协助患者完成呼吸训练。

（4）检查前排空膀胱。

（5）必要时镇静。

（6）其他参照 MRI 普通或增强检查。

2.检查中的护理要点

（1）体位设计：上检查床时，护士与技师注意搀扶患者，防止跌倒。

（2）专人陪同：必要时检查中专人陪同患者完成检查。

（3）患者监测：危重患者检查时启用心电门控或使用 MRI 专用指夹式脉搏血氧仪，监测生命体征的变化。必要时氧气枕低流量吸氧，保持呼吸道通畅。扫描过程中严密观察患者情况，话筒开放，随时询问有无不适。

（4）注意保暖：由于扫描房间温度较低，防止受凉引起咳嗽。

（5）告知患者检查时一定要保持不动防止移动体位和咳嗽等动作。

（6）其他参照 MRI 普通或增强检查。

3.检查后的护理要点

（1）检查结束后询问、观察患者有无不适，协助患者下检查床，做到"一动、二坐、三下床"。"一动"就是检查结束时四肢活动；"二坐"是在"一动"的基础上缓慢坐起；"三下床"是指扶患者下床并至安全位置休息以防跌倒，同时避免因体位突然改变引起不适。

（2）其他参照 MRI 普通或增强检查。

（二）幽闭症患者 MRI 检查护理要点

幽闭恐惧症是被幽闭在限定空间内的一种病态恐惧，是一种心理疾病，在 MRI 检查过程中经常可以遇到（占 5％～10％），部分患者主动放弃检查。产生原因：MRI 扫描仪中央孔洞幽闭狭长、光线暗淡、视野受限、扫描中噪声刺激、活动受限、较长的检查时间和担心检查结果不好。曾有神经系统病变、肥胖、心肺疾病的患者发生率较高。因此，针对性地做好幽闭恐惧症患者检查的全程管理是检查成功的关键。

1.检查前准备要点

（1）患者评估：阅读申请单，评估患者病情、配合程度、精神状态。对曾有幽闭恐惧症病史的患者，护士应了解其发生过程、发生程度、临床表现、检查结果等，做到心中有数。

（2）心理护理与健康教育：检查前多与患者沟通，简单介绍 MRI 原理及步骤，如检查环境、MRI 扫描孔径的大小、噪声强度、检查时间等，组织患者观看健康教育视频，使患者了解整个检查过程及配合方法。必要时让已检查成功的患者介绍检查中的体会。

（3）熟悉环境：检查前让患者进检查室观看其他患者的检查过程，感受一下 MRI 噪声的特点，测试患者是否能承受。

（4）演示报警球的使用方法。机房播放轻音乐，分散患者注意力。

（5）药物控制：经准备仍无法完成检查者，在患者及家属同意后遵医嘱使用镇静药。

（6）其他参照 MRI 普通或增强检查。

2.检查中配合要点

（1）抚摸患者的肢体：可让家属陪同一起进入扫描室，让家属握住患者的手或抚摸患者的肢体使其有安全感。

(2)随时沟通:医务人员在检查时可通过话筒和患者保持通话,让患者感觉到近距离的接触,心情自然会放松。

(3)保护听力:让患者戴上耳塞,播放舒缓的音乐。

(4)改变体位:如仰卧位改为俯卧位,头先进改为足先进等。

(5)必要时吸氧:对检查前诉有头晕、胸闷、心悸者可给予氧气袋低流量吸氧。

(6)患者进入磁体腔之前嘱其闭上眼睛或戴上眼罩使患者不知道自己在密闭环境中,或者让受检者俯卧位抬高下巴,使其可以看到磁体腔外的环境,同时在磁体内安装反光镜,可以使患者看到磁体外的环境,分散患者的注意力。

(7)打开扫描孔内的灯,增加空间感。

(8)操作者要技术娴熟,定位准确,合理缩短检查时间,必要时可采用快速成像序列以缩短扫描时间。

(9)其他参照 MRI 普通或增强检查。

3.检查后的护理要点

(1)检查完后立即将患者退出检查床,同患者交谈,给予鼓励、表扬等,缓解其紧张、恐惧、焦虑心理。

(2)其他参照 MRI 普通或增强检查。

(三)气管切开患者 MRI 检查护理要点

气管切开患者由于丧失了语言交流及呼吸道完整性,气道内分泌物多,检查时平卧位导致分泌物不易排出,而引起呛咳、呼吸不畅、缺氧等症状,使患者无法顺利完成检查,因此做好气管切开患者 MRI 检查全程的气道管理非常重要。

1.检查前准备要点

(1)患者预约:开设绿色通道,临床医师确定患者是否能完成 MRI 检查,提前将检查信息传至 MRI 室,提前电话通知并送入检查单。迅速阅读检查单,提前录入患者信息,确认患者到达时间。

(2)评估核对:患者到达检查室快速核查信息、评估病情(生命体征、意识、呼吸道是否通畅、有无气道危险)、配合程度等,详细询问病史(手术史、检查史、过敏史),筛选高危人群。将金属套管更换为一次性塑料套管,并妥善固定。

(3)患者沟通:可采用笔、纸、写字板等工具,让患者将自己的感受、想法写出来进行交流。对于文化层次比较低的患者,仔细观察患者的表情、手势,并鼓励其重复表达,与家属配合能起到很好的交流及配合作用。

(4)清理呼吸道:进入 MRI 检查室前充分吸氧、吸痰,保持呼吸道通畅,防止检查时患者呛咳导致检查失败。

(5)备好氧气袋持续给氧,维持有效的血氧饱和度。

(6)其他参照 MRI 普通或增强检查。

2.检查中护理要点

(1)体位设计:由医师、技师与护士共同将患者转移到检查床,动作要轻,将头放于舒适的位置,避免咳嗽。

(2)专人陪同:由医师、护士或家属陪同患者完成检查。

（3）患者监测：检查时启用心电门控或使用 MRI 专用指夹式脉搏血氧仪，监测生命体征的变化。必要时给予氧气枕低流量吸氧，保持呼吸道通畅。扫描过程中严密观察患者情况，发现异常立即处理。

（4）注意保暖：由于扫描房间温度较低，防止患者因受凉引起咳嗽。

（5）对于清醒的患者告知检查时一定要保持不动，防止移动体位和咳嗽等动作。

（6）其他参照 MRI 普通或增强检查。

3.检查后护理要点

（1）检查结束后将患者安全转移至平车上，再次评估患者情况，必要时清理呼吸道，在医师或护士的陪同下将患者安全送回病房。

（2）其他参照 MRI 普通或增强检查。

(四)机械通气患者 MRI 检查护理要点

MRI 检查由于环境及设备的特殊性，检查中观察患者存在盲区，一些监测设备及抢救设备无法进入检查室，如何保证机械通气患者 MRI 检查的安全性是目前面临的难题。

1.检查前准备要点

（1）风险评估：由医师与家属详谈 MRI 检查的必要性与危险性，由家属签字同意后方可安排检查。主管医师认真评估及权衡检查的必要性与转送风险，制订检查计划。要求医师将金属气管导管更换为一次性塑料气管导管，并妥善固定。

（2）患者预约：开设绿色通道，临床医师确定患者是否能完成 MRI 检查，提前将检查信息传至 MRI 室，提前电话通知并送入检查单。迅速阅读检查单，确认患者到达时间，并向医师确认检查方式（平扫或增强），预先安置好留置针。

（3）检查前需遵医嘱查血气分析，在血氧饱和度及生命体征较稳定情况下由护士和医师陪同检查，更换专用的便携式小型呼吸机或简易呼吸器。

（4）MRI 专用呼吸机准备：接通电源、开机、氧气充足、自检、设置患者体重、测试管道的密闭性、根据病情设置模式。

（5）评估核对：患者到达检查室后快速核查信息、评估病情（生命体征、意识、呼吸道是否通畅、有无气道危险），详细询问病史（手术史、检查史、过敏史），筛选高危人群。并填写危重患者检查记录单。

（6）清理呼吸道：进入 MRI 检查室前充分吸氧、吸痰，保持呼吸道通畅。分离普通呼吸机管道，接好 MRI 专用呼吸机管道，调节参数，观察呼吸机运行是否正常，观察生命体征情况，并做好记录。

（7）嘱陪同医师、家属去除患者身上的一切金属异物，包括监护仪、微量泵等急救设备。护士运用金属探测器再次检查，确认患者身体无金属异物的存在。

（8）家属准备：询问家属有无手术史，禁止体内安有金属异物的陪护进入检查室，并取下身上的一切金属物品，护士运用金属探测器再次检查以确保安全。并交代家属所有转运患者的工具不能进入检查室，并指导转运方法。

（9）保持静脉补液通畅，暂时夹闭其他引流管。

（10）其他参照 MRI 普通或增强检查。

2.检查中护理要点

（1）体位设计：由医师、技师与护士共同将患者安全转移到检查床，动作要轻，将头放于舒适的位置;并将呼吸机放置于检查室指定的位置,妥善放置呼吸机管道及引流管,防止脱落,并观察呼吸机是否能正常运行。

(2)专人陪同:由医师、护士或家属陪同患者完成检查。

(3)患者监测:检查时启用心电门控或使用 MRI 专用指夹式脉搏血氧仪,监测生命体征的变化。检查时医师、护士定时巡视,重点观察血氧饱和度的变化、呼吸机运行情况,并做好记录。

(4)注意保暖:由于扫描房间温度较低,注意保暖,防止患者因受凉引起咳嗽。

(5)对于清醒的患者告知检查时一定要保持不动,防止移动体位和咳嗽等动作。

(6)其他参照 MRI 普通或增强检查。

3.检查后护理要点

(1)检查结束后将患者安全转移至平车上,检查管道有无脱落,开放引流管并妥善放置。

(2)再次评估者气道是否通畅,生命体征是否平稳,清理呼吸道后分离专用呼吸机管道,接好普通呼吸机管理;连接心电监护仪、微量泵等,在医师或护士的陪同下将患者安全送回病房。

(3)检查后整理呼吸机,消毒呼吸机管理,及时充氧备用,做好使用记录。

(4)其他参照 MRI 普通或增强检查。

(五)癫痫患者 MRI 检查护理要点

癫痫是大脑神经元突发性异常放电,导致短暂的大脑功能障碍的一种慢性疾病。MRI 技术是目前诊断癫痫疾病的首选方法。但由于 MRI 检查时间长、噪声大、空间密闭等因素,检查中可能会诱发或突发癫痫发作,存在安全隐患。如何确保癫痫患者 MRI 检查中的安全性,是目前 MRI 室护士应解决的问题。

1.检查前的准备要点

(1)患者评估:认真阅读检查单,针对有癫痫病史的患者 MRI 护士应详细询问癫痫发作症状、发作时间、持续时间、有无规律、服药情况、诱发因素等。评估患者是否能进行 MRI 检查。

(2)医师沟通:对于癫痫频繁发作的患者,护士应与临床医师沟通,告知癫痫患者 MRI 检查中发作的风险,检查前进行对症处理,待症状控制后再检查,最好由医师陪同到 MRI 室检查。

(3)心理护理与健康教育:癫痫患者因反复发作,治愈困难,给患者及家属带来巨大的经济负担和精神压力。应加强与患者的沟通,给予心理辅导,告知患者 MRI 检查的必要性、注意事项、检查时间及配合要领。检查前应告知患者适当进食,避免饥饿与脱水;避免过度疲劳,保持充足的睡眠;勿大量饮水;禁饮酒;防止滥用药物与突然停药等。

(4)环境及物品准备:MRI 机房温度设置在 $22 \sim 24$ ℃,检查区光线柔和舒适,通风效果要好;准备眼罩,减少光线的刺激;准备棉球或耳塞。尽量减少刺激,防止癫痫发作。检查前让患者进检查室感受一下 MRI 噪声的特点,看患者是否能适应。

(5)准备好急救物品、药品,重点准备氧气袋和地西泮。

(6)演示报警球的使用方法,告知患者检查中如出现发作先兆症状,请按报警球。

(7)药物控制:对于癫痫频繁发作的患者,检查前遵医嘱给予静脉缓慢推注地西泮后立即检查。同时技师、护士加强观察,防止出现呼吸抑制。

(8)其他参照 MRI 普通或增强检查。

2.检查中护理要点

(1)专人陪同:由医师、护士或家属陪同患者完成检查。让家属握住患者的手或抚摸患者的肢体使其有安全感。

（2）随时沟通：医务人员在检查时可通过话筒和患者保持通话，让患者感觉到近距离的接触，心情自然会放松。

（3）患者监测：医师、护士定时巡视，重点观察有无癫痫发作先兆，当出现癫痫发作时，立即停止检查，退出并降低检查床，陪同人员站在检查床两边，避免患者坠床，通知医师的同时立即静脉缓慢推注地西泮，头偏向一侧，保持呼吸道通畅，高流量吸氧。必要时迅速将压舌板或者纱布成卷垫在患者上下牙齿中间，预防牙关紧闭时咬伤舌部。待患者抽搐痉挛控制后，迅速将患者转移到抢救室处理与观察，并做好记录。抢救时禁止将铁磁性抢救设备带入磁体间。

（4）注意保暖：由于扫描房间温度较低，防止患者受凉诱发癫痫发作。

（5）其他参照 MRI 普通或增强检查。

3.检查后护理要点

（1）检查完后立即将患者退出检查床，安排患者到候诊室休息，无任何不适方可离开。对于检查中有癫痫发作的患者，待病情平稳后由专人送回病房。

（2）其他参照 MRI 普通或增强检查。

（六）躁动患者 MRI 检查护理要点

躁动是意识障碍下以肢体为主的不规则运动，表现为患者不停扭动肢体，或大声叫喊等，是颅脑功能区损伤或病变后出现的精神与运动兴奋的一种暂时状态。MRI 检查是诊断颅脑疾病的重要手段，由于 MRI 检查环境的特殊性，检查前患者的准备质量是保证躁动患者顺利完成检查的关键。

1.检查前准备要点

（1）开通绿色通道：提前电话预约，告知检查相关事宜、注意事项、检查时间。

（2）患者评估：阅读检查申请单、核对信息、询问病史，评估病情及配合程度。了解患者躁动的原因，如颅脑外伤（额叶或颞叶脑挫伤、蛛网膜下腔出血等）、术后疼痛、颅内压增高、缺氧（呼吸道分泌物阻塞气道）、昏迷患者尿潴留、管道的刺激（气管插管、气管切开等）等。

（3）医师沟通：对于躁动的患者，护士应与临床医师沟通，告知躁动患者 MRI 检查中的风险，提前使用镇静药、镇痛药，提供护理干预，待患者安静后立即安排检查。最好由医师陪同到 MRI 室检查。

（4）环境及物品准备：声、光、冷的刺激可诱发患者躁动的发生，检查前调节室温、光线调暗、准备好棉球和或耳塞。尽量减少刺激。

（5）其他内容参照 MRI 普通或增强检查。

2.检查中的护理要点

（1）体位设计：技师与护士转运患者时动作要轻、快、稳，妥善固定肢体。

（2）专人陪同：检查时由家属陪同，适当固定患者的肢体，指导家属正确的按压方法，防止坠床。

（3）快速扫描：由经验丰富的技师采用快速扫描方式进行检查，检查时间不宜过长。

（4）推注对比剂时密切观察穿刺部位有无肿胀和肢体回缩现象，及时发现对比剂渗漏先兆，确保高压注射的安全。

（5）患者监测：医师、护士定时巡视，观察呼吸是否平稳，监测血氧饱和度的变化，并做好记录。

（6）其他参照 MRI 普通或增强检查。

3.检查后的护理要点

参照 MRI 普通或增强检查。

四、小儿及胎儿 MRI 检查护理要点

小儿由于意志力、自觉性、自制力差,加上患儿自身躯体疾病、环境改变和 MRI 设备噪声大、检查耗时长等因素导致部分患儿不能顺利地完成 MRI 检查。因此,做好小儿 MRI 检查的准备是决定检查成功与失败的关键。

(一)小儿 MRI 普通检查护理要点

1.检查前准备要点

(1)患儿评估:阅读申请单,评估患儿病情、配合程度、精神状态、有无 MRI 检查禁忌证等。

(2)家属的沟通:向家属交代由于 MRI 检查环境的特殊性、设备噪声大、检查耗时长等因素,使检查很难达到一次性成功,希望家属要有耐心,积极配合护士做好检查前的准备。重点告知家长镇静的目的、方法、重要性及配合技巧。检查时可由家长陪同患儿完成检查。

(3)检查镇静:一部分患儿在自然睡眠时行检查时容易惊醒,一部分患儿因无法入睡或伴有幽闭恐惧症不能配合完成检查.对上述患儿都需要进行镇静治疗。护士根据设备检查情况合理安排患儿镇静时间,一旦熟睡立即安排检查,尽量避免重复使用镇静药。镇静具体方法及护理参照小儿 CT 镇静的相关内容。

(4)饮食要求:婴儿检查前 0.5 小时不可过多喂奶,防止检查时溢乳导致窒息发生。需行监测麻醉者需禁食、水 4～6 小时。

(5)需镇静的患儿在入睡前指导或协助家长取出患儿身上一切金属物品,技师与护士共同确认无金属异物的存在。

(6)脑肿瘤伴颅内高压者应先采取降颅压措施,防止检查中患儿出现喷射性呕吐而造成窒息与吸入性肺炎。

(7)婴幼儿患者检查前应更换尿裤。

(8)其他参照成人 MRI 普通检查。

2.检查中护理要点

(1)体位设计:动作轻柔,采取平卧位;对监测麻醉的小儿,去枕平卧,肩下垫一小薄枕,头偏向一侧,保持呼吸道通畅(头部检查除外)。适当固定肢体,避免检查期间突然不自主运动造成检查失败。

(2)专人陪同:检查中专人陪同患儿检查,监测麻醉的小儿由麻醉师陪同。

(3)患儿监测:危重或镇静的患儿检查时启用心电门控或使用 MRI 专用指夹式脉搏血氧仪,监测生命体征的变化。氧气枕常规低流量吸氧,保持呼吸道通畅。

(4)注意保暖:由于扫描房间内温度较低,患儿体温调节功能不完善,对温度差异很敏感,因此应注意保暖,防止受凉。

(5)防止灼伤:检查中患儿身体(皮肤)不能直接接触磁体洞壁及导线,以防止患者灼伤。患儿两手不要交叉放在一起,也不要与身体其他部位的皮肤直接接触,以减少外周神经刺激症状的出现。

(6)其他参照成人 MRI 普通检查。

3.检查后护理要点

(1)患儿监测:检查后将镇静的患儿抱入观察室,待患儿清醒、能辨别方向、生命体征平稳后方可离开。

(2)其他参照成人 MRI 普通检查。

(二)小儿 MRI 增强检查护理要点

1.检查前护理要点

(1)患儿评估:阅读申请单,评估患儿病情、配合程度、精神状态、有无过敏史等。测患儿体重、生命体征(记录在申请单上)。

(2)家属沟通:重点向家属说明增强检查的必要性,告知注射对比剂瞬间可能出现的异常反应。

(3)合理水化:增强检查前 4 小时内根据病情及患儿年龄大小,给予合理水化。但需镇静或监测麻醉的小儿检查前要禁食、禁水 4～6 小时。

(4)由家属签署钆对比剂增强检查知情同意书。

(5)建立静脉通道:选择直径较粗的头皮静脉或外周静脉,置入适宜的留置针,妥善固定,肘部穿刺时防止弯曲。

(6)其他参照小儿 MRI 普通检查和成人增强检查。

2.检查中护理要点

(1)体位设计:根据检查要求放置手的位置,注意体位的摆放和高压管道的长度,避免移床过程中高压管道打折或牵拉造成留置针脱出。适当固定肢体,避免检查期间突然不自主运动造成检查失败。

(2)患儿监测:观察使用对比剂后患儿的反应,发现异常及时处理。

(3)防止对比剂渗漏:注射对比剂前手动注入生理盐水 3～5 毫升,观察穿刺部位有无疼痛、红、肿现象,患儿有无因疼痛引起肢体的回缩,确保留置针安全无渗漏方可高压注入对比剂。注药时严格控制速度、压力和量。对睡眠中的患儿,检查时同时固定好非检查部位,以免推药时患儿突然惊醒躁动使检查失败。检查时患儿若出现异常,立即停止推药,及时处理。

(4)其他参照小儿 MRI 普通检查和成人增强检查。

3.检查后护理要点

参照小儿 MRI 普通检查和成人增强检查。

(三)胎儿 MRI 检查护理要点

1.检查前准备要点

(1)孕妇的评估:阅读申请单,评估孕妇的一般情况及配合程度。仔细询问有无磁共振检查禁忌证。排除幽闭恐惧症,孕妇如有幽闭恐惧症,采用仰卧位可能会加重症状。

(2)饮食要求:检查前孕妇需禁固态食物 3 小时以上,禁流质 2 小时以上,因为食物消化后肠内可出现伪影,影响诊断。

(3)适应环境:让孕妇熟悉检查的环境和空间,使其在检查前有充分的思想准备,以便于很好地配合。

(4)心理护理与健康教育:护士应简单告知孕妇及家属 MRI 的原理、安全性、检查过程以及强调 MRI 检查的禁忌证。通过各种方式了解孕妇的心理状态,并针对性地进行疏导和帮助,消除孕妇紧张心理,更好地配合检查。

（5）呼吸训练：孕妇的身体移动、呼吸运动等都会严重影响图像质量。检查时可以使用屏气扫描序列克服孕妇呼吸运动的影响。所以做好孕妇的呼吸、屏气训练非常重要。

（6）其他参照成人 MRI 普通检查和增强检查。

2.检查中护理要点

（1）线圈选择：体表线圈。

（2）体位设计：患者仰卧在检查床上，头先进，体线圈置于腹部并固定于床缘，人体长轴与床面长轴一致，双手置于身体两旁或双手上举。询问体位舒适情况，嘱孕妇在检查中避免咳嗽及身体运动，以免造成运动伪影。

（3）成像中心：线圈中心对准腹部隆起处，扫描以胎儿为中心，移动床面位置，开十字定位灯，使十字定位灯的纵横交点对准脐与剑突连线中点。即以线圈中心为采集中心，锁定位置，并送至磁场中心。

（4）随时沟通：再次交代检查中注意事项，嘱其放松心情、耐心检查，告知此检查安全、对腹内胎儿也无放射损伤。

（5）检查中因平卧位可能会导致膈肌上移、肺受压，造成孕妇轻度呼吸困难，可给予孕妇低流量吸氧。

（6）听力保护：提供听力保护装置（比如耳塞、棉球或 MRI 专用耳麦等），保护受检者听力。针对检查中机器的噪声，给孕妇播放喜欢的音乐，减轻其紧张情绪。

（7）其他参照成人 MRI 普通检查和增强检查。

3.检查后护理要点

参照成人 MRI 普通检查和增强检查。

（戚红美）

第八章　手术室护理

第一节　手术室护理的发展趋势

手术室护理的发展趋势必将呈现更显著的专业特性,体现在知识特性、技能特性和专业自主性等多个方面。手术室护理人员要具备更丰富、更全面的专业知识,以便为临床工作提供依据和指导。手术室护理人员应掌握更多技能和方法,配合手术的顺利进行,为患者提供全方位的围术期护理,同时发现问题、解决问题,不断提高护理质量。手术室护理将不断专业化、独立化,在外科治疗领域承担起独特的功能和作用。

一、完善围术期护理的职能

自 1975 年美国手术室护理协会(AORN)和美国护理协会(ANA)共同出版了《手术室护理实施基准》,即明确了手术室护理工作已经转向围术期的护理。患者在护士眼中不再是分离的器官,而是整体的人;手术室护理不再是简单的准备和传递器械,而是包括了术前、术中和术后整个过程,给予患者生理和心理全方位的支持和照顾。

近年来,许多医院实行了包括术前访视、术中配合和术后随访 3 个环节的工作模式,并根据患者的实际情况制订具体的、个性化的整体护理措施,取得了良好的效果。其中,术前访视成为非常重要的环节之一,并受到越来越多的重视。术前访视的内容主要为患者手术相关信息的收集、各种手术注意事项的宣教,以及手术室护士与患者的熟悉和沟通。形式主要为口头讲解,配合知识图片和文字说明,以及手术室现场的参观等。通过有效的术前访视,缓解了手术患者的心理压力,增加了患者对手术室护士的信任和配合,能够帮助患者顺利渡过手术期。在术前访视的实施过程中,还需要进一步统一术前访视的程序,增加专科化知识内涵,提高护患沟通技巧,达到最佳的护理效果。

术后随访是手术室护理工作的延伸,其方式和内涵也不断发展。其中,由手术室或者麻醉科的护理人员在术后进入病房,了解患者精神状况、切口、有无发热及其他异常情况,询问患者疼痛及其他的感受,是否有疑问或者心理困惑等,并进行健康教育,解决存在的问题。同时,对于手术室护理工作的满意度调查也可借助这种方式开展。通过术后随访,可以进一步了解和掌握相关工作的现状,发现问题,提出调整和改进策略,以细化患者手术护理满意度专项工作,促进手术室优质护理工作的开展,提高护理质量。

二、加强多学科间的团队协作

手术室作为医疗诊疗工作的重要部门,是医院进行多科协作、集中治疗的特殊科室。手术团队是指手术医师、麻醉师及手术室护士。团队成员从准备手术、术前核对、到术中配合及术后随访,都必须密切联系,相互合作。手术室护士不再是"外科医师助手"的角色,而是逐渐转变为"手术合作者"的角色。通过有效的团队协作,有效缩短手术时间,提高手术效率。加强成员间的相互理解和沟通,把团队的任务化为自己的任务,增强凝聚力和战斗力。降低医疗不良事件的发生,整合现有资源,相互支持,以灵活积极、集思广益的方法解决复杂的问题。

手术室护士的参与意识和团队概念应逐步加强,不再是被动、盲目、机械地传递手术器械,而是主动积极地参与手术,包括术前的病例讨论和方案制订、术中突发情况的处理及术后辅助支持工作。在与医师的协作中,如何相互信任、有效沟通、建立自信心是关键。手术室护士需要不断学习新知识、新技术、新设备,掌握手术进展,满足医师需求。在与麻醉医师的协作中,除了分工明确,还需发展多种形式的相互配合,包括麻醉前患者的安抚、麻醉中体位的配合、监测中各项指标的观察、手术中相关情况的沟通,进一步保证手术顺利、安全地进行。在与护理人员、实习学员及其他工作人员的相互协作中,需增强、主动意识,相互尊重,以诚相待,取长补短,相互补充,将手术室护理工作作为一个整体来完成。

总之,手术医疗工作是一个共同整体,手术医师、护士、医技人员和其他辅助人员、行政人员共同合作,缺一不可。作为一个团队,需探讨和建立以患者为中心的"共同目标",加强"领头雁"的领导和协调作用。在科技不断发展、患者法律意识不断增强的现状下,无论临床、科研和教学工作都要求大家整合团队优势,发挥团队精神,充分调动全体人员的积极性和创造性,使手术室护理工作更为整体化和系统化。

三、拓展和细化专科护理内涵

随着现代外科医疗分科越来越细,在手术室也出现了各个不同专业领域的专科护士。手术室专科护士是指在特定的外科领域能深入掌握相关知识和技能,熟练配合各个专科领域的特殊手术,如骨科专科护士、神经外科专科护士、心脏外科专科护士、泌尿外科专科护士等。手术室护士的专科化是配合手术技术不断发展、器械设备迅速更新的必然趋势;在一些医院试行手术室护士专科化的经验证明,专科化的护理使护士能够更快熟悉高、新仪器的使用和保养,更快掌握各种特殊手术的配合技巧,更好了解外科医师的习惯和方法,使手术配合更为默契,提高了护理工作质量,增加了医护合作的满意度。

手术室专科护士的运作模式和培训方式目前尚未统一;各家医院正在积极摸索和探讨中。对于专科护士的培养,需采取阶段式、分层次的计划,建立多种形式结合的培训课程,迅速地提高专业技能,以应对专科知识不断细化和深入、手术方式不断创新、各种专科仪器设备更新换代的发展现状。在运作模式上,需建立完整的认证、考核、奖励机制,从而规范地培养和使用专科护士,确保其工作效果,鼓励更多的护士努力学习钻研技术,促进手术室护理专科化、专业化的进程。

在专科护士的培养和使用中,还需要解决好"专才"和"通才"的问题,以全科轮转和专科提升交替进行的方式排班,以最大限度节约人力资源,保证护士既能完成各种应急情况的处置和急诊手术的任务,又能在专科层面提供更优质的服务。

四、继续强化手术室风险管理机制

手术室是一个比较复杂的环境,随处可能存在安全隐患。手术安全是医疗质量的重要环节之一。手术虽然分大小,但风险无处不在。在 2007－2010 年发布的"患者安全目标"中,将手术安全作为重要内容,其中包括严格执行查对制度、提高患者身份识别的准确性、严格防止手术患者、手术部位错误等。

风险管理机制是一套循环的科学方法,包括对潜在的危险因素进行识别、评估,采取正确行动的一系列过程。手术室护理人员应该不断强化风险意识,防患于未然,最大限度保证患者及其他人、财、物的安全。对于任何一台手术,护理人员均应采取严谨的工作态度,严格执行各项规章制度和操作规范,做到细致入微,严禁马虎从事。手术室护士要以科学的工作态度,加强观察和总结,开展调查和研究,发现手术室护理工作的特点、难点,引进和采用先进的方法,才能从根本上发现和解决安全隐患。

手术室应急处置预案,并进行培训和演习具有重要的意义。手术室突发各种意外情况时,如停水、停电、失火、有害物质泄漏等,应根据事先制订和演练的应急预案立即处置。对于手术患者突发的重大病情变化,如患者心搏骤停、大出血、变态反应等,应根据医疗指南迅速采取有效急救措施。因此,预案的制订应科学、实用,有预见性,并简明、易懂、易记、易操作,经过反复演习和培训,做到分工清楚,各司其职,人人掌握,才能最大限度减少突发事件的危害,保护生命及财产的安全。

五、实现多种方式的教学和培训

手术室教学工作是保持专业可持续发展的重要环节。一直以来,手术室带教多采取"师徒式"的传统模式。由于手术室工作性质和环境较为特殊,涉及理论知识面广,操作专科性强,无菌技术要求高,加上工作节奏快,造成了手术室教学工作的困难。另外,随着手术室护理专业的发展,对于专业自主性、评判性思维、综合运用知识解决问题能力等的培养越来越重视,给传统教学方式带来更大的挑战。因此,需要发展多种科学、有效的教学和培训方式,以迅速提高年轻护士及实习学生的工作能力,帮助他们尽快进入工作角色,承担起手术室护理的重任。

临床能力的培训是教学工作的重点。除了各个单项的操作技能,还应特别注重模拟情景下的训练,结合有条件时的实地演练,使接受培训的对象能够感受到真正的场景和氛围,并能综合、灵活运用多种技能,理解护理的动态性和现实的多变性,实现与临床工作的无缝衔接。

各种"软技能",即非技术技能,主要包括合作、领导、管理、情景以上和决策等能力,也是手术室护士非常重要的培训内容之一。护理软技能反映个人的基本素质和经验的积累、表达。具体的培训内容包括合作技能、沟通技能、礼仪规范、观察思维、心理素质等,通过概念的建立、意识和态度的改变、具体方法的传授、模拟训练和演示等,使手术室护士不但具备扎实的理论知识和技术能力,还善于团队协作、调节人际关系、组织协调、自我管理,建立护士良好的内外兼修的形象。

（宋　建）

第二节　手术室规章制度

随着科技的不断发展,外科手术也日益更新、不断完善,新技术、新设备不断投入临床使用,对手术室提出了更高的要求,手术室必须建立一套科学的管理体系和严密的组织分工,健全的规章制度和严格的无菌技术操作常规,创造一个安静、清洁、严肃的良好工作环境。由于手术室负担着繁重而复杂的手术医疗和抢救患者的工作,具有工作量大,各类工作人员流动性大等特点,造成手术室工作困难。因而,要求各类工作人员务必严格贯彻遵守手术室各项规章制度。

一、手术室管理制度

(一)手术室基本制度

(1)为严格执行无菌技术操作,除参加手术的医疗人员和有关工作人员外,其他人员一律不准进入手术室(包括直系家属)。患有呼吸道感染,面部、颈部、手部有创口或炎症者,不可进入手术室,更不能参加手术。

(2)手术室内不可随意跑动或嬉闹,不可高声谈笑、喊叫,严禁吸烟,保持肃静。

(3)凡进入手术室人员,必须按规定更换手术室专用的手术衣裤、口罩、帽子、鞋等。穿戴时头发、衣袖不得外露,口罩遮住口鼻;外出时更换指定的外出鞋。

(4)手术室工作人员,应坚守工作岗位,不得擅离、接私人电话和会客,遇有特殊情况必须和护士长联系后,把工作妥善安排,方准离开。

(二)手术室参观制度

如无教学参观室,必须进入手术室者,应执行以下制度。

(1)外院来参观手术者必须经医务科同意;院内来参观者征得手术室护士长同意后,方可进入手术室。

(2)学员见习手术必须按计划进行,由负责教师联系安排。

(3)参观及见习手术者,先到指定地点,更换参观衣裤、帽子、口罩及拖鞋。

(4)参观及见习手术者,手术开始前在更衣室等候,手术开始时方可进入手术间。

(5)参观及见习手术者,严格遵守无菌原则,接受医护人员指导,不得任意走动和出入。

(6)每一手术间参观人员不得超过2人,术前1天手术通知单上注明参观人员姓名。

(7)对指定参观手术人员发放参观卡,持卡进入,用后交回。

(三)更衣管理制度

(1)手术人员包括进修医师进入手术室前,必须先办理登记手续,如科室、姓名及性别等,由手术室安排指定更衣柜和鞋柜,并发给钥匙。

(2)进入手术室先换拖鞋,然后取出手术衣裤、帽子和口罩到更衣室更换,穿戴整齐进入手术间。

(3)手术完毕,交回手术衣裤、口罩和帽子,放入指定衣袋内,将钥匙退还。

(4)管理员必须严格根据每天手术通知单、手术者名单,发给手术衣裤和更衣柜钥匙,事先未通知或未写入通知单内的人员,一律不准进入手术室。

（四）更衣室管理制度

（1）更衣室设专人管理,保持室内清洁整齐。

（2）脱下的衣裤、口罩和帽子等放入指定的袋内,不得随便乱扔。

（3）保持淋浴间、便池清洁,便后立即冲净,并将手纸丢入筐内,防止下水道阻塞。

（4）除参加手术人员在工作时间使用淋浴外,任何人不得随意使用淋浴并互相监督。

（5）参加手术人员应保持更衣室清洁整齐,严禁吸烟,谨防失火,随时关紧水龙头和电源开关,爱护一切公物。

二、手术室工作制度

（一）手术间清洁消毒制度

（1）保持手术间内医疗物品清洁整齐,每天手术前后,用固定抹布擦拭桌面、窗台、无影灯及托盘等,擦净血迹,拖净地面,通风消毒。

（2）手术间每周扫除 1 次,每月彻底大扫除 1 次,扫除后空气消毒,并做空气细菌培养。手术间拖把、敷料桶等应固定使用。

（3）每周室内空气培养 1 次,每立方米细菌数不得超过 500 个。如不合格,必须重新关闭消毒,再做培养,合格后方可使用。

（4）污染手术后,根据不同类型分别按消毒隔离制度处理。

（二）每天手术安排制度

（1）每天施行的常规手术,由手术科负责医师详细填写手术通知单,一式 3 份,于手术前 1 天按规定时间送交手术室指定位置。

（2）无菌手术与污染手术应分室进行,若无条件时,应先做无菌手术,后做污染手术。手术间术后必须按消毒隔离制度处理后方可再使用。

（3）临时急诊手术,由值班负责医师写好急诊手术通知单送交手术室。如紧急抢救危重手术,可先打电话通知,手术室应优先安排,以免延误抢救时间,危及患者生命。

（4）夜间及节假日应有专人值班,随时进行各种急诊手术配合。

（5）每天施行的手术应分科详细登记,按月统计上报。同时经常和手术科室联系,了解征求工作中存在的问题,研究后及时纠正。

（三）接送患者制度

（1）接送患者一律用平车,注意安全,防止坠床。危重患者应有负责医师陪送。

（2）接患者时,遵守严格查对制度,对床号、住院号、姓名、性别和年龄,同时检查患者皮肤准备情况及术前医嘱执行情况,衣裤整洁,嘱解便后携带患者病历和输液器等,随时推入手术室。患者贵重物品,如首饰、项链、手表等不得携入手术室内。

（3）患者进入手术室后必须戴手术帽,送到指定手术间,并与巡回护士当面交接,严格做好交接手续。

（4）患者进入手术间后,卧于手术台上,防止坠床。核对手术名称和部位,防止差错。

（5）患者步行入手术室者,更换指定的鞋、帽后护送到手术间,交巡回护士做好病历物品等交接手续。

（6）危重和全麻患者,术后由麻醉医师和手术医师送回病房。

（7）护送途中,注意保持输液通畅。到病房后详细交代患者术后注意事项,交清病历和输液输血情况及随带的物品,做好交接手续并签名。

(四)送标本制度

(1)负责保存和送检手术采集标本,放入10%甲醛溶液标本容器内固定保存,以免丢失。

(2)对病理申请单填写不全、污染、医师未签字的,通知医师更正,2天内不改者按废弃标本处理。

(3)负责医师详细登记患者姓名、床号、住院号、科室、日期,在登记本上签名,由手术室专人核对,每天按时与病理科交接,查对后互相签名。

(五)借物制度

(1)凡手术室物品、器械,除抢救外一律不准外借。特殊情况需经医务科批准方可外借。

(2)严格执行借物登记手续,凡经批准或经护士长同意者,应登记签字。外借物品器械如有损坏或遗失,及时追查,照价赔偿。

(3)外借物品器械,应消毒处理后方可使用。

(六)安全制度

(1)手术室电源和蒸气设备应定期检查,手术后应拔去所有电源插头,检查各种冷热管道是否漏水漏气。

(2)剧毒药品应标签明确,专柜存放,专人保管,建立登记簿,经仔细检对后方能取用。

(3)各种易燃药品及氧气筒等,应放置指定通风阴暗地点,专人领取保管。

(4)各手术间无影灯、手术床、接送患者平车等应定期检查其性能;检查各种零件、螺丝、开关等是否松解脱落,使用时是否正常运转。

(5)消防设备、灭火器等,应定期检查。

(6)夜班和节假日值班人员交班后,应检查全手术室水、电是否关闭,门窗是否关紧,手术室大门随时加锁。非值班人员不得任意进入手术室。

(7)发生意外情况,应立即向有关部门及院领导汇报。

(宋　建)

第三节　手术室护士职责

现代科学技术的发展,对我们的护理职业提出了更高的要求。另一方面创新的许多科学仪器和新设备,扩大了手术配合工作范围同时也增加工作难度,因此手术室护士必须有热爱本职工作和广泛的知识和技术,才能高标准地完成各科日益复杂的手术配合任务。

一、手术室护士应具备的素质

护理人员在工作中应不断提高个人素质,加强对护理职业重要意义的认识,把护理工作看是光荣的神圣的职业。因此,要努力做到以下几点。

(一)具有崇高的医德和奉献精神

一名护士的形象,通过它的精神面貌和行动表现出内在的事业品德素质,胜过一个护士的经验和业务水平所起的作用,也可能给患者带来希望、光明和再生。所以,护士要具备高尚的医德和崇高的思想,具有承受压力、吃苦耐劳、献身的精神,并有自尊、自爱、自强的思想品质。为护理科学事业的发展做出自己的贡献,无愧于白衣天使的光荣称号。

(二)树立全心全意为患者服务的高尚品德

手术室的工作和专业技术操作都具有独特性。要求手术室护士必须自觉的忠于职守、任劳任怨,无论工作忙闲、白班夜班都要把准备工作、无菌技术操作、贯彻各种规章制度等认真负责地做好。对患者要亲切、和蔼、诚恳,不怕脏、不怕累、不厌烦,使患者解除各种顾虑,树立信心,主动与医护人员配合,争取早日康复。

(三)要有熟练的技能和知识更新

随着医学科学的发展,特别是外科领域手术学的不断发展,新的仪器设备不断出现,因而护理工作范围也日益扩大,要求也越来越高。护理工作者如无广泛的有关学科的基本知识,对今天护理的工作复杂技能就不能理解和担当。所以今天作为一名有远大眼光的护士,必须熟悉各种有关护理技能的基本知识,才能达到最高的职业效果。护理学亦成为一门专业科学,因此,作为一名手术室护士,除了伦理道德修养外,还应有基础医学、临床医学和医学心理学等新知识。努力学习解剖学、生理学、微生物学、化学、物理学,以及各种疾病的诊断和治疗等知识,特别是外科学更应深入学习。此外,还要了解各种仪器的基本结构、使用方法,熟练掌握操作技能。只有这样,才能高质量完成护理任务。

二、手术室护士长应具备的条件

护理工作范围极广,有些工作简单、容易,有些工作却很复杂,需要有高度的判断力和精细的操作、熟练的技巧。今天的护理工作,一个人已不能独当重任,而需要通过多人分工协作来共同完成。因此,必须有一名护士长,把每个护理人员的思想和行为统一起来,才能使人的积极性、主动性和创造性得到充分发挥,团结互助,共同完成任务。护士长应具备的条件归纳如下。

(一)有一定的领导能力及管理意识

有一整套工作方法和决策能力。善于出主意、想办法,提出方案,做出决定,推动下级共同完成,并具有发现问题、分析问题的能力,了解存在问题的因素,掌握本质,抓住关键,分清轻重缓急,提出中肯意见。出现无法协商的问题时能当机立断,勇于负责。有创新的能力,对新事物敏感,思路开阔,能提出新的设想。要善于做思想工作。能否适时的掌握护士的心理动向,并进行针对性的思想教育,使之正确对待个人利益和整体利益的关系,不断提高思想水平,是提高积极性和加强凝聚力最根本的问题。

(二)有一定组织能力和领导艺术

管理是一门艺术,也是一门科学。首先处理好群体间人际关系。护士长需要具有丰富的才智和领导艺术,才能胜任手术室护士护理管理任务。具体要求如下。

(1)护士长首先应把自己置身于工作人员之中,经常想到自己与护士之间只是分工的不同,而无地位高低之分。要有民主作风,虚心听取护士的意见,甚至批评意见,认真分析,不埋怨、不沮丧,不迁怒于人,有助于建立自己的威信。

(2)护士长首先想到的是人,是护士和工作人员,而不是自己,不管是关心任务完成情况,还要关心她们的生活、健康、思想活动及学习情况等。都使每个护士和工作人员亲身感到群体的温暖,对护士长产生亲切感。

(3)护士长要善于调动护士的积极性,培养集体荣誉感,善于抓典型,树标兵,运用先进榜样

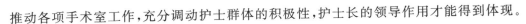

推动各项手术室工作,充分调动护士群体的积极性,护士长的领导作用才能得到体现。

(三)有较高的素质修养

手术室护士长应较护士具备更高的觉悟和更多的奉献精神。科里出现的问题应主动承担责任,实事求是向上级反映,不责怪下级。凡要求护士做到的,首先自己要做到,严格要求自己,树立模范行为,才能指挥别人。要注意廉洁,不要利用工作之便谋私,更不能要患者的礼物,注意自身形象。此外,要做到知识不断更新,经常注意护理方面的学术动态,接受新事物,在这方面应较护士略高一筹,使护士感到护士长是名副其实的护理业务带头人。

三、手术室护士的分工和职责

(一)洗手护士职责

(1)洗手护士必须有高度的责任心,对无菌技术有正确的概念。如有违反无菌操作要求者,应及时提出纠正。

(2)术前了解患者病情,具体手术配合,充分估计术中可能发生的意外,术中与术者密切配合,保证手术顺利完成。

(3)洗手护士应提前30分钟洗手,整理无菌器械台上所用的器械、敷料、物品是否完备,并与巡回护士共同准确清点器械、纱布脱脂棉、缝针,核对数字后登记于手术记录单上。

(4)手术开始时,传递器械要主动、敏捷、准确。器械用过后,迅速收回,擦净血迹。保持手术野、器械台的整洁、干燥。器械及用物按次序排列整齐。术中可能有污染的器械和用物,按无菌技术及时更换处理,防止污染扩散。

(5)随时注意手术进行情况,术中若发生大出血、心脏骤停等意外情况,应沉着果断及时和巡回护士联系,尽早备好抢救器械及物品。

(6)切下的病理组织标本防止丢失,术后将标本放在10%甲醛溶液中固定保存。

(7)关闭胸腹腔前,再次与巡回护士共同清点纱布及器械数,防止遗留在体腔中。

(8)手术完毕后协助擦净伤口及引流管周围的血迹,协助包扎伤口。

(二)巡回护士职责

(1)在指定手术间配合手术,对患者的病情和手术名称应事先了解,做到心中有数,有计划的主动配合。

(2)检查手术间各种物品是否齐全、适用。根据当日手术需要落实补充、完善一切物品。

(3)患者接来后,按手术通知单核对姓名、性别、床号、年龄、住院号和所施麻醉等,特别注意对手术部位(左侧或右侧),不发生差错。

(4)安慰患者,解除思想顾虑。检查手术区皮肤准备是否合乎要求,患者的假牙、发卡和贵重物品是否取下,将患者头发包好或戴帽子。

(5)全麻及神志不清的患者或儿童,应适当束缚在手术台上或由专人看护,防止发生坠床。根据手术需要固定好体位,使手术野暴露良好。注意患者舒适,避免受压部位损伤。用电刀时,负极板要放于臀部肌肉丰富的部位,防止灼伤。

(6)帮助手术人员穿好手术衣,安排各类手术人员就位,随时调整灯光,注意患者输液是否通畅。输血和用药时,根据医嘱仔细核对,避免差错。补充室内手术缺少的各种物品。

(7)手术开始前,与洗手护士共同清点器械、纱布、缝针及线卷等,准确地登记于专用登记本上并签名。在关闭体腔或手术结束前和洗手护士共同清点上述登记物品,以防遗留体腔或组织内。

（8）手术中要坚守工作岗位，不可擅自离开手术间，随时供给手术中所需一切物品，经常注意病情变化。重大手术充分估计术中可能发生的意外，做好应急准备工作，及时配合抢救。监督手术人员无菌技术操作，如有违犯，立即纠正。随时注意手术台一切情况，以免污染。保持室内清洁、整齐、安静，注意室温调节。

（9）手术完毕后，协助术者包扎伤口，向护送人员清点患者携带物品。整理清洁手术间，一切物品归还原处，进行空气消毒，切断一切电源。

（10）若遇手术中途调换巡回护士，须做到现场详细交代，交清患者病情，医嘱执行情况，输液是否通畅，查对物品，在登记本上互相签名，必要时通知术者。

（三）夜班护士职责

（1）要独立处理夜间一切患者的抢救手术配合工作，必须沉着、果断、敏捷、细心地配合各种手术。

（2）要坚守工作岗位，负责手术室的安全，不得随意外出和会客。大门随时加锁，出入使用电铃。

（3）白班交接班时，如有手术必须现场交接，如患者手术进行情况和各种急症器械、物品、药品等。认真写好交接班本，当面和白班值班护士互相签名。

（4）接班后认真检查门窗、水、电、氧气，注意安全。

（5）严格执行急症手术工作人员更衣制度和无菌技术操作规则。

（6）督促夜班工友清洁工作，保持室内清洁整齐，包括手术间、走廊、男女更衣室、值班室和办公室。

（7）凡本班职责范围内的工作一律在本班完成，未完不宜交班，特殊情况例外。

（8）早晨下班前，巡视各手术间、辅助间的清洁、整齐、安全情况。详细写好交接班报告，当面交班后签字方可离去。

（四）器械室护士职责

（1）负责手术科室常规和急症手术器械准备和料理工作，包括每天各科手术通知单上手术的准备供应，准确无误。

（2）保证各种急症抢救手术器械物品的供应。

（3）定期检查各类手术器械的性能是否良好，注意器械的关节是否灵活，有无锈蚀等，随时保养、补充、更新，做好管理工作，保证顺利使用。特殊精密仪器应专人保管，损坏或丢失时，及时督促寻找，并和护士长联系。

（4）严格执行借物制度，特殊精密仪器需取得护士长同意后，两人当面核对并签名后方能外借。

（5）保持室内清洁整齐，包括器械柜内外整齐排列，各科器械柜应贴有明显的标签。定期通风消毒。

（五）敷料室护士职责

（1）制定专人负责管理。严格按高压蒸汽消毒操作规程使用。定期监测灭菌效果。

（2）每天上午检查敷料柜 1 次，补充缺少的各种敷料。

（3）负责一切布类敷料的打包，按要求保证供应。

（六）技师职责

（1）负责对各种仪器使用前检查，使用时巡查，使用后再次检查其运转情况，以保证各种电器、精密仪器的正常运转。

（2）定期检查各种器械台、接送患者平车的零件和车轮是否运转正常，负责各种仪器的修理或送交技工室修理。

（3）坚守工作岗位，手术过程中主动巡视各手术间，了解电器使用情况。有问题时做到随叫随到随维修，协助器械组检查维修各种医疗器械。

（4）帮助护士学习掌握电的基本知识和各种精密仪器基本性能、使用方法与注意事项等。

（宋　建）

第四节　手术室职业安全与防护

一、职业暴露的概念与防护

职业暴露是指医务人员从事诊疗、护理等工作过程中意外被感染性病原体携带者或患者的血液、体液等污染了皮肤或黏膜，或者被含有感染性病原体的血液、体液污染的针头及其他锐器刺破皮肤有被感染的可能。护理工作目标是促进健康、预防疾病、减轻痛苦和提高生命质量。护士在护理患者的过程中，将健康带给他们的同时，自身却可能暴露于各种各样的危险因素之中。

（一）手术室职业暴露的危险因素

1.生物性或感染性危险因素

手术室是手术患者高度聚集及病原微生物相对集中的地方，医务人员在手术操作过程中直接频繁接触患者的体液、血液、分泌物，发生感染性疾病的风险最高。血液性病原体对护理人员最具危险性，其主要的传播途径为皮肤暴露或黏膜暴露，包括针刺、锐器伤、安瓿割伤等。针刺伤是护理人员最常见的职业事故，据资料统计，在中国98％护理人员发生过针刺伤。

2.化学药物损伤

手术室工作人员每天接触的各种清洁剂、消毒剂、麻醉废气、药品等有着潜在的毒性反应，护士在配制各种术中化疗药物同时，药物颗粒释放到空气中，含有毒性微粒的气溶胶通过呼吸道吸入，药物接触皮肤直接吸收入体内，引起白细胞下降、头晕、咽痛、月经不调、脱发等，对妊娠期可引起自然流产，致畸、致癌等；配制使用各种消毒剂如戊二醛、甲醛等对人体皮的皮肤、眼睛、呼吸系统都有一定程度的损伤。

3.物理性损伤

对手术室工作人员构成职业危害的物理性因素包括放射性、辐射、电磁波、负重等，手术护士长时间站立，体位相对固定，加上精神高度紧张，可引起腰部肌肉劳损，局部血液循环不良而发生腰酸背疼，下肢静脉曲张发病率高于普通人群，目前因高科技技术的应用而产生的电离辐射给医务人员的损伤已受到关注。

4.心理-社会因素

手术室护理人员女性居多，因女性特有的生理、心理及工作压力，又经常面对死亡、患者伤痛而引起的痛苦呻吟所引起的负性情绪。护理人员严重缺编,工作紧张,对护理人员产生精神压力及心理危害,长期轮值夜班,生物钟打乱,进食休息没有规律,精神紧张,职业压力大,生活不规律可引起胃肠疾病;有的护士利用业余时间自修学历课程,休息时间减少,体力恢复欠佳易出现内分泌功能紊乱及免疫功能低下等一系列临床表现。

(二)职业暴露防护

1.标准预防的概念

对所有患者的血液、体液、分泌物、排泄物均视为具有传染性,必须进行隔离,不论是否有明显的血迹污染或是否接触不完整的皮肤与黏膜,接触上述物质者,必须采取防护措施,也就是标准预防。其基本特点如下。

(1)既要防止血源性疾病的传播,也要防止非血源性疾病的传播。

(2)强调双向防护,即防止疾病从患者传至医务人员,又防止疾病从医务人员传至患者。

(3)根据疾病的主要传播途径,采取相应的隔离措施,包括接触隔离、空气隔离和微粒隔离。

2.职业暴露防护措施

(1)尽快建立职业防护法:把手术人员的职业防护问题上升到法律的高度,在目前我国不具备将医护人员的职业防护问题立法的环境和条件下,卫生行政主管部门和疾病预防控制部门应尽快制定出医疗机构加强此项工作的强制性措施。

(2)强化手术人员职业安全教育,推广普遍性防护原则:坚持标准预防,认真执行消毒隔离制度,严格遵守操作规程,将职业防护纳入护理常规,建立定期体检、计划免疫制度,锐器伤的报告制度。

(3)加强锐器损伤防护管理:有研究表明,护士是发生针刺伤及感染经血液、体液传播疾病的高危职业群体。所以护士要特别注意预防针刺伤,安全处理针头。禁止双手回套针帽,针头用后及时放入防刺穿的容器内,在处理针头时不要太匆忙,在手持针头或锐器时不要将锐利面对着他人;在为不合作患者注射时,应取得其他人的协助;艾滋病患者用过的针头注射器不要分离,整副置于利器盒内;勿徒手处理破碎的玻璃,掰安瓿时用75%乙醇小纱垫,以免手划伤。

(4)规范洗手:接触每例患者前后均要洗手,掌握正确的洗手方法,即七步洗手法。

(5)消毒剂使用防护:在接触消毒剂时戴上防护手套,注意勿泼翻,勿溅入眼内或吸入其产生的气体。使用戊二醛消毒液时应将戊二醛存放于有盖的容器内,室内通风良好,减少有害气体的接触。

(6)气溶胶污染的防护:护理人员正确掌握药物的效能、毒性、进入人体的途径、配制方法及注意事项,配制化疗药物时戴口罩、帽子、乳胶手套、护目镜,将药液加入输液瓶中一定要回抽尽空气,配制后洗手。化疗用过的所有物品放入专用污物袋内扎口焚烧处理,建立护理人员健康档案,定期体检与检测。

(7)合理正确使用保护用具:清洁或无菌手套,塑胶围裙,防水隔离衣,防护镜,口罩,铅屏风、铅衣等,都是防止职业暴露的必需品。

(8)减轻身心疲劳,保持体力和能量:加强手术室人员配置,实行弹性排班,适当调整轮班制,注意缓解护士因工作压力大和精神紧张带来的身心疲劳。教育和传授青年护士学会缓解紧张情绪,注意保持体力和能量,合理设计工作流程,既保证工作安全性也为安排工作提供更宽松、更有利的条件。

二、锐器伤的预防与处理

创建一个安全的手术室环境极为重要,因为外科医师、手术室护士、麻醉医师和手术室其他工作人员在手术过程中相互协作,多个人员在有限的空间里工作容易发生意外损伤。外科医师和手术室工作人员经常会发生被锐利器械刺伤,因此重视锐利器械的操作、分析刺伤原因,减少锐器损伤发生率是手术室中职业防护的一项重要内容。

(一)医务人员职业暴露的现状

1.锐器损伤发生频率

针刺伤和锐器损伤是全球医师和护士的一个重要的职业危险因素。一项研究显示,中国护士有95%在工作期间曾发生过锐器损伤。主刀医师和第一助手发生锐器刺伤的危险最高,器械护士和其他刷手技术人员次之。尽管不同人员发生和暴露于此种危险的概率不同,但该危险永远存在于手术室。

2.锐器损伤发生的原因

锐利器械如剪刀、刀片、缝针、钩等在手术室使用最频繁,在术中传递、术后清洗,循环往复在各个环节中,容易误伤他人或自己。其中有1/3的器械在造成手术人员损伤后仍然和患者接触。这意味着不仅存在疾病由患者传递给医务人员的危险,同样也存在疾病由医务人员传递给患者的危险。医务人员发生锐器损伤的常见操作和情形有几种:①调整针头;②开启安瓿;③打开针帽;④寻找物品;⑤清洁器具;⑥针刺破针帽;⑦手术中意外受伤;⑧由患者致伤;⑨由同事致伤。

手术室工作的快节奏、频繁使用锐器、操作间狭小等因素都可能造成工作人员在各项操作中发生针刺伤或锐器伤。

3.发生锐器损伤不报告的原因

锐器损伤在工作场所频繁发生,但是在汇报的过程中常常出现漏报或不报的情况。有研究表明,在一些国家常出现漏报情况。以既往英国的一项研究为例,有28%的医师发生了锐器损伤后未上报。另有研究表明,不报率分别高达85.2%和72.0%。漏报和不报是传染病控制中的一个重要问题。

工作人员发生锐器损伤的原因分析中,缺乏相关知识可能是目前国内医务人员报告率低的一个因素。不报告的常见原因:①我不知道应该上报;②我不知道如何上报;③我的运气不至于这么差而患病;④我很忙,没空报告;⑤患者没有患传染病,没必要上报;⑥我已经接种了HBV疫苗;⑦该器械没有使用过。

(二)锐器损伤预防措施

1.手套的应用

(1)单层手套的使用:树立标准防护的理念是防止锐器损伤的关键,将每例患者的血液、体液、排泄物等均按传染性的物品对待,预防污染其他物品及感染医务人员。采取的防护措施为在进行可能接触到患者血液、体液的操作时应戴手套。有研究表明,如果一个被血液污染的针头刺破一层乳胶手套或聚乙烯手套,医务人员接触的血量比未戴手套时可能减少50%以上。临床工作中外科医师和器械护士普遍意识到单层手套所提供的屏障仍十分薄弱,有报道指出,胸外科医师和器械护士使用手套的穿破率分别达到61%和40%,并且其中83%的破损并未被外科医师发现。

(2)双层手套的使用:有研究推荐使用双层手套,使用双层手套能够针对手套破损造成的危险提供较好的保护作用。当外层手套被刺破时,内层手套的隔离保护作用仍然存在,双层手套使工作人员沾染患者的血液危险降低87%。虽然也有双层手套被刺破的现象,但双层手套同时刺破则很少。此外,缝合用的实心针在穿过双层手套后其附带的血液量将减少95%。由于术中手套破损不易被察觉,双层手套能够预防医务人员的手与患者血液的直接接触。双层手套临床应用的弊端是手的舒适性、敏感性和灵活性下降。

2.针头的使用

(1)注射器针头:工作人员在使用注射器操作后习惯回套上针帽,是造成刺伤的重要原因,尤其在忙碌的工作时,仓促地回套针帽,容易发生针刺伤。为避免针刺伤的发生,应要求工作人员养成良好的操作行为,立即并小心地处理使用过的注射器针头。美国疾病控制中心早于1987年在全面性防护措施中就提出,禁止用双手回套针帽,主张单手套针操作法。目前国内已有大部分医院执行禁止回套针头的保护措施,规范操作行为是降低针刺伤的重要环节之一。

(2)手术缝针:美国外科医师学会推荐,不要对缝针进行校正,在可能的情况下尽量使用无针系统,条件许可尽量使用高频电刀或钉合器。使用合适的器械拿取缝针。在缝针使用中不可使用手拿式直缝针线,不可用手直接拿取缝针,应使用针持或镊子。

(3)手术钝头缝针:手术中采用弧形缝针进行筋膜缝合时发生的刺伤占缝针刺伤的59%。为了减少工作人员针刺伤的危险,人们提议应用钝头针。钝头针能够显著减少手套穿孔率。并且钝头针能够避免外科医师和手术室护士手部的针刺伤。

3.设立传递锐器的中间区域

所谓"中间区域"指被预先指定的放置锐器的区域,并且外科医师、器械护士均能十分方便地从中拿取锐器,这样可以减少用手直接传递锐器。使用中间区域传递锐器,也称为无接触传递技术。围术期护理学会AORN提出,手术室成员应当在条件允许时尽量使用无接触传递技术代替用手进行针或其他锐器的传递。

4.尖锐物品的处理

(1)尖锐物品处理原则:①将所有使用过的一次性手术刀、缝针、注射器针头等直接丢弃在利器盒里;②避免双手回套针头,如需重盖,应使用专用的针头移除设备或使用单手操作技巧完成;③不要徒手弯曲或掰断针头。

(2)利器盒的要求:①材质坚硬,不能被利器穿刺;②开口大小合适,能轻易容纳利器,避免开口过大,防止溅洒;③利器盒安置在适当并容易看见的高度;④利器盒装满3/4后便及时更换并移去。

(三)针刺伤后的处理

1.紧急处理步骤

(1)戴手套者应迅速、敏捷地按常规脱去手套。

(2)立即用健侧手从近心端向远心端挤压,排出血液,相对减少污染的程度;同时用流动水冲洗伤口。

(3)用1%活力碘或2.5%碘酊与75%乙醇对污染伤口进行消毒。

(4)做进一步检查并向相关部门汇报。

锐器损伤仍然是外科医师和手术室护士及其他工作人员健康的一个危险因素。医务人员必须了解这一危险因素并做好相关的防护工作。目前有许多有关该问题的信息资源,如国际锐器刺伤预防协会、国际医务人员安全中心等均可以提供相关防护知识。

2.建立锐器损伤报告管理制度

护士一旦被刺伤,报告医院有关部门,医院应立即评估发生情况,使受伤者得到恰当的治疗及跟踪观察。美国职业安全卫生署早在1991年就已经规定,医院必须上报医务人员血液暴露及针刺伤发生的情况。而且采用了弗吉尼亚大学教授 Janise Jagger 等建立的"血液暴露防治通报网络系统",制订了刺伤发生后的处理流程,以达到对职业暴露、职业安全的控制与管理。目前在我国卫生管理部门尚未制定相关制度,但各医院已在逐步建立刺伤发生后的上报制度。

三、血源性疾病职业暴露预防和处理

医务人员因职业关系,接触致病因子的频率高于普通人群。长期以来,医院感染控制主要是针对患者,而对医务人员因职业暴露而感染血源性传染疾病的情况关注甚少。我国目前人口中乙型病毒性肝炎总感染率高达 60% 左右,HBV 携带者已有 1.3 亿,艾滋病的流行在我国也已经进入快速增长期,艾滋病患者已出现猛增趋势。国内学者调查发现,临床医务人员 HBV、HCV、HDV 等肝炎总感染率为 33.3% 明显高于普通人群(12.3%)。医务人员正面临着严峻的职业暴露的危险,因此,手术室工作人员明确血源性传染病职业暴露的防护与处理程序尤为重要。

(一)医务人员血源性传染病职业暴露的定义

医务人员在从事诊疗、护理、医疗垃圾清运等工作过程中意外被血源性传染病感染者或携带者的血液、体液污染了破损的皮肤或黏膜,或被含有血源性传染病的血液、体液污染了的针头或其他锐器刺破皮肤,还包括被这类患者抓伤、咬伤等,有可能被血源性传染病感染的事件称为血源性传染病职业暴露。

(二)护士感染血源性传播疾病的职业危害

(1)患者血液中会有致病因子,是造成医务人员感染血源性传播疾病的先决条件,医务人员经常接触患者的血液、体液等,职业暴露后感染的概率较常人高。血源性致病因子对医务人员的传染常发生于锐器和针刺损伤皮肤、黏膜或破损皮肤接触等方式传播,多发生于护士,其次是检验科人员及医师。

(2)长时间从事采血、急救工作,以及手术科、妇产科、血液科的操作,接触患者血液、体液的机会大大增加,接触血量越大,时间越长,机体获得致病因子的量越大。医疗、护理活动中一切可能接触血液、体液的操作,包括注射、采血、输血、手术、内镜、透析及患者各类标本的采集、传递、检验及废弃处理过程均可造成职业性感染。综合不同国家或地区的研究资料,医务人员因针刺或损伤、接触受污染的血液,感染乙型病毒性肝炎的危险性为 2%～40%,感染丙型病毒性肝炎的危险性为 3%～10%。护理职业暴露感染 HBV 的危险性明显高于 HCV、HIV。

(三)医务人员血源性传染病职业暴露的防护

(1)防护重点是避免与患者或携带者的血液和体液直接接触。

(2)加强对医务人员防范意识的宣传教育,树立良好的消毒灭菌观念。

(3)医务人员应遵守标准预防的原则,视所有患者的血液、体液及被血液和体液污染的物品为具有传染性的物质,在操作过程中,必须严格执行正确的操作程序,并采取适当的防护措施。

(4)医务人员在接触患者前后必须洗手,接触任何含病原体的物质时,应采取适当的防护措施:①进行有可能接触患者血液、体液的操作时,必须戴手套,操作完毕,脱去手套立即洗手,必要时进行手消毒。②在操作过程中患者的血液、体液可能溅起时,须戴手套、防渗透的口罩、护目镜;在操作时若其血液、体液可能发生大面积飞溅或可能污染医务人员身体时,还必须穿防渗透隔离衣或围裙,以提供有效的保护。③工作人员暴露部位如有伤口、皮炎等应避免参与血源性传染病如艾滋病、乙型病毒性肝炎等感染者的护理工作,也不要接触污染的仪器设备。④医务人员在进行侵袭性操作过程中,应保证充足的光线,注意规范的操作程序,防止发生意外针刺伤事件。

（5）污染的针头和其他一次性锐器用后立即放入耐刺、防渗透的利器盒或进行安全处置。

（6）摒弃将双手回套针帽的操作方法,如需回套,建议单手回套法。禁止用手直接接触使用后的针头、刀片等锐器。禁止拿着污染的锐器在工作场所走动,避免意外刺伤他人或自伤。

(四)应急处理程序

（1）立即在伤口旁轻轻挤压,尽可能挤出损伤处的血液,再用肥皂液和流动水冲洗伤口后用0.5％碘伏进行消毒,如果是黏膜损伤则用流动水和生理盐水冲洗。

（2）当事医务人应认真填写本单位的《医疗锐器伤登记表》,其内容应包括发生的时间、地点、经过、具体部位和损伤的情况等。

（3）医务人员发生意外事件后应在 24～48 小时内完成自身和接触患者血清的 HIV 和HBsAg 相关检查,血清学随访时间为 1 年,同时根据情况进行相应处理。

(五)HIV 职业暴露防护工作指导原则

1.HIV 职业暴露的概述

HIV 职业暴露指医务人员从事诊疗、护理等工作中意外被 HIV 感染者或艾滋病患者的血液、体液污染了皮肤或者黏膜,或被含有 HIV 的血液、体液污染的针头及其他锐器刺破皮肤,有可能被 HIV 感染的情况。艾滋病又称获得性免疫缺陷综合征(acquired immune deficiency syndrome,AIDS),是 HIV 感染人体引起的一种传染病。人体感染 HIV 后,免疫系统被破坏而引发一系列机会性感染和恶性肿瘤。HIV 感染是指 HIV 进入人体后的带毒状态,个体称为 HIV 感染者。AIDS 有 3 种传播途径,即性接触传播、经血液传播及母婴传播。全国 AIDS 的流行经过散发期、局部流行期已转入广泛流行期。

2.针头刺伤与感染

医务人员在工作中因针刺伤接触 HIV 的频率为 0.19％,其中护士占 67.0％,内、外科医师占17.5％,其他人员占 15.5％。针刺伤或锐器伤对护士的威胁时刻存在,健康的医务人员患血源性传染病 80％～90％是由针刺伤所致,其中护士占 80％,经常发生在注射或采血时或处理注射器过程中,手术中传递剪刀、手术刀及缝针时,收拾手术污物或器械时,皮肤、黏膜受损或血液污染的机会也较多。被针头刺伤后是否会感染 HIV 主要取决于针头是否被 HIV 污染,如果针头已被 HIV 污染了,就有感染的危险。感染可能性大小与针头的特性、刺伤的深度,针头上有无可见血液及血液量的多少、感染源患者的感染阶段及受伤者的遗传特性有关。

空心针头较实心针头感染的可能性大;刺伤越深,针头上污染越多,感染的可能性就越大,反之感染的可能性就小;如作为感染源的患者在被刺 2 个月内因艾滋病死亡,被感染的可能性则更大。

3.HIV 职业暴露分级

（1）一级暴露:①暴露源为体液、血液或者含有体液、血液的医疗器械、物品;②暴露类型为暴露源沾染了有损伤的皮肤或黏膜,暴露量小且暴露时间短。

（2）二级暴露:①暴露源为体液、血液或者含有体液、血液的医疗器械、物品;②暴露类型为暴露源沾染了有损伤的皮肤或黏膜,暴露量大且暴露时间长;或暴露类型为暴露源刺伤或割伤皮肤,但损伤程度较轻,为表皮擦伤或被针刺伤。

（3）三级暴露:①暴露源为体液、血液或者含有体液、血液的医疗器械、物品;②暴露类型为暴露源刺伤或割伤皮肤,但损伤程度较重,为深部伤口或者割伤物有明显可见的血液。

4.HIV 暴露源的病毒载量分级

HIV 暴露源的病毒载量水平分轻度、重度和暴露源不明 3 种类型。

(1)轻度类型:经检验,暴露源为 HIV 病毒阳性,但滴度低、HIV 病毒感染者无临床症状、CD4 计数正常者。

(2)重度类型:经检验,暴露源为 HIV 病毒阳性,但滴度高、HIV 病毒感染者有临床症状、CD4 计数低者。

(3)暴露源不明:不能确定暴露源是否为 HIV 病毒阳性。

5.HIV 职业暴露后的处理

医务人员预防 HIV 感染的防护措施应当遵照标准预防原则,通过采取一套标准的综合性防护措施不但可以大大减少受感染的机会,更可以避免一些不必要的歧视或误会。其措施包括以下几种情况。

(1)自我防护。①洗手:洗手是预防 HIV 传播最经济、方便、有效的方法。护士在接触患者前后、接触患者的排泄物、伤口分泌物和污染物品后都要洗手。洗手既是任何医疗、护理工作者接触患者前要做的第一件事,也是他们离开患者或隔离区要做的最后一件事。②手的消毒:手的消毒比洗手有更高、更严格的要求。医护人员的手在接触到大量高度致病性的微生物后,为了尽快消除污染到手上的细菌,以保证有关人员不受感染,或防上致病菌在患者和工作人员之间扩散,必须进行严格的手消毒。③戴手套:当护士预计到有可能接触到患者的血液、体液、分泌物、排泄物或其他被污染的物品时,应戴手套。在护理每例患者后要更换手套,防止护士变成传播 HIV 的媒介。手套发生破裂、被针刺破或其他原因破损时应及时更换手套。操作完毕,应尽快脱去受血液或体液污染的手套。脱去手套后,即使手套表面上并无破损,也应马上清洗双手。④戴口罩或防护眼罩:处理血液、分泌物等有可能溅出液体时,应戴口罩和防护眼罩。这样可以减少患者的体液、血液等传染性物质溅到医务人员眼睛、口腔及鼻腔黏膜上。隔离效果较好的防护性口罩是一种由特殊滤纸(过氯乙烯纤维)制成的高效过滤口罩,口罩只能使用一次,湿了就无阻菌效果。口罩应盖住口鼻部,不能挂在颈部。不反复使用。防护眼罩尽量一次性使用,若有困难每次使用后必须严格消毒处理。⑤穿隔离衣:在执行特殊手术或预料到衣服有可能被血液、体液、分泌物或排泄物污染时,应穿上隔离衣。

(2)HIV 患者物品处理。①病理标本的处理:标本容器应用双层包装并标记警示"HIV"字样,放入坚固防漏的密闭容器内以防溅出。②废物的处理:污染的废弃物品,如患者用过的一次性医疗用品及其他各种固体废弃物,应放入双层防水医疗垃圾袋内,密封并贴上"危险"等特殊标记,然后送到指定地点,由专人负责焚烧。没有条件焚烧时,可以先经过消毒后再抛弃。消毒可以用煮沸法,也可用次氯酸钠溶液或 1% 过氧乙酸。排泄物、分泌物等液体废物应倒入专用容器,然后用等量的含氯消毒剂混合均匀搅拌,作用 60 分钟以上,排入污水池。③血液、体液溅出的处理:对溅出的血液和体液的清除方法为戴上手套,用一次性毛巾或其他吸水性能好的物品清除溅出的血液或体液,再用消毒液消毒污染的表面;对大面积的溅出,应先用一次性毛巾盖住,然后用 1% 漂白粉浸泡 10 分钟,再按上述步骤处理;如有血液溅到嘴内,应用水反复冲洗口腔,用消毒溶液反复漱口;对溅在身上的血液,用吸水纸擦拭,再用去污剂洗涤,最后用消毒剂擦拭。④处理针头和其他尖锐物品:对针头、手术刀片和其他尖锐物品应小心处理,避免针头或其他锐器损伤。用过的针头不要重新回套上针帽,不要用手折弯或折断针头,不要从一次性注射器上取下针头。用过的带有针头的注射器手术刀或其他锐器使用后直接放在坚固的利器盒内,转送到处理部门。巡回护士应记录及报告所有血液、体液接触的情况。

6.HIV暴露后应急处理程序

（1）立即在伤口旁轻轻挤压，尽可能挤出损伤处的血液，再用肥皂液和流动水冲洗伤口后用0.5%碘伏进行消毒，如果是黏膜损伤则用流动水和生理盐水冲洗。

（2）当事医务人员认真填写本单位的《医疗锐器伤登记表》，其内容应包括：发生的时间、地点、经过、具体部位和损伤的情况等，同时进行相关检查的处理。

（3）医疗机构应当根据暴露级别和暴露源病毒载量水平对发生HIV病毒职业暴露的医务人员实施预防用药方案，预防用药方案分基本用药程序和强化用药程序：①基本用药程序为两种反转录酶制剂，使用常规治疗剂量，连续使用28天。②强化用药程序是在基本用药的基础上，同时增加一种蛋白酶抑制剂，使用常规治疗剂量，连续使用28天。预防性用药应当发生在HIV病毒职业暴露后尽早开始，最好在4小时内实施，最迟不得超过24小时，即使超过24小时，也应当实施预防性用药。

（4）医务人员发生HIV病毒职业暴露后，医疗机构应当给予随访和咨询。随访和咨询的内容包括：在暴露后的第4周、第8周、第12周及6个月对HIV病毒抗体进行检测，对服用药物的毒性进行监控和处理，观察和记录HIV病毒感染的早期症状等。

7.登记和报告

（1）医疗卫生机构应当对HIV职业暴露情况进行登记，登记内容包括：①HIV病毒职业暴露发生的时间、地点及经过；②暴露方式；③暴露的具体部位及损伤程度；④暴露源种类和含有HIV病毒的情况；⑤处理方法和处理经过，是否实施预防性用药、首次用药时间、药物毒性反应及用药的依从性情况；⑥定期检测和随访情况。

（2）医疗卫生机构每6个月应当将本单位发生HIV职业暴露情况汇总，逐级上报至上级疾病预防控制机构。

（宋　建）

第五节　手术室应急情况处理

一、心搏骤停

心搏骤停是指各种原因（如急性心肌缺血、电击、急性中毒等）所致的心脏突然停止搏动，有效泵血功能消失造成全身循环中断、呼吸停止和意识丧失引起全身严重缺血、缺氧。一旦发生手术患者心搏骤停，手术团队成员应第一时间进行快速判断，并实施心肺复苏术。

（一）术中发生心搏骤停的原因

1.各种心脏病

如心肌梗死、心肌病、心肌炎、严重心律失常、严重瓣膜疾病。

2.麻醉意外

术中麻醉过深，或大量应用肌松剂，或气管插管引起迷走神经兴奋性增高，使原来有病变的心脏突然停跳。

3.药物中毒或过敏

常见的如局麻药(普鲁卡因胺)中毒,抗生素过敏,术中血液制品过敏等。

4.心脏压塞

心脏外科手术,如术中止血未完全或术中出血未及时引流出心包,易形成血块导致心脏压塞。

5.血压骤降

如快速大量失血、失液,或术中过量使用扩血管药物(如硝普钠),可使手术患者血压骤降至零,心搏骤停。

(二)心肺复苏术的实施

心肺复苏术(CPR)是针对呼吸心跳停止的急症危重患者所采取的抢救关键措施,即胸外按压形成暂时的人工循环并恢复自主搏动,采用人工呼吸代替自主呼吸,快速电除颤转复心室颤动,以及尽早使用血管活性药物重新恢复自主循环的急救技术。若手术患者因心脏压塞引起心脏呼吸骤停应当马上实行手术,清除心包血块。心跳呼吸骤停急救有效的指标:触及大动脉搏动,收缩压8.0 kPa(60 mmHg)以上;皮肤、口唇、甲床颜色由紫转红;瞳孔缩小,对光反射恢复,睫毛反射恢复;自主呼吸恢复;心电图表现室颤波由细变粗。

1.迅速评估

如果为术中已实施麻醉监护的手术患者,可以通过监护仪实时监测数据和触摸颈动脉搏动,判断脉搏和呼吸,但不可反复观察心电示波,丧失抢救时机;如果为术中未实施麻醉监护的手术患者,则手术室护士或手术医师应迅速判断其意识反应、脉搏和呼吸情况,若手术患者意识丧失,深昏迷,呼之不应,医护人员用2个或3个手指触摸患者喉结再滑向一侧,于此平面的胸锁乳突肌前缘的凹陷处,触摸颈动脉搏动,检查至少5秒,但不要超过10秒,如果10秒内没有明确地感受到脉搏,应启动心肺复苏应急预案。

2.启动心肺复苏应急预案

如果麻醉师在场,手术室护士应配合麻醉师和手术医师一同进行心肺复苏术;如果为局麻手术患者,手术室巡回护士应当立刻呼叫麻醉师帮助,同时协助手术医师开始心肺复苏术。

3.胸外按压及呼吸复苏

(1)胸部按压:抢救者站于手术患者的一侧,使手术患者仰卧在坚固平坦的手术床上,如果手术患者为特殊体位如俯卧位、侧卧位,手术团队应将其翻转为仰卧位,翻转时应尽量使其头部、颈部和躯干保持在一条直线上。抢救者一手的掌根放在手术患者胸部中央,另一手的掌根置于第一只手上,伸直双臂,使双肩位于双手的正上方。按压时要求用力快速按压,胸骨下陷至少5 cm,按压频率至少100次/分,每次按压后让胸壁完全回弹,尽量减少按压中断。

(2)开放气道,进行呼吸支持:如果手术患者已置气管插管,则应使用呼吸机或简易人工呼吸器进行呼吸支持。如果手术患者未置气管插管,则手术室护士应协助麻醉师或手术医师用仰头提颏法和推举下颌法两种方法开放气道,同时给予简易人工呼吸面罩呼吸支持,同时应尽快实施气管内插管,连接呼吸器或麻醉机。

仰头提颏法是指抢救者一手置于手术患者的前额,用手掌推动,使其头部后仰,另一只手的手指置颏附近的下颌下方,提起下颌,使颏上抬。推举下颌法是指抢救者同时托起手术患者左右下颌,无须仰头,当手术患者存在脊柱损伤可能时,应选择推举下颌法开放气道。

(3)胸内心脏按压:在胸外心脏按压无效的情况下,可实施胸内心脏按压。应用无菌器械局部消毒,于左侧第4肋间前外侧切口进胸,在膈神经前纵向剪开心包,正确地施行单手或双手心脏按压术。一般用单手按压时,拇指和大鱼际紧贴右心室的表面,其余4指紧贴左心室后面,均匀用力,有节奏地进行按压和放松,60~80次/分;双手胸内心脏按压,用于心脏扩大、心室肥厚者,术者左手放在右心室面,右手放在左心室面,双手掌向心脏做对合按压,余同单手法。切勿用手指尖按压心脏,以防止心肌和冠状血管损伤。术后彻底止血,置胸腔引流管。

(三)电除颤

部分循环骤停的手术患者实际上是心室颤动,在心脏按压过程中,出现心室颤动者随时进行电击除颤才能恢复窦性节律。

1.胸外除颤

将除颤电极包上盐水纱布或涂上导电膏,一电极放在患者胸部右上方(锁骨正下方),另一电极放在左乳头下(心尖部),成人一般选用200~400 J,儿童选用50~200 J,第一次除颤无效时,可酌情加大能量再次除颤。

2.胸内除颤

术中或开胸抢救时使用胸内除颤电极板,电极板蘸以生理盐水,左右两侧夹紧心脏,成人用10~30 J,放电后立即观察心电监护波形,了解除颤效果。

二、外科休克

休克是一急性的综合征,是指各种强烈致病因素作用于机体,使循环功能急剧减退,组织器官微循环灌流严重不足,导致细胞缺氧和功能障碍,以至重要生命器官功能、代谢严重障碍的全身危重病理过程。休克分为低血容量性、感染性、心源性、神经性和过敏性休克五类。其中低血容量休克是手术患者最常见的休克类型,由于体内或血管内血液、血浆或体液等大量丢失,引起有效血容量急剧减少所致的血压降低和微循环障碍,如肝脾破裂出血、宫外孕出血、四肢外伤、术中大出血等均可造成低血容量性休克。

(一)低血容量性休克的临床表现

早期患者出现精神紧张或烦躁,面色苍白,出冷汗,肢端湿冷,心跳加快,血压稍高,晚期患者出现血压下降,收缩压<10.7 kPa(80 mmHg),脉压<2.7 kPa(20 mmHg),心率增快,脉搏细速,烦躁不安或表情淡漠,严重者出现昏迷,呼吸急促,发绀,尿少,甚至无尿。

(二)低血容量性休克的急救措施

休克的预后取决于病情的轻重程度、抢救是否及时、抢救措施是否得力。所以一旦手术患者发生低血容量性休克,手术室护士应采取以下护理措施,协助手术医师、麻醉师,共同对手术患者进行急救。

1.一般护理措施

休克的手术患者送入手术室后,首先应维持手术患者呼吸道通畅,同时使其仰卧于手术床并给予吸氧;选择留置针,迅速建立静脉通路,保证补液速度;调高手术间温度,为手术患者盖棉被,同时可使用变温毯等主动升温装置,维持手术患者正常体温。

2.补充血容量

低血容量休克治疗的首要措施是迅速补充血容量,短期内快速输入生理盐水、右旋糖酐、全血或血浆、清蛋白以维持有效回心血量。同时正确地评估失液量,失液量的评估可以凭借临床症状、中心静脉压、尿量和术中出血量等进行判断。因此休克患者术前必须常规留置导尿管,以备记录尿量;术中出血量包括引流瓶内血量及血纱布血量的总和,巡回护士应正确评估、计算后告知手术医师;在快速补液时,手术室护士应密切观察手术患者的心肺功能,防止急性心力衰竭;在给手术患者输注库血前,要适当加温库血,预防术中低体温的发生。

3.积极处理原发病

(1)术前大量出血引起休克:如术前因肝脾破裂出血、宫外孕出血而引起休克的患者,进入手术室后所有手术团队成员应分秒必争,立即实施手术进行止血。

(2)四肢外伤引起休克:手术室护士事先准备止血带,并协助手术医师及时环扎止血带,并记录使用的起止时间。

(3)术中大出血:洗手护士在无菌区内做好应急配合,密切关注手术野,协助手术医师采取各种止血措施,传递器械、缝针时应确保动作迅速、准确。巡回护士应及时向洗手护士提供各类止血物品和缝针,与麻醉师共同准备并核对血液制品。

(4)剖宫产术中发生大出血:手术医师可以通过按摩子宫、使用缩宫素、缝扎等方式进行止血,巡回护士应及时准备缩宫素等增强子宫收缩的药物。如遇胎盘滞留或胎盘胎膜残留情况,洗手护士应配合手术医师尽快徒手剥离胎盘控制出血,若出血未能有效控制,在输血、抗休克的同时,行子宫次全切除术或全子宫切除术,巡回护士应及时提供洗手护士手术器械、敷料及特殊用物,并准确进行添加器械和纱布的清点记录。

4.及时执行医嘱

在抢救手术患者的紧急情况下,巡回护士可以执行手术医师的口头医嘱,执行前必须复述,得到确认后方可执行。

5.做好病情观察及记录

注意观察手术患者的生命体征,包括出入量(输血、输液量、尿量、出血量、引流量等);记录各类抢救措施、术中用药及病情变化。

三、火灾

手术室发生火灾虽然罕见,但如果手术室工作人员忽视防火安全管理,操作不规范,仍然可能发生。因此手术室人员要充分认识到火灾的危险性,提高手术室火灾防范意识,防止发生火灾,并制订火灾应急预案,一旦发生火灾将损失降至最低。

(一)手术室发生火灾的危险因素

1.火源

(1)手术室内各种仪器设备:如电刀、激光、光纤灯源、无影灯、电脑、消毒器等,当设备及线路老化、破损发生漏电、短路,接头接触不良,使用后忘记关闭电源等情况,均是手术室发生火灾的导火索。

(2)手术室相对封闭的空间:如果通风不良、湿度过低,特别是在秋冬季,物体间相互摩擦极易产生静电,遇可燃物或助燃剂即可能导致火灾。

(3)高危设备的使用不当:如高频电刀在使用时会产生很高的局部温度,输出功率越高,产生温度也越高,遇到高浓度氧和乙醇时就会诱发燃烧。

2.氧气

氧气是最常见的助燃剂,患者在手术过程中一般都需持续供养,故可造成手术室中局部高氧环境,特别在患者头部。而当术中面罩吸氧时,由于密闭不严造成无菌巾下腔隙中的氧达到较高的浓度,可燃物在此环境中很容易燃烧。

3.可燃物

手术室内可燃物种类很多,如乙醇、碘酊、无菌巾、纱布、棉球、胶布等,尤以乙醇燃烧最常见,特别是乙醇挥发和氧气浓度增大可造成一种极易燃烧的混合物,一旦有火源就能燃烧,严重者可引起爆炸。

(二)手术室火灾预防措施

1.加强手术室管理

改进手术室的通风设备,防止氧气和乙醇在空气中积聚浓度过高;定期对仪器设备、线路进行维护和检修;氧气瓶口、压力表上应防油、防火,不可缠绕胶布或存放在高温处,使用完毕立即关好阀门;制订手术室防火安全制度及火灾应急预案,手术室内放置灭火器材,保证消防通道通畅。

2.加强术中管理

使用电刀时严格控制输出功率,严禁超出电刀使用的安全值范围;使用75%乙醇或碘酊消毒时,不可过湿擦拭,待其挥发完全后再开始使用电刀;使用任何带电的仪器设备前,必须确定不处在高氧环境中,使用完毕后及时关闭电源;对需要面罩吸氧的手术患者,应尽量给予低流量吸氧。

3.加强手术室人员的消防安全意识

树立防患于未然的观念,杜绝火灾隐患,防止发生火灾。组织全体医务人员学习一些基本的防火灭火安全知识,掌握灭火器材的使用方法。灭火器材有干粉、泡沫、二氧化碳,手术室配备的灭火器主要是二氧化碳灭火器,适合扑灭易燃液体、可燃气体、带电物质引起的火灾。

(三)手术室火灾应急预案及处理流程

1.原则

早发现、早报警、早扑救,及时疏散人员,抢救物资,各方合作,迅速扑灭火灾。

2.现场人员应对火灾四步骤(按照国际通用的灭火程序"RACE")

(1)救援:组织患者及工作人员及时离开火灾现场;对于不能行走的患者,采用抬、背、抱等方式转移。

(2)报警:利用就近电话迅速向医院火灾应急部门及"119"报警,有条件者按响消防报警按钮,迅速向火灾监控中心报警;在向"119"报警时讲清单位、楼层/部门、起火部位、火势大小、燃烧物质和报警人姓名,并通知邻近部门关上门窗、熟悉灭火计划和随时准备接收患者;与此同时,即刻向保卫科、院办、主管副院长汇报,并派人在医院门口接应和引导消防车进入火灾现场。

(3)限制:关上火灾区域的门窗,分区防火门,防止火势蔓延。

(4)灭火或疏散:如果火势不大,用灭火器材灭火;如果火势过猛,按疏散计划,及时组织患者和其他人员撤离现场。

3.救助人员灭火、疏散步骤

救助人员接到报警到达后,立即采取以下步骤展开灭火和疏散。

(1)报警通报:立即通知所有相关领导、部门及可能殃及的区域,要求相关人员到位,启动相应流程,做好灭火和疏散准备。

(2)灭火:①确定火场情况,做到"三查三看"。一查火场是否有人被困,二查燃烧的是什么物质,三查从哪里到火场最近;一看火烟,定风向、定火势、定性质,二看建筑,定结构,定通路,三看环境,定重点、定人力、定路线。②在扑救中,参加人员必须自觉服从现场最高负责人的指挥,沉着、机智、正确使用灭火器材,做到先控制、后扑灭。③抓住灭火有利时机,对存放精密仪器、昂贵物资的部位,应集中使用灭火器灭火,一举将火灾扑灭在初起阶段。④有些物品在燃烧过程中可产生有毒气体,扑救时应采取防毒措施,如使用氧气呼吸面罩,用湿毛巾、口罩捂住口鼻等。

(3)疏散:积极抢救受火灾威胁的人员,应根据救人任务的大小和现有的灭火力量,首先组织人员救人,同时部署一定力量扑救火灾,在力量不足的情况下,应将主要力量投入救人工作。

4.疏散的原则和方法

(1)火场疏散先从着火房间开始,再从着火层以上各层开始疏散救人;本着患者优先的原则,医院员工有责任引导患者向安全的地方疏散。即先近后远,先上后下。要做好安抚工作,不要惊慌、随处乱跑,要服从指挥;对于被火围困的人员,应通过内线电话或手机等通信工具,告知其自救办法,引导他们自救脱险。

(2)疏散通道被烟雾所阻时,应用湿毛巾或口罩捂住口鼻,身体尽量贴近地面,匍匐前进,向消防楼梯转移,离开火场;对火灾中造成的受伤人员,抢救人员应采用担架、轮椅等形式,及时将伤员撤离出危险区域。

(3)禁止使用电梯,防止突然停电造成人员被困在电梯里。疏散通道口必须设立哨位指明方向,保持通道畅通无阻;最大限度分散分流,避免大量人员涌向一个出口,因拥挤造成伤亡事故。

(4)疏散与保护物资:对受火灾威胁的各种物资,是进行疏散还是就地保护,要根据火场的具体情况决定,目标是尽量避免或减少财产的损失。在一般情况下,应先疏散和保护贵重的、有爆炸和有毒害危险的及处于下风方向的物资。疏散出来的物资不得堵塞通路,应放置在免受烟、火、水等威胁的安全地点,并派人保护,防止丢失和损坏。

四、停电

手术室停电通常可分为由人为原因造成的停电和意外情况引起的停电。如维修线路、错峰用电、拉闸限电或打雷时保护性的关闭电源等人为原因导致的停电,应事先告知手术室,做好停电准备,保证手术安全。若由恶劣天气、火灾、电路短路等意外情况引起的手术室停电,虽无法事先预料,但要提高警惕,完善应急工作。

(一)手术室停电预防措施

1.按手术室建筑标准做好配电规划

医院及手术室系统应建立两套供电系统,当其中一路发生故障时,自动切换至备用系统,保障手术室及其他重要部门的供电。同时,医院及手术室还应备有应急自供电源系统,当两套外供系统全部出现故障时,可紧急启动,维持短时间供电,为抢修赢得时间,为患者的安全提供保障。

2.加强手术室管理

每个手术间配备有足够的电插座,术中用电尽量使用吊塔与墙上的电源插座,少用接线板,避免地面拉线太多;电插座应加盖密封,防止进水,避免电路发生故障;每个手术间有独立的配电箱及带保险管的电源插座,以防一个手术间故障影响整个手术室运作;设备科相关人员必须定期对手术室的电器设备进行检测和维护;手术室严禁私自乱拉乱接电线;如发生断电应马上通知相关人员查明原因,防止再次发生。

3.加强手术室人员的用电安全意识

制订防止术中意外停电制度、停电应急预案,组织学习安全用电知识,术中合理使用电器设备,防止仪器短路。

（二）手术室停电应急预案及处理流程

1.手术间突发停电

（1）手术室人员立即报告科主任、护士长,电话报告医院相关部门。

（2）巡回护士使用应急灯照明,保证手术进行,清醒的患者做好安抚工作。

（3）断电后麻醉呼吸机、监护仪、微量输液泵等用电设备均停止工作,尽量使用手动装置替代动力装置,如呼吸机改手控呼吸,监护仪蓄电池失灵无法正常工作,应手动测量血压、脉搏和呼吸,以及时判断患者的生命体征,保证手术患者呼吸循环支持。

（4）防止手术野的出血,维持手术患者生命体征稳定,如为单间手术间停电可以先将电刀、超声刀等仪器接手术间外电源;如为整个手术室的停电应立即启动应急电源。

（5）关闭所有用电设备开关(除接房外电源的仪器),由专业人员查明断电原因,排除后恢复供电。

（6）做好停电记录包括时间及过程。

2.手术室内计划停电

（1）医院相关部门提前通知手术室停电时间,做好停电前准备。

（2）停电前相关部门再次与手术科室人员确认,以保证手术的安全。

（3）问题解除后及时恢复供电。

（宋 建）

第六节 普外科手术的护理

普外科是外科领域中历史最长、发展较全面的学科。该学科内容广泛,是外科其他各专业学科的基础;其范围较大,除了各个专业学科,如颅脑外科、骨科、整形外科,泌尿外科等之外,其余未能包括在专科范围内的内容均属于普通外科的范畴。普通外科手术以腹部外科为基础,还包括了甲状腺疾病、乳腺疾病,周围血管疾病等。在实际工作中,普通外科又可分出一些学科,如胃肠外科、肛肠外科、肝胆外科、胰腺外科、周围血管外科等。下面以几个经典的普通外科手术为例,介绍手术的护理配合。

一、急性肠梗阻手术的护理配合

小肠分为十二指肠、空肠和回肠三部分,十二指肠起自胃幽门,与空肠交接处为十二指肠悬韧带(Treitz 韧带)所固定。回肠末端连接盲肠,并具回盲瓣。空肠和回肠全部位于腹腔内,仅通过小肠系膜附着于腹后壁。肠梗阻是指肠内容物不能正常运行、顺利通过肠道,是外科常见急腹症之一常为物理性或功能性阻塞,发病部位主要为小肠。小肠梗阻是指小肠肠腔发生机械性阻塞或小肠正常生理位置发生不可逆变化,如肠套叠、肠嵌闭和肠扭转等。绝大多数机械性肠梗阻需做外科手术治疗,缺血性肠梗阻和绞窄性肠梗阻更需及时急诊手术处理。

(一)主要手术步骤及护理配合

1.手术前准备

手术患者取仰卧位,行全身麻醉。切口周围皮肤消毒范围为上至剑突、下至大腿上 1/3,两侧至腋中线。按照腹部正中切口手术铺巾法建立无菌区域。

2.主要手术步骤

(1)经腹正中切口开腹:22 号大圆刀切开皮肤,电刀切开皮下组织、腹白线、腹膜,探查腹腔。

(2)分离:切开相应肠系膜,分离、切断肠系膜血管,传递血管钳 2 把,钳夹血管,解剖剪剪断,慕丝线结扎或缝扎。

(3)分别切断肠管近远端:传递肠钳钳夹肠管,15 号小圆刀于两肠钳间切断,移除标本,传递碘伏棉球擦拭残端(图 8-1)。

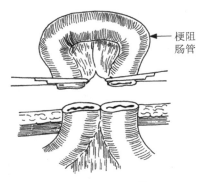

图 8-1　切断肠管

(4)行肠肠吻合:对拢肠两断端,传递圆针慕丝线连续缝合或传递管型吻合器吻合(图 8-2)。

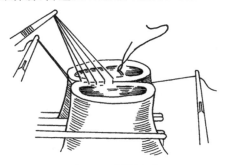

图 8-2　肠肠吻合

(5)关闭肠系膜裂隙:传递圆针慕丝线或可吸收缝线间断缝合(图 8-3)。

(6)关闭腹腔:传递温生理盐水冲洗腹腔;放置引流管,三角针慕丝线固定;传递可吸收缝线或圆针慕丝线关腹。

(二)围术期特殊情况及处理

1.急诊手术,病情危急

手术室值班护士接到急诊手术通知单,立即安排手术间,联系相关病房做好术前准备,安排人员转运患者(病情危重的手术患者必须由手术医师陪同送至手术室)。

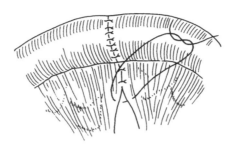

图 8-3　关闭肠系膜裂隙

手术室护士按照手术要求，备齐手术器械及仪器等设备，如高频电刀、超声刀、负压吸引装置，检查仪器功能，并调试至备用状态。同时应预计可能出现的突发事件和可能需要的物品，以备不时之需。如这位患者为剖腹探查手术，除了肠道切除和吻合外，可能存在肠道破裂、腹腔污染的可能，因此必须备齐大量冲洗液体。

同时应通知手术医师及麻醉师及时到位，三方进行手术患者手术安全核查，保证在最短时间内开始手术。

2.肠道吻合的护理配合

肠道吻合器是临床常用的外科吻合装置之一，在手术使用时，主要做好以下护理配合。

（1）型号选择：应按照医师要求，根据肠腔直径和吻合位置，目测或利用测量器，选择不同型号的吻合器，目前常用的肠道吻合器型号有 25～34 号，并分直线和弯型吻合器。

（2）严格核对：手术医师要求使用 32 号直线型管型吻合器吻合肠腔，由于吻合器价格较高，为一次性高值耗材，巡回护士在打开吻合器外包装之前必须再次与手术医师认真确认吻合器的型号、规格，检查有效期及外包装完整性，均符合要求方可打开使用。

（3）配合使用：洗手护士将抵钉座组件取下交予手术医师，手术医师将抵钉座与吻合器头部分别放入将欲吻合的消化管两端，旋转吻合器手柄末端调节螺母，通过弹簧管及吻合器头部伸出的芯轴，将抵钉座连接固定于吻合器头部。医师进行击发，完成肠管钉合并切除消化管腔内多余的组织。

（4）使用后处置：吻合完成后，配合医师共同检查切下的组织切缘是否完整成环，以保证不出现吻合口瘘。吻合器使用后，按照一次性医疗废弃物标准处理，严禁任何人员将使用过的吻合器带出手术室。

二、甲状腺手术的护理配合

甲状腺是人体最大的内分泌腺体，位于甲状软骨下方，紧贴于气管两旁，由中央的峡部和左右两个侧叶构成。甲状腺由两层被膜包裹，内层被膜称甲状腺固有被膜，紧贴腺体并伸入到腺实质内；外层被膜称甲状腺外科被膜，易于剥离，两层被膜之间有甲状腺动、静脉、淋巴结、神经和甲状旁腺等，因此手术时分离甲状腺应在此两膜间进行。当单纯性甲状腺肿压迫气管、食道、喉返神经等引起临床症状，或巨大单纯甲状腺肿物影响患者生活工作，或结节性甲状腺肿有甲状腺功能亢进或恶变，或甲状腺良性肿瘤都应行甲状腺大部或部分（腺瘤小）切除，其中甲状腺腺瘤是最常见的甲状腺良性肿瘤。

(一)主要手术步骤及护理配合

1.手术前准备

手术患者取垂头仰卧位,行全身麻醉。切口周围皮肤消毒范围为:上至下唇,下至乳头连线,两侧至斜方肌前缘。

2.主要手术步骤

(1)切开皮肤、皮下组织及肌肉:传递22号大圆刀在胸骨切迹上两横指处切开皮下组织及颈阔肌。

(2)分离皮瓣:传递纱布,缝合在上下皮瓣处,牵引和保护皮肤;传递组织钳提起皮肤,电刀游离上、下皮瓣。

(3)暴露甲状腺:纵向打开颈白线,传递甲状腺拉钩牵开两侧颈前带状肌群,暴露甲状腺。

(4)处理甲状腺血管:传递圆针慕丝线缝扎甲状腺上动脉和上静脉、甲状腺下动脉和下静脉。

(5)处理峡部:传递血管钳或直角钳分离并钳夹峡部,传递15号小圆刀或解剖剪切除峡部。

(6)切下甲状腺组织:传递血管钳或蚊氏钳,沿预定切线依次钳夹,传递15号小圆刀切除,取下标本,切除时避免损伤喉返神经。传递慕丝线结扎残留甲状腺腺体,传递圆针慕丝线间断缝合甲状腺被膜。

(7)冲洗切口,置引流管,关切口:生理盐水冲洗,传递吸引器吸尽冲洗液并检查有无活动性出血;放置负压引流管置于甲状腺床,传递三角针慕丝线固定;传递圆针慕丝线依次缝合颈阔肌、皮下组织,三角针慕丝线缝合皮肤,或使用无损伤缝线进行皮内缝合,或使用专用皮肤吻合皮钉吻合皮肤。

(二)围术期特殊情况及处理

1.甲状腺次全切除术患者体位

甲状腺次全切除术的手术患者应放置垂头仰卧位,该体位适用于头面部及颈部手术。在手术患者全身麻醉(简称全麻)后,巡回护士与手术医师、麻醉师一同放置体位。放置垂头仰卧位时除了遵循体位放置一般原则外,还需注意:①在仰卧位的基础上,双肩下垫一肩垫平肩峰,抬高肩部20°,使头后仰颈部向前突出,充分暴露手术野。②颈下垫颈枕,防止颈部悬空。③头下垫头圈,头两侧置小沙袋,固定头部,避免术中移动。④双手平放于身体两侧并使用中单将其保护、固定。⑤双膝用约束带固定。

2.甲状腺手术术中发生电刀故障

术中发生高频电刀报警,电刀无法正常工作使用,巡回护士应先检查连接线各部分完整性,以及电刀连接线与电刀主机、电极板连接线与电刀主机的连接处,避免连接线折断或连接部位接触不紧密的情况发生;查看电极板与手术患者身体部位贴合是否紧密,是否放置在合适部位,当进行以上处理后问题仍未解除,应更换电刀头,如仍无法正常使用,更换高频电刀主机,及时联系厂家维修。此外,当手术医师反映电刀输出功率不够,要求加大功率时,巡回护士不可盲目加大功率,造成手术患者发生电灼伤隐患;应积极寻找原因,检查电刀各连接线连接是否紧密的同时,提醒洗手护士及时清除电刀头端的焦痂,保持良好传导性能。

3.手术并发症

手术患者在拔管后突然自觉呛咳、胸闷、心悸、呼吸困难、氧饱和度下降等情况,说明很可能由于手术止血不彻底,形成了切口内血肿。应立即通知手术医师及麻醉师进行抢救,并查看手术患者情况:若伤口敷料有渗血、颈部肿胀、负压引流内有大量新鲜血液,则可初步判断为切口内出血所致,应立即备好手术器械,准备二次手术止血。手术室护士首先应配合麻醉师再次气管插管,保持呼吸道通畅;传递线剪或拆钉器,协助手术医师打开切口,清除血肿,解除对气管的压迫,寻找并结扎出血的血管或组织,如手术患者情况仍无改善,则立即行气管切开。

三、肝移植手术的护理配合

移植术是指将一个体的细胞、组织或器官用手术或其他方法,移植到自体或另一个体的某一部位。人体移植学科的发展是 20 世纪医学最杰出的成就之一。从最早开展的输全血,到肾、肝、心、胰腺和胰岛、肺、甲状旁腺等器官组织的移植,一直发展到心肺、心肝、胰肾联合移植和腹内多器官联合移植,移植手术的操作技术和移植效果都取得了巨大成就。

近 15 年来,伴随外科技术、器官保存水平、免疫抑制剂运用等各医疗领域技术发展,作为移植手术中难度较高的肝移植也取得了飞速发展,成为治疗末期肝病的首选方法。目前,全世界肝移植中心已超过 30 个,每年平均以 8 000 例次为基数持续上升。标准的肝移植术式为原位肝移植,近年来创新多种术式,包括减体积性肝移植、活体部分肝移植、劈离式肝移植、背驮式原位肝移植等,其中活体肝移植是指从健康捐肝人体上切取部分肝脏作为供肝移植给患者的手术方式,其已成为众多先天性胆道闭锁患儿治疗的唯一选择(图 8-4)。

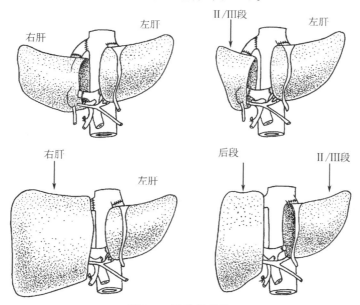

图 8-4　活体肝移植

(一)主要手术步骤及护理配合

1.手术前准备

(1)物品准备:准备肝移植器械、肝移植双支点自动拉钩、肝移植显微器械及常用敷料包。准备高频电刀、负压吸引装置、氩气刀、变温水毯、保温箱、各种止血物品。

(2)患者准备:患者放置仰卧位,行全身麻醉。手术医师进行切口周围皮肤消毒,范围为上至颈,下至大腿中上 1/3,包括会阴部,两侧至腋中线。

(3)核对:手术划皮前巡回护士、手术医师和麻醉师三方进行 Time Out 核对患者身份、手术方式、术前备血情况等。

2.供体手术主要手术步骤

活体肝移植包括供体手术和受体手术两部分,供体手术通常为左半肝切除,具体操作如下。

(1)上腹部 L 形切口进腹:传递 22 号大圆刀划开皮肤;传递两把有齿镊、高频电刀配合常规进腹。

(2)安装肝移植悬吊拉钩:传递大纱布保护切口,按顺序安装悬吊拉钩。

(3)切除胆囊,进行胆道造影:传递小分离钳、无损伤镊、解剖剪游离胆囊和胆囊管,丝线结扎。传递硅胶管和抽有造影剂的 20 mL 针筒配合术中造影。

(4)解剖第一肝门:传递小分离钳、解剖剪进行游离;传递橡皮悬吊带牵引左肝动脉、门静脉左支。

(5)阻断左肝动脉、门静脉左支:传递无损伤镊、血管阻断夹进行阻断。

(6)切除肝脏实质:传递氩气刀或 CUSA 刀配合,遇到所有肝内管道结构,传递小分离钳、无损伤镊、解剖剪进行游离、钳夹、剪断,传递丝线进行结扎、缝扎或钛夹夹闭。

(7)处理左肝管:传递小分离钳进行游离;传递橡皮悬吊带牵引左肝管,穿刺造影确认左肝管位置后,传递解剖剪剪断并缝扎。

(8)游离左肝静脉:传递小分离钳、解剖剪,游离左肝静脉;传递橡皮悬吊带牵引。

(9)供肝血管离断、切除供肝:传递小分离钳、解剖剪剪断左肝动脉;传递 2 把门静脉阻断钳、解剖剪断门静脉左支;传递肝静脉阻断钳、解剖剪剪断左肝静脉。

(10)止血、关腹:传递无损伤缝针关闭血管及胆道残端;传递引流管;传递圆针慕丝线缝合肌肉和皮下组织,三角针慕丝线缝皮。

3.受体手术主要手术步骤

(1)上腹部 Mercede 切口(Mercede 切口又称"人字形"切口,先在肋缘下 2 横指做弧形切口,再做一纵形切口向上至剑突下)进腹:传递 22 号大圆刀划开皮肤;传递两把有齿镊、电刀配合常规进腹。

(2)肝周韧带及第一肝门、第二肝门的游离解剖:传递小分离钳、解剖剪、电刀进行游离解剖;遇血管分支准备结扎、缝扎或钛夹传递;传递橡皮悬吊带对肝动脉、门静脉、肝静脉进行牵引。

(3)切除病肝、准备供肝植入:传递阻断钳和血管阻断夹进行血管阻断。

(4)依次行供受体肝静脉、门静脉、肝动脉及胆道的吻合:传递无损伤镊、笔式持针器和无损伤缝针进行配合;在吻合肝动脉时,巡回护士须及时准备术中用显微镜;洗手护士传递显微镊、显微剪刀配合动脉吻合。

(5)止血,放置引流管,关腹:准备各类止血用物,传递引流管进行放置;传递碘伏与生理盐水 1:10 配制的冲洗溶液及大量灭菌注射用水进行腹腔及伤口冲洗;传递圆针慕丝线关腹。

4.术后处置

巡回护士协助麻醉师妥善固定气管导管;连接腹腔引流管与集尿袋,并妥善固定,观察引流液色、质、量。仔细检查手术患者皮肤状况,尤其是骶尾部、足跟、肩胛骨、手臂肘部和枕部。监测手术患者体温,控制室温,做好保暖措施,预防术后低体温发生。巡回护士与麻醉师、手术医师一同送患者入重症监护室。若手术患者为肝炎病毒携带者,则术后按一般感染手术术后处理原则进行用物和环境处理。

（二）围术期特殊情况及处理

1.肝移植手术过程中变温水毯操作

（1）变温水毯（以"Blanketrol Ⅱ型变温水毯"为例）操作步骤如下。①手术前：检查蓄水池内水量及水位→安装耦合接头，阴阳相接→确认连接管已接好→放平水毯。②手术时：插入电源插头→打开总电源，开关处于"On"→机器自检，控制面板显示"CK STEPT"→按下"TEMPSET"开关→按上下箭头调节所需水温→按下"Manual Control"启动变温水毯。

（2）使用"Blanketrol Ⅱ型变温水毯"的注意事项：①蓄水池内只能使用蒸馏水，禁止使用去离子水，大部分的去离子水不是 pH 等于 7 的中性水。如果去离子水是酸性，它将导致电池效应，铜质制冷机将开始腐蚀，最终导致制冷机系统泄漏。②禁止使用乙醇，因为乙醇会腐蚀变温水毯。③蓄水池应每月更换蒸馏水，保护蓄水池不受细菌污染。④变温水毯禁止在无水条件下操作，避免该情况引起对内部组件的破坏。⑤禁止蓄水池内过分充水，当变温水毯里的水流回进处于关闭状态的系统当中，过分充水可能导致溢出。⑥禁止在患者和变温水毯之间放置额外的加热设备，引起皮肤损伤。⑦患者和变温水毯之间的区域应该保持干燥以避免患者意外受伤。⑧使用变温水毯每隔 20 分钟，或者在医师的指导下，巡回护士应检查患者的体温和与变温水毯接触区域的皮肤状况，同时检查变温水毯里的水温，对小儿患者、温度敏感者、血管疾病患者必须更为频繁地进行检查。⑨关闭变温水毯电源开关时，应待水毯内的水回流到蓄水器内（让管子和变温水毯连接 10 分钟以上）再拔出电源线。

2.手术过程中使用氩气刀的注意事项

每次使用前，先检查钢瓶内氩气余量。操作时一定要先开氩气再开机，先关氩气再关机。术中使用时将电刀头缩回并打开氩气，将氩气喷头对准渗血部位，按下电凝开关。注意提醒手术医师氩气刀适当的工作距离，氩气刀刀头与创面最佳工作距离一般为 1.0～1.5 cm，禁止将氩气刀刀头直接接触创面工作。使用时注意观察氩气刀喷射时氩弧颜色：正常为蓝色，出现发红则说明工作距离太近。选择合适喷射角度使氩气喷头与受损组织呈 45°～60°最佳。每次使用完毕后，检查钢瓶内氩气余量，当余量不足时应充足备用。

（宋 建）

第七节 神经外科手术的护理

神经外科作为一门独立的学科是在 19 世纪末神经病学、麻醉术、无菌术发展的基础上诞生的。神经外科是医学中最年轻、最复杂而又发展最快的一门学科。神经外科是外科学的分支，包括颅脑损伤、脑肿瘤、脑血管畸形、脊髓病变。神经外科又可分出颅底外科、脑内镜、功能神经外科等。下面以几个经典神经外科手术为例，介绍手术的护理配合。

一、颅内动脉瘤夹闭术的护理配合

颅内动脉瘤是当今人类致死、致残最常见的脑血管病。颅内动脉瘤是脑动脉上的异常膨出部分，指血管壁上浆果样的或先天性的突起，可能是血管先天性的缺陷或血管壁变性引起，通常发生在脑底动脉环的大血管分叉处。颅内动脉瘤分类：颈内动脉瘤（30%～40%）、前交通动脉瘤

（30％）、大脑中动脉瘤（20％）、大脑后动脉瘤（1％）、椎-基底动脉瘤（10％）。颅内动脉瘤夹闭术手术治疗的原则是将动脉瘤排除于血循环之外,使之免于再破裂,同时保持载瘤动脉的通畅,防止发生脑缺血。

（一）主要手术步骤及护理配合

1.手术前准备

手术患者行全身麻醉,手术体位为仰卧位,患侧肩下垫一小枕,头向右倾斜30°～45°,上半身略抬高,脑外科头架固定。双眼涂金霉素眼药膏并用眼贴膜覆盖保护,双耳塞干棉球保护,以免消毒液流入眼和耳内。头部手术皮肤消毒时,应由手术区中心部向四周涂擦,包括头部及前额。消毒范围包括手术切口周围15～20 cm的区域。按照神经外科手术铺巾法建立无菌区域。

2.主要手术步骤

（1）铺巾:按常规皮肤消毒铺巾。

（2）切开头皮:传递22号大圆刀切开皮肤,传递头皮夹,夹住皮肤切口止血。

（3）皮瓣形成:以锐性分离法将皮瓣沿帽状腱膜下游离,并向后翻开皮瓣。

（4）骨瓣形成:传递骨膜剥离器剥离骨膜,暴露颅骨,选择合适的钻孔部位,安装并传递气钻或电钻进行钻孔,并用铣刀铣开骨瓣。

（5）切开硬脑膜:打开硬脑膜前传递腰椎穿刺针行脑脊液引流;传递蚊氏钳提夹,11号尖刀切开硬脑膜一小口,传递解剖剪（又称"脑膜剪"）扩大切口,圆针0号慕丝线悬吊。

（6）游离载瘤动脉:传递显微弹簧剪刀切开蛛网膜,神经剥离子协助轻轻剥开;传递脑压板,其下垫脑棉牵开并保护脑组织;传递小号显微吸引器、双极电凝暴露肿瘤邻近的血管及神经组织,逐步游离载瘤动脉的近端和远端、瘤颈直至整个瘤体。

（7）确认和夹闭动脉瘤:夹闭动脉瘤,根据情况选择合适长短及角度的动脉瘤夹蘸水后,与施夹钳一同传递。

（8）切口缝合:逐层关闭切口,放置引流,骨瓣覆盖原处并使用连接片和螺钉固定,传递圆针慕丝线依次缝合颞肌筋膜、帽状腱膜,缝合皮下组织,角针慕丝线缝合皮肤。

3.术后处置

为手术患者包扎伤口,戴上弹力帽,注意保护耳郭避免受压。检查受压部位皮肤,固定引流管,护送手术患者入神经外科监护室进行交接。

（二）围术期特殊情况及处理

1.急诊手术的术前准备

接到急诊手术通知单,立即选择安排特别洁净或标准洁净手术室,联系急诊室或者病房做好术前准备,安排人员转运患者（病情危重的手术患者必须由手术医师陪同送至手术室）。

（1）环境准备:手术室温度保持在23～25 ℃,相对湿度保持在40％～60％。严格根据手术间面积控制参观人员,1台手术不得超过3名。

（2）特殊器械准备:显微持针器、显微弹簧剪刀、显微枪形镊、各种型号的显微吸引器、神经剥离子、各种型号动脉瘤夹及施夹钳、可调节吸引器、多普勒探头、多普勒血流测定仪。

（3）特殊物品准备:血管缝线、"纤丝速即纱"止血材料和3％罂粟碱溶液。

（4）辅助物品准备:准备带有腰椎穿刺针留置孔的手术床及两套负压吸引装置。

同时通知手术医师及麻醉医师及时到位,三方进行手术患者安全核查,保证在最短时间内开始手术。

2.腰椎穿刺术手术体位

术前腰椎穿刺留置针的操作应在全麻后进行,避免刺激患者诱发动脉瘤的破裂出血。具体配合方法如下(图 8-5)。

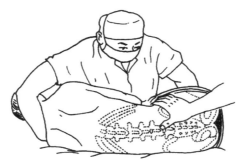

图 8-5　腰椎穿刺术

(1)调整体位:手术患者行全身麻醉后,巡回护士与手术医师、麻醉师一同缓慢地将手术患者翻转呈侧卧位,背齐床沿,头部和两膝尽量向胸部屈膝,腰背部向后弓起,使棘突间的椎间隙变宽,利于腰椎穿刺针进入鞘膜囊内,巡回护士站立于手术患者前面,帮助固定体位并保护手术患者以防坠床,配合麻醉师行腰椎穿刺。

(2)保护腰椎穿刺针头:完成腰椎穿刺留置引流后,立即用无菌小纱布保护腰椎穿刺针头,胶布固定,避免针芯脱落。

(3)确认腰椎穿刺留置针位置:手术医师、麻醉师共同将手术患者向床中央稍稍移动,其中一人用手轻扶腰椎穿刺针,巡回护士负责观察、确认腰椎穿刺留置针与手术床中央留置孔的位置相吻合后,共同将手术患者安置成仰卧位。

(4)术中监测:地面与手术床上留置孔的相应部位放置药碗(当腰椎穿刺针开放时可存取脑脊液)。加强巡视和检查,并按照要求进行相应特殊检查。

3.动脉瘤手术过程中的药物管理

对于手术台上使用的各种药物,巡回护士必须与洗手护士严格核对;无菌台上的术中用药,洗手护士必须加强管理,以防混淆或错用。

(1)药物标识规范:手术台上所有的药物及盛放药物的容器(包括注射器、药杯、药碗)必须有明确的标识,其上注明药物名称、浓度、剂量。

(2)杜绝混淆:无菌台上第一种药物未做好标识前,不可传递第二种药物至无菌台。

(3)特殊药物的配合:当需解除血管痉挛时,递显微枪形镊夹持含有 3% 罂粟碱溶液的小脑棉湿敷载瘤动脉 5 分钟。

(4)严格区分放置:注射药、静脉输液、消毒液必须严格区分放置,标识清晰。外观相似或读音相近的药物必须严格区分放置。

4.颅内动脉瘤过早破裂

颅内动脉瘤破裂是手术中的危急情况,必须及时、恰当处理,主要方法包括以下几种。

(1)指压法:巡回护士或台下医师协助压迫颈动脉,手术医师在颅内暂时阻断载瘤动脉,制止出血,同时处理颅内动脉瘤。洗手护士传递两只大号吸引器,手术医师迅速清除手术视野内的血液,找到动脉瘤破口,立即用其中一只吸引器对准出血点,迅速游离和处理动脉瘤。

(2)吸引器游离法:洗手护士传递大号显微吸引器,手术医师将动脉瘤吸住后,迅速夹闭瘤颈,该法适用于瘤颈完全游离,如使用不当可引起动脉瘤破口再次扩大。

(3)压迫止血法:洗手护士根据要求传递比破口小的锥形吸收性明胶海绵,手术医师将起头端插入动脉瘤破口处,并传递小型脑棉,在其外覆盖,同时传递小型显微吸引器轻压片刻后,迅速游离动脉瘤。

(4)双极电凝法:仅适用于颅内动脉瘤破口小且边缘整齐的情况下。洗手护士准确快速传递双极电凝镊,手术医师用其夹住出血部位,启动电凝,帮助止血。

5.脑棉的使用和清点

神经外科手术风险大、难度高、手术时间长,脑棉的清点工作是神经外科手术护理的重点和难点,应按照以下方法进行。

(1)术前清点:术前洗手护士应提前洗手,保证充分的时间进行脑棉的清点和整理。由洗手护士和巡回护士两人共同清点脑棉,并记录于手术护理记录单上。清点脑棉时应特别注意,脑棉以 10 块 1 包装,每台手术以 50 块为基数。清点脑棉时需细致谨慎,应及时发现是否存在两块脑棉重叠放置的现象。此外必须检查每一块脑棉的完整性,确认每一块脑棉上带有牵引线。

(2)术中管理:传递脑棉时,需将脑棉平放于示指的指背上或手背上,光面向前,牵引线向后。术中添加脑棉也必须及时清点并记录。添加脑棉时,同样以 10 块的倍数进行添加。术中严禁手术医师破坏脑棉的形状,如修剪脑棉或撕扯脑棉。巡回护士应及时捡起手术中掉落的脑棉并放至指定位置。

(3)关闭脑膜前清点:必须确认脑棉的数量准确无误方可关闭并记录。关闭脑膜后必须再次确认脑棉的数量准确无误并记录。

二、后颅肿瘤切除手术的护理配合

后颅肿瘤是指小脑幕下的颅后窝肿瘤,常见有小脑、脑桥小脑角区、第四脑室、斜坡、脑干、枕大孔区肿瘤等。经临床和影像学检查证实的后颅肿瘤,除非有严重器质性病变不宜开颅者,一般均应手术治疗,根据手术部位常采用正中线直切口、钩状切口、倒钩形切口。此节以最典型和最常用的枕下正中切口颅后窝开颅术为例说明手术入路及手术配合。

(一)主要手术步骤及护理配合

1.术前准备

手术患者行全身麻醉,手术体位为俯卧位,上半身略抬高,头架固定。双眼涂金霉素眼药膏并用眼贴膜覆盖保护,双耳塞棉花球保护,以免消毒液流入眼和耳内。头部手术皮肤消毒时,应由手术区中心部向四周涂擦。消毒范围要包括手术切口周围 15～20 cm 的区域。按照神经外科手术铺巾法建立无菌区域。

2.手术步骤

(1)常规皮肤消毒铺巾。

(2)切开头皮:传递 22 号大圆刀切开皮肤,传递头皮夹,夹住皮肤切口止血。

(3)牵开肌层:传递骨膜剥离器分离两侧附着于枕骨的肌肉及肌腱,显露寰椎后结节和枢椎棘突,传递乳突拉钩或梳式拉钩用于牵开肌层。

(4)骨窗形成:传递气钻或电钻在枕骨鳞部钻一孔,并传递鼻甲咬骨钳扩大骨窗,向上至横窦,向下咬开枕骨大孔,必要时咬开寰椎后弓。

(5)切开并悬吊硬脑膜:传递蚊氏钳提夹,11 号尖刀切开硬脑膜一小口,传递解剖剪扩大切口,圆针0号慕丝线悬吊。

(6)肿瘤切除并止血:传递取瘤钳分块切取肿瘤,传递止血纱布进行止血。

(7)清点脑棉,缝合硬脑膜。

(8)切口缝合:逐层关闭切口,放置引流,严密缝合枕下肌肉、筋膜,缝合皮下组织和皮肤。

3.术后处置

为手术患者包扎伤口,戴上弹力帽,注意保护耳郭,检查受压部位皮肤,固定引流管,护送患者入复苏室进行交接。处理术后器械及物品。

(二)围术期特殊情况及处理

1.小脑肿瘤切除术的术前准备

小脑手术部位深,手术复杂,对护理的配合要求高,因此,手术室护士应尽最大可能做好充分的手术准备。具体包括以下几项。

(1)环境准备:安排入特别洁净或标准洁净手术室,手术室温度保持在 23～25 ℃,相对湿度保持在 40％～60％。严格根据手术间面积控制参观人员,1台手术不得超过 3 名。

(2)特殊器械及物品准备:头架、气钻、显微镜、一次性显微镜套、超声刀、吸收性明胶海绵、骨蜡、电刀、"纤丝速即纱"、双极电凝、负压球、医用化学胶水、脑棉、显微弹簧剪、显微枪形剪、枪形息肉钳等。

(3)常规用品准备:术前了解手术患者病情、手术部位,根据手术患者的体型、手术体位等实际情况准备手术所需常规用品。

(4)抢救用品准备:充分估计术中可能发生的意外,提前准备好各种抢救用品。对出血比较多的手术如巨大脑膜瘤等,应事先准备两路吸引器。

2.患者俯卧位的摆放

摆放体位之前,巡回护士应做好充分的准备;将体位垫 4～5 个呈三角形放于手术床上,体位垫的大小选择根据手术患者的体型确定,体位垫上的布单应保持平整,无皱褶、无潮湿。

手术患者在患者推床上接受全身麻醉后,巡回护士脱去患者衣服,双臂放于身体两旁,用中单加以固定,防止在翻身时肩关节、肘关节扭曲受伤。然后巡回护士与手术医师、麻醉师同时将患者抬起缓慢翻转到手术床上呈俯卧位;注意其中手术医师托住患者颈肩部和腰部,巡回护士托住患者臀部和窝部,麻醉师注意避免气管插管、输液管及导尿管脱落;同时应注意保持头、颈、胸椎在同一水平上旋转。翻转成功后巡回护士根据需要调整体位垫,保证胸腹悬空不受压,四肢处于功能位,全身各个部位得到妥善固定。

3.术中观察

术中还应巡逻护士要密切观察生命体征的变化,观察四肢有无受压、静脉回流是否畅通等。注意保持静脉通路和导尿管的通畅,特别是应手术需要在手术进行中挪动患者体位或疑似患者体位有变动时必须立即检查。常规状态下每 1～2 小时观察一次。

4.超声刀的连接和使用

脑外科专用超声刀设备较为昂贵,使用要求高,手术室护士应正确使用,以确保其发挥最大的效能。

(1)超声刀使用流程(图 8-6)。

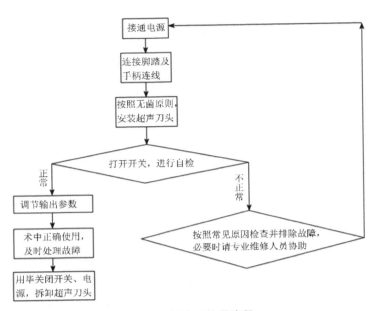

图 8-6 超声刀使用流程

（2）脑外科专用超声刀使用前的操作要点包括：①先插上电源，连接踏脚和机器，打开机器开关。检查仪器是否完好。②吸引瓶内采用一次性带止逆阀吸引袋，并连接机器。③洗手护士正确无误地衔接好超声刀手柄电线、吸引管、冲洗管并将三者合一，妥善固定，将其远端传递给辅助护士。巡回护士分别将超声刀插头、吸引管、冲洗管与机器相应插口及冲洗液连接。④巡回护士根据需要调节吸引力、超声频率、冲洗液流量至最合适的范围。

（3）脑外科专用超声刀仪使用时的注意事项：①超声刀头置于安全稳妥的地方，刀头不可触及任何物品。②及时擦净超声刀头上的血迹并吸取生理盐水保持吸引头通畅。③当仪器处于工作状态时，手远离转轴。

（4）脑外科专用超声刀使用后的注意事项：①脚踩踏脚开关，用超声刀头吸生理盐水 200 mL冲洗超声刀头中的管腔，然后关闭电源开关。②超声刀头用湿纱布擦拭干净，禁止放在含酶的消毒液中，应送环氧乙烷灭菌。③收好电源电线、踏脚开关等物件，吸引袋按一次性医疗废弃物处理。④登记使用情况。

5.神经外科手术中显微镜的使用

显微镜是神经外科手术最为常用的仪器设备之一，护士应掌握正确的使用和维护保养方法，从而为患者提供安全的治疗，同时延长物品的使用寿命。

（1）使用前的注意事项：①接通电源，连接视频线至彩色监视器，打开电源开关。②根据手术部位调整好助手镜的位置，打开显微镜开关。检查显微镜的各项功能，如聚焦、调整平衡等。目镜的屈光度数，使图像清晰度与助手镜和监视器一样。③拉直显微镜臂，用无菌显微镜套将显微镜套好。

（2）使用中的注意事项：①洗手护士在手术显微镜下配合手术时，要特别注意显示屏上显示的手术操作及进展，主动与主刀医师配合。②传递器械动作幅度要小，做到轻、稳、准。做到一手递，一手接，保证医师在接后即能用。③传递脑棉时，根据需要将不同大小的脑棉传递到医师的视野内。④做各种操作时绝对不可倚靠及碰撞手术床及显微镜底座，以免影响手术区域及操作。

（3）使用后的注意事项：①关闭手术显微镜光源,打开固定器,将显微镜推离手术区。②将手术显微镜镜臂收起,缩至最短距离,注意保护镜头。③关闭总电源,收好电源线和视频线,将手术显微镜放置原位,固定底座开关。④取下手术显微镜套后,应检查手术显微镜上有无血迹,清洁擦拭干净。⑤按要求在专用登记本上记录显微镜使用状况。

（4）保养的注意事项：①手术显微镜的镜头是整个机器的心脏,非常娇贵,所以每次使用后,要用镜头专用纸清洁镜头,禁用粗糙的物品擦拭,防止出现划痕,影响镜头的清晰程度。②勿用乙醇、乙醚等有机溶剂擦拭镜身,可用软布蘸水擦拭；各个螺丝和旋钮不要拧得过紧或过松。③关闭显微镜时,要先将调节光源旋钮旋至最小,再将光源电源关闭,最后关闭显微镜电源开关,以延长灯泡的使用寿命。④随时记录手术显微镜的使用情况、性能、故障及解决方法。⑤手术显微镜应放置于干净、干燥通风的地方,注意避免碰撞。⑥显微镜通常处于平衡状态,无特殊要求,不要轻易调节。⑦专人负责检查,设专用登记本,每次使用后需登记情况并签名。⑧每 3 个月由专业人员做一次预防性维修和保养,每年进行 1 次安全性检查。

（宋　　建）

第八节　心胸外科手术的护理

心胸外科专业开创于 20 世纪初期,起步较晚但几十年来却是发展最快的外科学分支之一。胸心外科通常可分为普通胸外科和心脏外科,普通胸外科治疗包括肺、食道、纵隔等疾病；心脏外科则是治疗心脏的先天性或后天性疾病。常见的先天性心脏病手术包括房室间隔缺损修补,肺动脉狭窄拓宽、法洛四联症矫治术和动脉导管未闭结扎术等；后天性心脏病手术包括瓣膜置换术、瓣膜成形术、冠状动脉搭桥术、带瓣管道置换术等；下面以几个经典的胸心外科手术为例,介绍手术的护理配合。

一、瓣膜病置换手术的护理配合

心脏瓣膜病是指心脏瓣膜结构（瓣叶、瓣环、腱索、乳头肌）的功能或结构异常导致瓣口狭窄及（或）关闭不全。常见的致病因素包括炎症、黏液样变性、退行性改变、先天性畸形、缺血性坏死、创伤、梅毒、钙化、发育异常等。心脏瓣膜置换术是指在低体温麻醉下,通过外科手术切除病变瓣膜,使用人工心脏瓣膜替换的一种治疗方法。以下以二尖瓣置换术为例做手术配合介绍。

（一）主要手术步骤及护理配合

1.手术前准备

手术患者入室前,巡回护士应先将凝胶体位垫和变温水毯放置于手术床上,其有防止压疮和体外循环恢复后升温的作用。手术患者取仰卧位,双手平放于身体两侧并使用中单将其保护固定。手术患者行全身麻醉,巡回护士配合麻醉师进行动静脉穿刺；留置导尿管,并连接精密集尿袋。留置肛温探头进行术中核心体温的监测；巡回护士合理粘贴电极板,通常将电极板与患者轴线垂直地粘贴于臀部侧方肌肉丰富处,不宜粘贴于大腿处,以防术中进行股动脉、股静脉的紧急插管。切口周围皮肤消毒范围为：上至肩,下至髂峰连线,两侧至腋中线。按照胸部正中切口手术铺巾法建立无菌区域。

2.主要手术步骤

(1)经胸骨正中切口开胸:传递22号大圆刀切开皮肤,电刀切开皮下组织及肌层,切开骨膜;传递电锯锯开胸骨,并传递骨蜡进行骨创面止血(如图8-7、图8-8)。

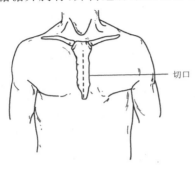

图 8-7　胸正中切口

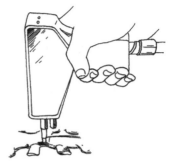

图 8-8　使用电锯将胸骨纵向锯开

(2)撑开胸骨:利用胸腔撑开器撑开胸骨显露胸腺、前纵隔及心包;传递无损伤镊夹持心包,配合解剖剪剪开,传递圆针7号慕丝线进行心包悬吊,显露心脏(如图8-9)。

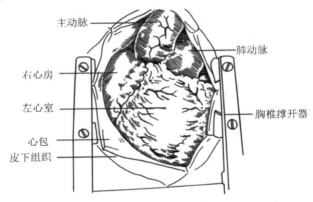

图 8-9　显露心脏

(3)建立体外循环:传递25 cm解剖剪、无损伤镊、血管游离钳等游离上下腔静脉及升主动脉,配合插管荷包的制作,以及上下腔静脉和升主动脉插管,放置心脏冷停搏液灌注管,传递阻断钳阻断上、下腔静脉和主动脉,灌注停跳液(原理为含高浓度钾,导致心脏停搏),外膜敷冰泥保护心肌,直至心脏停止。

(4)显露二尖瓣:传递11号尖刀经房间沟切开左心房壁,心房拉钩牵开心房,显露二尖瓣(如图8-10)。

(5)剪除二尖瓣及腱索:传递25 cm解剖剪沿瓣环剪除二尖瓣及腱索,无损伤镊配合操作,同时准备湿纱布,及时擦拭解剖剪及无损伤镊上残留腱索和组织。

(6)换人工瓣膜:传递测瓣器测定瓣环大小,选择大小合适的人工瓣膜,传递瓣膜缝合线缝合人工瓣膜。

(7)关闭切口,恢复正常循环:传递不可吸收缝线关闭二尖瓣切口和左心房切口。传递夹管钳,配合撤离体外循环,并传递不可吸收缝线或各种止血用品配合有效止血;开启变温水毯至38～40 ℃,调高手术间内温度,加温输注的液体或血液进行复温,待心脏跳动恢复、有力,全身灌注情况改善,放置胸腔闭式引流管,传递无损伤缝线缝合并关闭心包,传递胸骨钢丝关胸及慕丝线缝合切口。

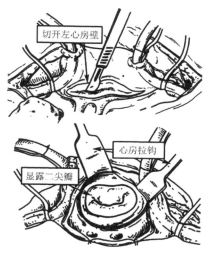

图 8-10 切开左心房,显露二尖瓣

3.术后处置

为手术患者包扎伤口,及时加盖棉被进行保温。检查手术患者骶尾部、足跟等易发生压疮的皮肤,及时发现皮肤发红、破损等异常情况。固定胸腔引流管、导尿管,保持引流通畅,并观察引流液的色、量、质,加强管道护理,防止滑脱。协助麻醉师、手术医师小心谨慎地将手术患者转移至监护床上,转运途中严密监测血压、心率、心律、氧饱和度等生命体征。保障患者安全,与心外科监护室护士做好交接班。

(二)围术期特殊情况及处理

1.调节手术患者体温

正常机体需高血流量灌注重要脏器,包括肾、心、脑、肝等,而机体代谢与体温直接有关,体温每下降7 ℃组织代谢率可下降50%,如体温降至 30 ℃,则氧需要量减少 50%,体温降至 23 ℃时氧需要量则是正常的 25%。因此,在建立体外循环过程中需要降温,以减低需氧量,预防重要脏器缺血缺氧,提高灌注的安全性。降温程度根据病情、手术目的和手术方法等各种情况而定,可分为不同的类型。

(1)常温体外循环:适用于简单心脏畸形能在短时间内完成手术者。

(2)浅低温体外循环:适用于病情中等者,心内畸形不太复杂者。

(3)深低温微流量体外循环,适用于:①心功能差,心内畸形复杂者。②侧支循环丰富,心内手术时有大量回血者。③合并动脉导管未闭者。④升主动脉瘤或假性动脉瘤手术深低温停循环者。

(4)婴幼儿深低温体外循环:适用于各种心脏复杂畸形。

(5)成人深低温体外循环:主要适用于升主动脉及弓部动脉瘤手术。

体外循环通过与低温结合应用,可使体外循环灌注流量减少,血液稀释度增加,氧合器血气比率降低。手术室的降温/保温设备有空调、制冰机、恒温箱、水床、变温水毯及热空气动力装置等,通过这些设备,手术室护士可以达到调节和控制手术患者体温的目的。

2.心脏复苏困难

进行体外循环后,手术患者发生心脏复苏困难原因很多,常见于心脏扩大、心肌肥厚、心功能不全及电解质平衡紊乱等。案例中手术患者为二尖瓣狭窄患者,由于长时间的容量及压力负荷加重,且心功能基础较差,长时间的升主动脉阻断更加重了心肌的缺血缺氧损害,因此可能发生心脏复苏困难。

对于这位手术患者,首先应给予积极处理措施,如实施电击除颤等,如果效果不佳则立即再次阻断主动脉,在主动脉根部灌注单纯温氧合血5~10分钟,由于血液不但能为受损的心脏提供充足的氧,还能避免或减轻心肌的再灌注损伤。而后再次开放主动脉,一般即可自动复跳或经电击除颤后复跳。如多次除颤后仍不复跳则需再次阻断主动脉,灌注停搏液使心电机械活动完全停止,让心脏得以充分的休息,降低氧耗,为再次复跳做好准备。

3.心脏复跳后因高血钾心搏骤停

心脏复跳后发生高钾血症的可能原因包括:肾排钾减少、血液破坏、酸中毒、摄入过多等,如心脏停搏液(含钾)灌注次数和容量过多,大量的血液预充等。高钾血症可使静息电位接近阈电位水平,细胞膜处于去极化阻滞状态,钠通道失活,动作电位的形成和传导发生障碍,心肌兴奋性降低或消失,兴奋-收缩耦联减弱,心肌收缩降低,从而发生心搏骤停。

(1)胸内心脏按压:第一时间内迅速给予。胸内心脏按压方法可分为单手或双手心脏按压术,一般用单手按压时,拇指和大鱼际紧贴右心室的表面,其余4指紧贴左心室后面,均匀用力,有节奏地进行按压和放松,频率为80~100次/分。双手胸内心脏按压,用于心脏扩大、心室肥厚者,术者左手放在右心室面,右手放在左心室面,双手掌向心脏做对合按压,其余同单手法(图8-11)。切勿用手指尖按压心脏,以防止心肌和冠状血管损伤。

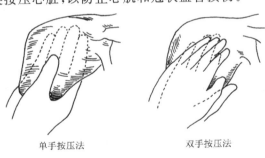

单手按压法　　　　　　双手按压法

图 8-11　心内按压

(2)胸内电除颤:巡回护士立即准备除颤仪及无菌除颤极板配合手术医师进行胸内除颤。首先打开除颤器电源,选择非同步除颤方式,继而选择电能进行充电;手术医师将胸内除颤电极板分别置于心脏的两侧或前后并夹紧,电击能量成人为10~40 J,小儿为5~20 J。

(3)复苏成功后,应配合麻醉师使用药物纠正低血压及电解质紊乱等,同时给予冰袋施行头部物理降温,同时用冰袋置于颈部、腋窝、腹股沟等大血管流经处进行体表降温,预防脑水肿等。心跳恢复后,有可能再度停搏或发生心室纤维性颤动,巡回护士应严密观察患者生命体征。

二、小切口微创心脏手术的护理配合

传统心脏外科手术,多采用胸骨正中切口,部分采用左胸后外侧切口,但往往痛苦大、手术切口长。随着近年来心血管手术安全性的不断提高,小切口心脏手术渐趋盛行。小切口心脏手术的特点是切口美观、隐蔽、创伤小、出血少、恢复快、愈合好、畸形少、费用少等。但由于切口小,术中术野显露较差,术前应明确诊断,严格掌握手术指征,同时对外科医师的手术操作技能也提出较高要求。

（一）主要手术步骤及护理配合

1.手术前准备

患者静脉复合麻醉伴行气管插管,体位在仰卧位的基础上右胸垫高,呈左侧60°半侧卧位,下半身尽量平卧,显露股动脉。右上肢屈肘悬吊于手术台支架上。摆放体位后,协助医师正确粘贴体外除颤板。切口周围皮肤消毒范围为:前后过中线,上至锁骨及上臂1/3处,下过肋缘。按照胸部侧卧位切口手术铺巾法建立无菌区域。

2.主要手术步骤

（1）右前胸切口:即取右侧腋中线第二肋交点与腋前线第五肋间交点连线行约5 cm切口,于腋前线第四肋进胸。传递22号大圆刀切开皮肤,电刀切开皮下组织及肌层,传递侧胸撑开器暴露切口。

（2）建立体外循环:传递无损伤镊、25 cm解剖剪剪开心包并传递圆针慕丝线固定心包。传递血管游离钳游离上、下腔静脉和主动脉并在主动脉根部做荷包缝合,插特定制作的长形带导芯的主动脉供血管。于右心耳部做荷包,并切开心耳插上腔静脉引流管;于右心房壁做荷包缝线,切开后插下腔静脉引流管。体外循环开始后,阻断升主动脉并于主动脉根部注入冷停搏液。

（3）暴露房间隔缺损:传递无损伤镊及无损伤剪,切开右心房,暴露房间隔缺损。

（4）修补房间隔缺损:如缺损较小,传递不可吸收缝线予以直接缝合;如缺损较大或位置比较特殊也可使用自体心包片或涤纶补片修补缺损。在缝合心房切口的同时排除右心房内气体,主动脉开放后心脏复跳。

（5）关闭切口:放置胸腔闭式引流管,传递三角针慕丝线固定,传递无损伤缝线缝合并关闭心包,传递慕丝线缝合切口。

3.术后处置

为手术患儿包扎伤口,及时加盖棉被进行保温。检查手术患儿受压侧眼睛、耳朵、各处骨突部位及悬吊的上肢,及时发现皮肤发红、破损等异常情况。固定胸腔引流管、导尿管,保持引流通畅,并观察引流液的色、量、质,加强管道护理,防止滑脱。协助麻醉师、手术医师小心谨慎地将手术患者转移至监护床上,转运途中严密监测血压、心率、心律、氧饱和度等生命体征。保障患者安全,与心外科监护室护士做好交接班。

（二）围术期特殊情况及护理

1.低龄手术患者如何进行术前准备

多数先天性心脏病患者需在儿时接受手术,因此必须加强以下几个方面的护理工作。

（1）做好心理护理,完善术前访视:对手术患儿关心爱护、态度和蔼,对家长解释病情和检查治疗过程,建立良好的护患关系,消除家长和手术患儿的紧张,取得理解和配合。全面了解手术患儿的基本情况,包括基础生命体征、皮肤准备情况、备血、配血和手术方案等。做好护理计划,儿童术前禁食10小时,婴幼儿禁食2小时。

（2）手术间及物品准备:手术间温度要保持恒定,对于10 kg以下及术中需要深低温降温的手术患儿,术前应在手术床上铺好变温水毯,以便降温或复温时使用。10 kg以下的手术患儿应用输液泵严格控制液体入量。准备好摆放体位时所需的适合患儿身高体重的体位摆放辅助用品。准备好适合小儿皮肤的消毒液,一般用碘伏进行消毒。

（3）器械准备:根据手术患儿的身高和体重,准备合适的小儿心脏外科器械,如小儿使用阻断钳等,同时由于从侧胸入路手术,术前需要准备侧胸撑开器及加长的心脏外科器械,如 25 cm 解剖剪、长柄 15 号小圆刀等,方便术中使用。

2.术中需要更换手术方式

术中病情突变、需要更换手术方式是非常紧急的情况,必须争分夺秒,以挽救手术患者的生命。手术室护士应做好以下几个方面的工作。

（1）术前准备周全:首先手术室护士应在术前将各种风险可能考虑周全,并事先准备好各种可能使用的器械物品,如股动脉插管管道、各种规格的涤纶补片等。手术医师也应考虑到手术方式改变或股动脉插管的可能,在消毒铺单时应扩大范围。

（2）及时供应器械:如需改变手术方式,紧急调用其他器械,手术室巡回护士应立即将情况向值班护士长汇报,同时积极联系其他手术房间或者专科护士寻找合适的器械或替代物品,并及时提供到手术台上供医师使用,尽量减少耗费时间,保证患儿安全。

3.手术时间意外延长

手术时间意外延长可能导致非预期事件的发生,手术室护士必须及时调整和处理,以最大限度保护手术患儿及其家属。

（1）做好护理配合:手术室护士在整个手术过程应沉着冷静、全神贯注,预见性准备好下一步骤所需物品,配合手术医师尽量减少操作时间,降低手术对其他脏器损伤,减少手术并发症。

（2）预防性使用抗生素:常用的头孢菌素血清半衰期为 1～2 小时,为了保证药物有效浓度能覆盖手术全过程,当手术延长到 3～4 小时或失血量＞1 500 mL 时,应追加一个剂量,预防术后感染。

（3）无菌区域的保证:手术时间意外延长如超过 4 小时,应在无菌区域内加盖无菌巾,手术人员更换隔离衣及手套等。

（4）加强体位管理:术中每隔 30 分钟检查手术患儿体位情况,对于容易受压部位应定时进行减压,保证整个手术过程手术患儿皮肤的完整性,肢体功能不受损。

（5）联系并告知相关部门:联系病房告知患儿家属手术情况,安抚紧张情绪。告知护理排班人员,以便其做好工作安排。

（宋　建）

第九节　泌尿外科手术的护理

泌尿外科是处理和研究泌尿系统、男性生殖系统及肾上腺外科疾病的学科。其中主要涉及的脏器包括肾脏、肾上腺、输尿管、膀胱及前列腺等。下面以两个经典手术为例,介绍泌尿外科手术的护理配合。

一、单纯肾切除手术的护理配合

肾脏位置相当于 T_{12} 至 L_3 水平,右肾较左肾稍低 1～2 cm,右肾上极前方有肝右叶,结肠肝曲,内侧有下腔静脉,十二指肠降部;左肾前方与胃毗邻,前方有脾脏、结肠脾曲、脾血管和胰腺于肾的前方跨过。肾内侧缘有肾门,肾脏上内方有肾上腺覆盖。肾的被膜由外向内依次为肾筋膜、脂肪囊、纤维囊。

(一)主要手术步骤及护理配合

1.手术前准备

术前备肾切除器械包和常用敷料包,准备高频电刀和负压吸引装置。待患者行全身麻醉后,医护人员共同放置患者90°左侧卧位。手术医师进行切口周围皮肤消毒,范围为前后过腋中线,上至腋窝,下至腹股沟。手术划皮前巡回护士、手术医师和麻醉师三方进行 Time Out,核对患者身份、手术方式、手术部位等手术信息,以及手术部位标识是否正确。

2.主要手术步骤

(1)经第12肋下切口进后腹膜:传递22号大圆刀切开皮肤;电刀切开各层肌层组织及筋膜,传递无损伤镊配合;传递解剖剪分离粘连组织。

(2)显露肾周筋膜,暴露手术野:传递湿纱布和自动牵开器,撑开创缘。

(3)暴露肾门:传递S拉钩牵开暴露;遇小血管或索带,传递长弯开来钳夹,解剖剪剪断,缝扎或结扎。

(4)处理肾动脉、静脉:传递长直角钳游离血管,7号慕丝线套扎两道;传递长弯开来3把,分别钳夹血管,长解剖剪剪断,7号慕丝线结扎,小圆针1号慕丝线再次缝扎(图8-12～图8-14)。

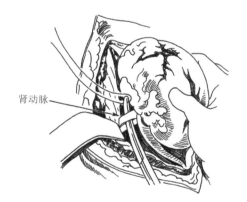

图 8-12 丝线套扎肾动脉

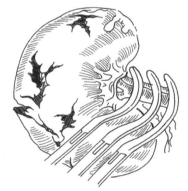

图 8-13 依次传递3把长开来钳夹肾血管

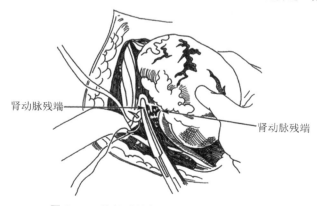

图 8-14 剪断后的肾动脉近段,用丝线缝扎

（5）分离肾脏和脂肪囊：传递长弯开来、长剪刀分离。

（6）处理输尿管上段，移除标本：传递长弯开来 3 把，分别钳夹输尿管，长解剖剪剪断，7 号慕丝线结扎，小圆针 1 号慕丝线再次缝扎。

（7）放置引流管：传递负压球，角针 4 号慕丝线固定。

（8）关闭切口：圆针慕丝线依次关闭各层肌肉层及皮下组织；角针慕丝线缝合皮肤。

3.术后处置

（1）术后皮肤评估：放置肾脏 90°左侧卧位的手术患者，术后巡回护士应及时与手术医师和麻醉师一同将患者由侧卧位安全翻转至仰卧位，重点检查受压侧的眼部和耳郭、手臂、肩部和腋窝、髂嵴、膝盖，以及脚踝和足部的皮肤情况，该患者是女性患者，还应重点检查患者的乳房有无被压迫或损伤。

（2）导管护理：巡回护士协助麻醉师妥善固定气管导管；妥善固定负压球和导尿管，避免负压球管道受压或折叠于患者身下，同时观察负压球中引流液的色、质、量和通畅情况。

（3）术后常规工作：根据医嘱运送患者入麻醉恢复室；放置肾脏标本。

（二）手术中特殊情况及处理

1.肾脏 90°左侧卧位，肾脏 90°侧卧位与胸外科 90°侧卧位的区别

待手术患者麻醉后，手术团队将患者身体呈一直线转成 90°左侧卧位，使右侧朝上。放置凝胶头圈于手术患者头下，避免眼睛、耳朵受压。将手术患者右侧上肢放于搁手架上层，左侧上肢放于下层。同时于紧靠腋下处放置胸枕，防止臂丛神经受损。然后分别用安全带固定两侧上肢，松紧适宜，露出手指。注意保护手术患者的乳房，避免受压。将肾区（肋缘下 3 cm 左右）对准腰桥，放置凝胶腰枕于脐下。于尾骶部和耻骨联合处分别放置大小髂托固定，并用小方枕保护。手术患者上方的右下肢伸直，下方的左下肢屈曲，并于两下肢接触处放置软垫，在膝部和踝部放置软垫垫高，固定下肢。改变手术床的位置，同时放低床头和床尾，达到"折床"效果，使肾区逐渐平坦，便于手术操作。

与胸外科 90°侧卧位相比，在放置肾脏 90°侧卧位时，下肢的摆放为"上直下屈"，而放置胸外科 90°侧卧位时下肢应为"上屈下直"。此外放置肾脏 90°侧卧位时尤其强调肾区必须对准腰桥。最后，在放置肾脏 90°侧卧位后，巡回护士须改变手术床使其达到"折床"效果。

2.术中手术方式改为肾部分切除术

术前，巡回护士应完善术前访视，与手术医师取得沟通，提前准备可能因手术方式临时调整而需要的特殊器械、缝针、止血物品等手术用物。同时手术室护士应熟悉肾部分切除术的适应证和禁忌证，掌握专科知识，提高临床判断能力。

术中，洗手护士应密切关注手术进展，及时与主刀医师沟通，获知手术方式改变时，第一时间告知巡回护士，后者则迅速将特殊用物传递给手术台上使用。

"单纯肾切除手术"改变为"肾部分切除术"时，应提供下列特殊器械、缝针等物品：血管阻断夹或Santisky钳，用于临时阻断肾动静脉血流；钛夹钳和钛夹，用于切除肿瘤时，夹闭小血管；2-0或 3-0 可吸收缝线，用于缝合肾实质、肾包膜；止血纱布、生物胶等，用于覆盖肾脏创面进行止血。

3.关闭切口前，发现缺少纱布

巡回护士应第一时间告知手术医师及麻醉师清点数量错误，并得到肯定回复，在手术患者情况允许下，暂停手术。洗手护士和手术医师共同在手术区域进行搜寻，包括体腔切口、无菌区及视力可及范围。巡回护士在手术区域外围进行搜寻，包括地面、纱布桶、一次性物品丢弃桶、生活

垃圾桶等。

当遗失的物品找到时,巡回护士和洗手护士必须重新进行一次完整的清点,数量正确后告知手术团队,手术继续进行。

当遗失的物品未能找到时,巡回护士应汇报护士长请求支援,同时请放射科执行术中造影,并让专业放射学医师读片,确定患者体腔切口内无异物遗留,手术医师可关闭切口。

记录事件经过、所采取的所有护理措施及最终搜寻结果,并根据相关流程制度上报事件。

二、前列腺癌根治手术的护理配合

前列腺位于耻骨后下方,直肠前,尿道生殖膈上方,由围绕尿道周围的腺体和其外层的前列腺腺体所组成。盆腔筋膜包裹前列腺形成前列腺筋膜,而前列腺实质表面有结缔组织和平滑肌构成前列腺固有囊。在前列腺筋膜鞘和囊之间还有前列腺静脉丛。

近年来,随着我国社会老龄化现象日趋严重及食物、环境等改变,前列腺癌发病率迅速增加。前列腺癌多数无临床症状,常在直肠指检、超声检查或前列腺增生手术标本中偶然发现。前列腺增生手术时偶然发现的Ⅰ期癌可以不做处理严密随诊。局限在前列腺内的第Ⅱ期癌可以行根治性前列腺切除术。第Ⅲ、Ⅳ期癌以内分泌治疗为主,可行睾丸切除术,必要时配合抗雄激素制剂。

(一)主要手术步骤及护理配合

1.手术前准备

准备前列腺切除器械和常用敷料包。准备高频电刀、负压吸引装置和等离子PK刀。实施全身麻醉后,巡回护士为手术患者放置仰卧位,可根据手术要求于骶尾部垫一小方枕,腘窝处垫一方枕。手术医师进行切口周围皮肤消毒,范围为上至剑突,下至大腿上1/3,两侧至腋中线。

2.主要手术步骤

(1)留置导尿管:传递无菌手套,留置双腔导尿管,并用小纱布固定。

(2)经下腹部正中切口进腹:传递22号大圆刀切开皮肤;电刀切开皮下组织,分离腹直肌,打开筋膜,传递解剖剪和湿纱布配合(图8-15)。

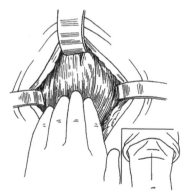

图 8-15　经下腹部正中切口进腹

(3)清扫髂外血管处的淋巴结:台式拉钩暴露,传递无损伤镊和解剖剪进行清扫,遇血管传递钛夹闭合。清扫取下的淋巴结送病理检验。

(4)暴露手术野、分离筋膜:传递湿纱布垫于切口两侧,传递前列腺拉钩和大S拉钩暴露;传递无损伤镊、解剖剪分离筋膜。

（5）切断耻骨前列腺韧带，暴露耻骨后间隙：传递长弯开来、长解剖剪或等离子 PK 刀切断韧带；传递拉钩或自制纱布包裹卵圆钳进行暴露。

（6）暴露、切断阴茎背深静脉：长弯开来、无损伤镊和解剖剪切断血管，可吸收缝线缝扎。

（7）切开尿道前壁，缝线悬吊备吻合：传递可吸收缝线于尿道远端悬吊 5 针。

（8）切断尿道，处理膀胱颈部及前列腺韧带和精囊，接取标本：传递 PK 刀进行离断。

（9）留置三腔导尿管，膀胱尿道吻合：传递持针器，配合将之前悬吊备用的无损伤缝针吻合尿道与膀胱颈相应的位置。

（10）冲洗膀胱：传递装有生理盐水的弯盘和针筒，冲洗膀胱内血块；与巡回护士一同连接膀胱冲洗液冲洗。

（11）放置负压引流管、关闭切口：传递负压球，角针慕丝线固定；传递圆针慕丝线依次缝合各层肌肉；角针慕丝线缝合皮肤。

3.术后处置

（1）导管护理：巡回护士协助麻醉师妥善固定气管导管；妥善固定负压球观察负压球中引流液的色、质、量和通畅情况；妥善固定三腔导尿管，轻轻向外牵拉，并牵引固定于大腿内侧，压迫膀胱颈部，同时观察集尿袋中尿液颜色是否变化。

（2）术后皮肤评估：进行前列腺癌根治术的患者往往为老年患者，术后须仔细检查患者的皮肤情况，尤其是骶尾部、足跟、肩胛骨、手臂、肘部和枕部皮肤。

（3）术后常规工作：根据医嘱运送患者入麻醉恢复室，并进行特殊交接；放置髂外血管处清扫的淋巴结及前列腺标本。

（二）围术期特殊情况及处理

1.老年患者的围术期处理

（1）完善术前对老年手术患者的护理评估：术前护理评估包含三方面，分别是全身系统的基本指标（包括皮肤状况、心理状态、营养状态、日常活动能力等）、慢性疾病史（包括关节炎、白内障、老年性耳聋、尿路感染、循环系统疾病、骨质疏松、高血压、糖尿病等）和药物服用史（包括抗抑郁症药、非甾体抗炎药、溴化物等）。

（2）防止老年手术患者坠床：年龄、慢性疾病、服用特殊药物、手术要求（摘除眼镜和助听器）、环境的陌生，均是引起老年手术患者围术期坠床的高危因素。因此手术室护士必须全程看护，包括麻醉准备室、手术通道、麻醉恢复室等。并且提供护栏、约束带等防坠床工具。

（3）预防围术期低体温的发生：由于减缓的新陈代谢和较低的基础体温，老年手术患者更易在围术期过程中发生低体温，因此一系列的预防低体温措施必须给予提供，包括术前预热、升高室温、被动性保温（盖被、添加袜子）、主动性升温（使用变温水毯、热空气动力装置的使用）、加热补液等。

（4）预防压疮发生：老年手术患者的皮肤具有轻薄、干燥、容易起皱等特征，此外年龄、慢性疾病等都是引起老年手术患者发生围术期压疮的高位因素。因此手术室护士应对每一位老年患者进行压疮危险因素评估与皮肤检查。特殊体位使用的配件（软垫、凝胶垫）、适当按摩、维持皮肤干燥等。

（5）防止因手术体位造成损伤：由于老年手术患者多伴有骨质疏松症，在放置侧卧位或截石位的过程中，容易损伤腰椎或股骨头，引起骨折。因此手术室护士在放置侧卧位或俯卧位时，手术团队应协作使患者在体位更换过程中，始终保持整体躯干成一直线；在放置截石位时，应缓慢

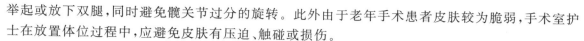

举起或放下双腿,同时避免髋关节过分的旋转。此外由于老年手术患者皮肤较为脆弱,手术室护士在放置体位过程中,应避免皮肤有压迫、触碰或损伤。

(6)防止深静脉血栓发生:由于减缓的循环血流、降低的心排血量、脱水及低体温等,使老年患者成为围术期发生深静脉血栓的高危人群。手术室护士应在术前进行深静脉血栓风险评估,确定高危人群;术中预防性使用防深静脉血栓袜或使用连续压力装置主动防止血栓的形成。

(7)术后麻醉恢复室的关注点:老年手术患者术后生理与心理都随着年龄的增长而改变,因此麻醉护士应加强监测和护理,确保患者在恢复室中的安全与舒适,包括呼吸道的管理、循环系统改变的监测、出入量管理、正确评估意识和有效唤醒、疼痛管理与心理调适,以及皮肤的再次评估。

2.等离子PK刀的使用和保养

(1)等离子PK刀的连接及操作步骤如下:正确放置机器及踏脚→连接电源→打开总开关,机器自检→出现"Power on test 19"→打开面板开关显示"Selt Test"→显示"Connect PK cable"→连接线插入插孔→连接PK刀刀头→机器自动调节功率(开放性手术为70~80)→正确使用判断效果→拆卸PK刀刀头,拔除连接线→关闭面板开关,关闭总开关。

(2)等离子PK刀术中及术后的保养:手术过程中,洗手护士应正确将等离子PK刀头的连接线传递给巡回护士连接;术中应随时保持PK刀头干净、无焦痂,可使用无菌生理盐水纱布在每次使用后对刀头进行擦拭。手术结束后,洗手护士应完全拆卸PK刀的通道阀及可张开钳夹部,将其浸没于含酶清洗剂中10~15分钟,再用柔软的刷子在流动水下擦洗表面血迹,用高压水枪冲洗各关节和内面部位,用柔软的布料擦干,压缩空气吹干。在运输、包装、灭菌期间防止PK刀的连接线扭曲或打折,应顺其弧度盘绕。等离子PK刀应由专人负责保管与登记,每次使用等离子PK刀结束,均应登记使用情况。如术中发生使用故障应及时联系工程师进行检验和修复。

3.携带心脏起搏器的患者电外科设备的使用

携带心脏起搏器入手术室的患者,可能由于术中电外科设备的使用干扰,引起心律失常、室颤甚至心脏停搏。

(1)术前咨询心脏起搏器生产商及心内科医师相关注意事项,并请专业人员将心脏起搏器调节为非同步模式。

(2)术前,巡回护士必须准备体外除颤仪于手术间,呈随时备用状态。

(3)术中提醒手术医师尽可能使用双极电凝;如果必须使用单极电刀,则尽可能使用最小功率,同时保证单极电刀与电极板放置的位置尽量接近,且两者在手术中使用位置尽量远离心脏起搏器,使电流回路不经过起搏器和心脏。术中严禁在接触患者之前触发单极电刀开关。术中手术团队应使电外科设备的连接线尽量远离心脏起搏器和起搏电极导线。

(4)术中巡回护士采取保暖措施,防止因环境温度低而出现寒战,使起搏器对肌电感知发生错误,导致心律失常。

(5)对于携带心脏起搏器的手术患者,巡回护士应该在单极电刀使用过程中密切监测心电图情况,包括心率、心律、心电波形等,发现异常情况立即和手术医师、麻醉师沟通。

(宋　建)

第十节　骨科手术的护理

由于交通意外、工业和建筑业事故、运动损伤的增多及人口老龄化,各种自然灾害等因素,导致高危、复杂的创伤越来越多。如果伤者得不到及时、有效的处理和治疗,将导致患者的终身残疾,甚至死亡,这给患者本人、家庭、社会带来沉重的负担。骨科在解剖学、生物力学和生物材料学研究的基础上,对手术方式、内固定材料不断进行新的尝试;近年来国内外信息、学术交流频繁;同时,高清晰度的 X 线片、CT、MRI 在骨科领域被广泛应用,使得骨科手术技术不断更新、变化、提高。下面介绍两例常见骨科手术的护理配合。

一、髋关节置换手术的护理配合

股骨颈骨折、髋关节脱位、髋臼骨折、股骨头骺滑脱等髋关节骨折的患者中,最常见的并发症为创伤导致的血供中断,导致股骨头缺血性坏死。股骨头缺血性坏死进一步发展,会出现软骨下骨折、股骨头塌陷,最终导致严重的骨性关节炎。患者丧失生活和劳动能力。全髋关节置换术用于治疗股骨头缺血性坏死晚期继发严重的髋关节性关节炎患者,临床取得积极的效果,目前已成为治疗晚期股骨头坏死的标准方法。

(一)主要手术步骤及护理配合

1.手术前准备

手术患者取 90°侧卧位(图 8-16),行全身麻醉或椎管内麻醉。切口周围皮肤消毒范围:上至剑突、下过膝关节,两侧过身体中线。按照髋关节手术铺巾法建立无菌区域。

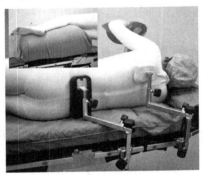

图 8-16　体位摆放

2.手术主要步骤

(1)显露关节囊:髋关节外侧切口(图 8-17),传递 22 号大圆刀切开皮肤,电刀止血,切开臀中肌,臀外侧肌(图 8-18),显露关节囊外侧(图 8-19)。

(2)打开关节囊(图 8-20):电刀切开,传递有齿血管钳钳夹,切除关节囊。传递 S 形拉钩和 HOMAN 拉钩牵开,充分暴露髋关节并暴露髋臼。

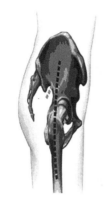

图 8-17　髋关节外侧切口

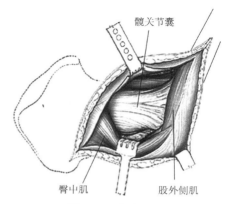

图 8-18　臀外侧肌

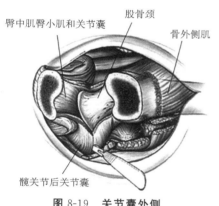

图 8-19　关节囊外侧

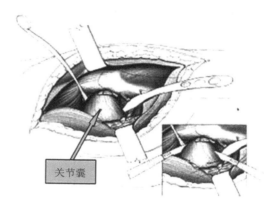

图 8-20　关节囊

（3）取出股骨头：股骨颈与大转子移行部用电锯离断股骨颈，用取头器取出股骨头，取下的股骨头用生理盐水纱布包裹保存，以备植骨。

（4）髋臼置换。①削磨髋臼：将合适的髋臼磨与动力钻连接好递与术者，髋臼锉使用顺序为由小到大；削磨髋臼至髋臼壁周围露出健康骨松质为止，冲洗打磨的骨屑并吸引干净，使用蘑菇形吸引可有效防止骨屑堵塞吸引管路。②安装髋臼杯假体：选择与最后一次髋臼锉型号相同的髋臼杯，将髋臼杯安装底盘与螺纹内接杆连接，完成整体相连；将髋臼杯置于已锉好的髋臼中心，用45°调整角度，将髋臼杯旋入至髋臼杯顶部使其完全接触；关闭髋臼杯底部3个窗口，用打入器将与髋臼杯型号一致的聚乙烯臼衬轻扣入内，并检查臼衬以确保其牢固性。

（5）股骨假体柄置换。①扩髓：内收外旋患肢，用 HOMAN 拉钩暴露股骨近端，用开髓器贴近股骨后方骨皮质开髓；将髓腔锉与滑动锤连接，用滑动锤打入髓腔锉，直至髓腔锉与骨皮质完全接触。在整个扩髓过程中，使用髓腔锉原则为由小到大，逐渐递增地进行使用。②安装假体柄：用轴向打入器将假体试柄打入股骨干髓腔内；安装合适的试头；复位器复位；确定假体柄、假体头的型号后逐一取出假体试头、假体试柄；冲洗髓腔并擦干。③安装假体：将与试柄型号相同的假体打入髓腔（方法同安装试柄、试头），假体进入后进行患肢复位，检查关节紧张度和活动范围。注意在置换陶瓷头的假体时必须使用有塑料垫的打入器，以免打入时损坏陶瓷头。④缝合伤口;缝合伤口前可根据实际情况在关节腔内和深筋膜浅层放引流管;然后对关节囊、肌肉层、皮下组织、皮肤等进行逐层缝合。

3.术后处置

为患者擦净伤口周围血迹并包扎伤口;检查皮肤受压情况,固定引流管,护送患者入复苏室进行交接。处理术后器械及物品。

(二)围术期特殊情况及处理

1.对全髋置换的手术患者进行风险评估

股骨头缺血性坏死的疾病有一个渐进的演变过程,患者大多为高龄老人,又有功能障碍或卧床史,术中可能出现各种并发症,甚至心跳呼吸骤停。所以要对患者进行风险评估,评估重点内容:①有无皮肤完整性受损的风险。②有无下肢静脉血栓形成的风险。③有无坠床的风险。④有无假体脱位的风险。

2.防止髋关节手术部位错误

髋关节为人体左右侧对称部位,易发生手术部位错误的事故。故在全髋关节置换手术前必须严格实施手术部位确认,具体措施如下。

(1)手术图谱:术前主刀医师根据影像诊断与患者及其家属共同确认手术部位,并在图谱的相应部位做好标识,让患者及家属再次确认后,在图谱的下方签名。

(2)标识部位:术前谈话时,在手术图谱确认后,主刀医师用记号笔在患者对应侧的手术部位画上标识。

(3)术前核对:巡回护士与主刀医师、麻醉师共同将手术图谱与患者肢体上手术部位标记进行核对,同时,让可以配合的手术患者口述手术部位。任何环节核对时如有不符,先暂停手术,必须核对无误后再行手术。

3.对外来器械进行管理

用于髋关节置换的特殊工具和器械由医疗器械生产厂家提供,不归属于医院,属于外来器械。如果对于外来器械疏于管理,必将造成手术患者术后感染等一系列严重的并发症,这对于手术患者和术者都无疑是"一场灾难"。因此,外来器械送入手术室后,必须严格按照外来器械使用流程进行管理,包括外来器械的准入、接受、清洗、包装、灭菌和取回。每一环节都应严格按照相关流程执行。

4.预防髋关节假体脱位

手术团队人员掌握正确的搬运方法是杜绝意外发生的关键。按常规搬运方法搬运全髋关节置换术后的手术患者,会因为搬运不当造成手术患者的假体脱位。

(1)团队分工:麻醉师负责头部,保证气管插管的通畅;手术医师负责下肢;巡回护士负责维持引流管路,防止滑脱;工勤人员负责平移手术患者至推床。

(2)要求:手术患者身体呈水平位移动,双腿分开同肩宽,双脚外展呈"外八字"。避免搬运时手术患者脚尖相对,造成假体脱位。

二、下肢骨折内固定手术的护理配合

骨折的患者往往有外伤史,详细了解患者受伤的时间、地点、受伤的力点、受伤的方式(如高空坠落、机器碾压、车祸撞击、运动损伤、跌倒等)、直接还是间接致伤、闭合性还是开放性伤口及伤口污染程度等可以协助诊断,对采取合适的治疗方法起着决定性作用。患者无论发生在骨、骨骺板或关节等处的骨折,都包含骨皮质、骨小梁的中断,同时伴有不同程度的骨膜、韧带、肌腱、肌肉、血管、神经、关节囊的损伤。骨折的诊断主要依据病史、损伤的临床表现、特有体征、X线片。在诊断骨折的同时要及时发现多发伤、合并伤等,避免漏诊。

(一)主要手术步骤及护理配合

1.手术前准备

(1)体位与铺单:患者采取全身麻醉,仰卧位,消毒范围为伤侧肢体,一般上下各超过一个关节,按下肢常规铺巾后实施手术。

(2)创面冲洗。为防止感染,必须对创面进行重新冲洗;常规采用以下消毒液体。①0.9%生理盐水:20 000～50 000 mL,冲洗的液体量视创面的洁净度而定,不可使用低渗或高渗的液体冲洗,以免引起创面组织细胞的水肿或脱水。②过氧化氢(H_2O_2)溶液:软组织、肌肉层用 H_2O_2 溶液冲洗,使 H_2O_2 溶液与肌层及软组织充分接触,以杀灭厌氧菌。③灭菌皂液:去除创面上的油污。

(3)使用电动空气止血仪:正确放置气囊袖带,并操作电动空气止血仪,压迫并暂时性阻断肢体血流,达到最大限度制止创面出血并提供清晰无血流的手术视野,同时防止电动空气止血仪使用不当造成手术患者的损伤。

2.主要手术步骤

(1)暴露胫骨干:传递 22 号大圆刀切开皮肤,电刀切开皮下组织、深筋膜,暴露胫骨干。

(2)骨折端复位:清理骨折端血凝块,暴露外侧骨折端;点式复位钳 2 把提起骨折处两端,对齐进行骨折端复位。

(3)骨折内固定。①选择器械:备齐钢板固定需要的所有特殊器械。②选择钢板:选择合适钢板,折弯成合适的角度。③固定钢板:斜面骨折处上采用拉力螺钉起固定作用,依次采用钻孔、测深、螺丝钉转孔、上螺丝固定几个步骤。④固定钢板:依相同方法上螺钉固定钢板。⑤缝合伤口:冲洗伤口,放置引流,然后对肌肉层、皮下组织、皮肤等进行逐层缝合。

3.术后处置

为手术患者擦净伤口周围血迹并包扎伤口;检查皮肤受压情况,固定引流管,送回病房并进行交接。处理术后器械及物品。

(二)围术期特殊情况及处理

1.用空气止血仪减少伤口出血

空气止血仪具有良好的止血效能,如伤口依旧出血不止,则应按照上述规定,检查仪器的使用方法是否正确、运转是否正常等。

(1)袖带是否漏气:因为一旦漏气,空气止血仪的压力就会下降,止血仪将肢体浅表的静脉,但深层的动脉未被压迫,这样导致患者手术部位的出血要比不上止血带时更多。此时,应该更换空气止血仪的袖带,重新调节压力、计算时间。

(2)开放性创伤时袖带是否正确使用:开放性创伤的肢体在使用空气止血带前一般不用橡胶弹力驱血带,因此手术开始划皮后切口会有少量出血,这是正常的。为了减少出血,可先抬高肢体,使肢体静脉血回流后再使用空气止血带。

2.术中电钻发生故障的原因

电钻发生故障的原因较多,手术室护士可采取以下方法进行排除,必要时更换电池或电钻,以便手术顺利进行。

（1）电池故障：①电池未及时充电或充电不完全。②电池使用期限已到，未及时更换以至于无法再充电。③电池灭菌方法错误造成电池损坏。

（2）电钻故障：①钻头内的血迹未及时清理，灭菌后形成血凝块，增加电钻做功的阻力，降低钻速。②操作不当，误碰到保险锁扣，电钻停止转动。③电钻与电池的接触不好。

3.有效防止螺旋钻头意外折断

手术医师在使用电钻为固定钢板的螺钉钻孔时，可能会出现螺旋钻头断于患者体内的情况，这不仅会损伤手术患者，也浪费手术器材。为防止此类事件，洗手护士应该做到以下几点。

（1）术前完成钻头的检查：①钻头的锋利程度。②钻头本身是否有裂缝或损坏。③钻头是否发生弯曲变形。

（2）使用套筒：使用钻头钻孔时必须带套筒，防止钻头与手术患者的骨皮质成角而发生断裂。

（3）防止电钻摩擦生热：使用电钻钻孔时，洗手护士应及时注水，以降低钻头与骨摩擦产生的热量，这样既可有效防止钻头断裂，又可降低钻孔处骨的热源性损伤。

（宋　建）

第十一节　妇产科手术的护理

妇产科是临床医学四大主要学科之一，主要研究女性生殖器官疾病的病因、病理、诊断及防治，妊娠、分娩的生理和病理变化，妇科手术主要包括治疗女性生殖系统的疾病即为妇科疾病，如外阴疾病、阴道疾病、子宫疾病、输卵管疾病、卵巢疾病等；产科包括高危妊娠及难产的预防和诊治，女性生殖内分泌，计划生育及妇女保健等。下面以几个经典的手术为例，介绍手术的护理配合。

一、剖宫产手术的护理配合

剖宫产是指妊娠 28 周后切开腹壁及子宫，取出胎儿及胎盘的手术。剖宫产术式有子宫下段剖宫产（横切口）、子宫体部剖宫产（纵切口）。由于某种原因，绝对不可能从阴道分娩时，如头盆不称、宫缩乏力、胎位异常、瘢痕子宫、胎儿窘迫等，应及时施行剖宫产手术以挽救母婴生命。如果施行选择性剖宫产，于宫缩尚未开始前就已施行手术，可以免去母亲遭受阵痛之苦。剖宫产是一种手术，有相应的危险性，如出血、膀胱损伤、损伤胎儿、宫腔感染、腹壁切开感染等，故施术前必须慎重考虑。

（一）主要手术步骤及护理配合

1.手术前准备

（1）手术患者接入手术室后，护士应在第一时间给予心理护理支持，缓解其紧张情绪，以及可能因宫缩导致的疼痛。

（2）协助手术患者转移至手术床，并固定扎脚带予以解释，防止坠床意外的发生。

（3）核对缩宫素等子宫兴奋类药物及剖宫产特殊用物，如产包、婴儿吸痰管等是否携带齐全。

（4）手术患者取侧卧位行腰麻即蛛网膜下腔麻醉或持续硬膜外腔阻滞麻醉，手术室护士站于患者身前，防止其坠床的同时，指导其正确放置麻醉体位。麻醉完毕起效后，患者改体位为仰卧位,巡回护士置导尿管并固定。

(5)手术切口周围皮肤消毒范围为:上至剑突、下至大腿上 1/3,两侧至腋中线。按照腹部正中切口手术铺巾法建立无菌区域。

2.主要手术步骤

(1)经下腹横切口开腹:传递 22 号大圆刀切开皮肤及皮下组织,传递中弯血管钳、组织剪剪开筋膜,钝性分离腹直肌,遇有血管应避开或用慕丝线做结扎。

(2)暴露子宫下段:传递解剖剪剪开腹膜,同时传递长平镊,配合剪开一小口,然后术者将左手中指或示指伸入切口,在左手的引导下剪开腹膜至适当长度;传递双头腹腔拉钩牵开,暴露子宫。

(3)切开子宫:传递新的一把 22 号大圆刀,于子宫下段切开一小口,递中弯血管钳刺破胎膜,吸引器吸净羊水,钝性撕开或传递子宫剪剪开切口 10～12 cm。

(4)娩出胎儿:移除切口周围的金属器械及电刀,防止意外损伤娩出的胎儿。手术医师一人手压宫底,一人手伸入宫腔将胎儿娩出。如胎儿过大无法娩出时,传递产钳协助娩出胎儿(图 8-21)。

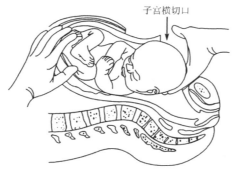

图 8-21　娩出胎儿

(5)胎儿脐带处理:传递中弯血管钳 2 把依次钳夹脐带,传递组织剪剪断,同时传递组织钳夹闭子宫壁静脉窦。

(6)胎盘娩出:传递抽配有 20 U 缩宫素的 10 mL 注射针筒,注射于子宫壁肌层;娩出胎盘,传递弯盘接取;传递纱垫清理宫腔。将置有胎盘的弯盘放于无菌桌,防止污染,以备手术医师检查胎盘的完整性。

(7)缝合子宫:子宫进行两层缝合,传递可吸收缝线,第一次全层连续缝合,第二次缝合浆膜肌层包埋缝合。

(8)缝合切口:首先缝合腹膜,间断缝合筋膜及肌肉,间断缝合皮下组织,最后用皮内缝线缝皮肤,缝皮肤时要将创缘内翻,否则会影响创口愈合,使疗程延长。

3.术后处置

术后注意保护患者的隐私,更换潮湿的床单位,同时做好保暖工作。待手术患者情况稳定后,送入病房,对未使用的子宫兴奋类药物进行交接。

(二)围术期中特殊情况及处理

1.防止子宫切口污染

胎儿如术前发生宫内窘迫,则会由于缺氧引起迷走神经兴奋,肠蠕动亢进,肛门括约肌松弛,导致娩出时会有胎粪排出。因此在切开子宫、吸净羊水、暴露胎儿后,洗手护士应准备一块无菌大布垫给手术医师备用,在胎儿娩出前将布垫覆盖胎儿臀部,防止胎粪排出污染。如术中怀疑有手术器械、纱布或无菌巾沾染到胎粪应立即更换,并更换手套,防止发生切口污染。

2.手术区域无菌和干燥的保持方法

巡回护士在术前物品准备时要检查负压吸引器的负压状况,保证吸引器正常工作。手术医师准备切开子宫时,巡回护士再次查看吸引器的连接是否良好,洗手护士查看负压吸引是否正常,如吸引器出现故障,应立即告知医师,暂缓切开子宫,并马上处理故障。切开子宫后,应尽量先将羊水吸净后再娩出胎儿,胎儿娩出时,洗手护士配合将残留的羊水吸净,如手术区域上无菌巾潮湿应加铺无菌巾,保证手术区域无菌和干燥。

3.剖宫产术中大出血

在剖宫产术中,产妇出现头晕,乏力,畏寒等症状时,极有可能是因为术中子宫大量出血所致。巡回护士应及时发现产妇体征,准确配合手术医师处理出血症状,具体步骤如下。

(1)观察手术患者情况:做好心理护理,注意保暖,室温应保持在 26～28 ℃,巡回护士做好各类手术用物如药品、器械、血制品的协调与供给。

(2)按摩子宫、进行热敷:备热盐水纱布(水温 60～70 ℃),覆盖在宫体上,手术医师均匀、有节律地按摩子宫,随时更换热盐水纱布,保持有效热敷。

(3)保持胎盘无菌:洗手护士将胎盘放于无菌手术台的弯盘内,以备医师检查胎盘的完整性。

(4)遵医嘱正确用药:巡回护士备好子宫兴奋药物如缩宫素、卡孕栓等,缩宫素为子宫壁肌层注射或静脉点滴,卡孕栓为舌下含服,巡回护士应指导手术患者正确服用卡孕栓。术中执行口头医嘱时,巡回护士应复述 1 遍,包括药名、浓度、剂量和用法,确认后执行,执行完后应告手术医师,以便查看疗效。

(5)及时提供所需手术物品:手术医师迅速缝合子宫切口,恢复子宫的完整性,有利于子宫收缩止血,护士必须积极主动地提供所需物品,保证吸引器的正常使用,吸引瓶满及时更换。

(6)积极配合抢救:对于难以控制并危及产妇生命的术中大出血,在积极输血,补充血容量同时施行子宫切除术或子宫次全切除术,巡回护士需及时准备各类抢救器械及物品。

(7)评估出血量:巡回护士必须准确评估出血量,及时告知医师。

(8)做好护理记录:认真清点物品,术中添加纱布、器械等须及时清点记录;术中输血应按流程核对并签名,同时记录在手术护理记录单上;术中遇口头医嘱,巡回护士应于术后第一时间要求手术医师补全医嘱。

4.评估手术患者出血量

通常,手术过程中出血量包括负压吸引瓶内的血量及纱布所含血量,吸引瓶内的血量＝吸引瓶内总量－冲洗液量－其他液体量。剖宫产胎儿娩出时,大量的羊水被吸引器吸至吸引瓶内,而术中子宫出血多在胎儿娩出后,因此巡回护士应在胎儿娩出后开始计算负压吸引瓶内液体量。术中计算出血量时,应尽量使用干纱布,纱布所含血量＝使用后纱布的重量－干纱布的重量,重量单位为 g,1 mL 血液约以 1 g 计算。

二、全子宫切除术的护理配合

子宫是女性生殖器中的一个重要器官,其产生月经和孕育胎儿。子宫位于骨盆腔中央,在膀胱与直肠之间,宫腔呈倒置三角形,深约 6 cm,上方两角为"子宫角",通向输卵管和卵巢。全子宫切除术多用于子宫肌瘤、子宫恶性肿瘤及某些子宫出血和附件病变等。

（一）主要手术步骤及护理配合

1.手术前准备

患者行全身麻醉,取膀胱截石位。切口周围皮肤消毒范围为:上至剑突、下至大腿上1/3,两侧至腋中线。手术铺巾,建立无菌区。

2.主要手术步骤

（1）切口:传递22号大圆刀,取下腹正中切口,从脐下至耻骨联合上缘。

（2）暴露子宫:传递两把中弯血管钳夹持宫角,上提子宫。

（3）切断子宫韧带及子宫动静脉:传递中弯血管钳2把钳夹,组织剪剪断,常规传递7号慕丝线缝扎或结扎子宫阔韧带及圆韧带。

（4）游离子宫体:传递解剖剪,剪开子宫膀胱腹膜反折,传递中弯血管钳2把钳夹,主韧带组织剪剪断,7号慕丝线缝扎。

（5）环切阴道,移除子宫:传递条形纱布围绕子宫颈切口下方,传递22号大圆刀片切开阴道前壁,传递组织剪将阴道穹隆剪开,切除子宫。

（6）消毒阴道残端并缝合:递碘伏棉球消毒阴道残端,传递组织钳钳夹阴道边缘,传递可吸收缝线连续缝合阴道残端。

（7）关腹:递生理盐水冲洗盆腔,止血,关腹。

3.术后处置

手术结束巡回护士检查手术患者皮肤,待患者情况稳定后,送入病房,进行交接;处理术后器械及物品。

（二）围术期特殊情况及处理

1.放置截石位

护士在术前协助医师,麻醉师摆放患者体位时,不仅需注意摆放的体位要利于手术区域的充分暴露,同时,也应注意保护患者的隐私及舒适度。具体操作步骤如下。

（1）术前手术患者准备:手术患者平卧于手术床,巡回护士协助脱去长裤,穿上腿套。向手术患者说明由于手术需要需放置截石位,为了保护皮肤及神经、关节,要脱去长裤,穿上腿套。同时护士应注意保护患者的隐私,及时为其盖好被子。

（2）放置搁脚架:在近髋关节平面放置搁脚架,支架高低角度调节关节和腿托倾斜角度调节关节要确保固定。

（3）放置体位:待手术患者麻醉后将其双手交叉放于胸前,注意不要压迫或牵拉输液皮条,麻醉医师保护好患者的头、颈部,固定好气管导管,防止移动时气管插管与氧气管脱离,手术医师站手术患者臀部位置,护士站床尾,一起将手术患者抬起并下移,使骶尾部平于背板下缘;将患者两腿曲髋、膝放在搁脚架上;要求腿托应托在小腿处,大腿与小腿纵轴应成90°～100°,两腿外展,放置成60°～90°。

（4）固定:约束带固定两侧膝关节,保持约束带平整,松紧适宜。

（5）铺巾:手术切口在腹部,切口铺巾的方法同腹部手术铺巾,洗手护士依次递3块无菌巾,折边朝向手术医师,分别铺盖切口的下方、对方、上方;第四块无菌巾折边朝向自己,铺盖切口同侧,4把巾钳固定;患者会阴部不进行手术,铺巾时遮盖会阴;然后递中单垫臀下,双脚套无菌脚套,从脚遮盖到腹股沟;再铺整块大孔巾遮盖全身;巡回护士协助套托盘套,将托盘置于患者右膝上方。

2.防止术中感染

子宫残端与外界相通,视为污染区域。因此,洗手护士应配合手术医师做好管理工作,防止污染播散。

(1)在切开阴道前壁前,先递条形纱布给手术医师,将其围绕子宫颈切口下方,以防止阴道分泌物污染创面。

(2)备碘伏(含 0.02%～0.05%聚维酮碘)棉球,待子宫移除后,递给医师消毒宫颈残端。

(3)接触宫颈残端的器械均视为污染器械,包括切开阴道前壁的 22 号大圆刀、剪开阴道穹隆组织剪、钳夹阴道边缘的组织钳及缝合残端的持针器,都必须与无菌器械分开放置、不再使用,但必须妥善放置以备清点。

(4)宫颈残端缝合后,温生理盐水冲洗盆腔,手术医师、洗手护士更换手套,再行关腹。

(宋　建)

第九章　公共卫生护理

第一节　医疗服务与公共卫生服务

医疗机构是公共卫生服务体系重要的组成部分,也是公共卫生服务的重要环节。随着社会经济的快速发展和广大人民群众健康需求的日益提高,医疗机构在公共卫生工作中的地位也日渐突出,大量的疾病控制和妇女儿童保健等工作需要医疗机构共同合作完成,医疗机构与专业公共卫生机构、医疗服务与公共卫生服务的关系也日益紧密。

一、公共卫生基本知识

(一)公共卫生基本概念

公共卫生内涵随着社会经济的发展和人类对健康认识的加深而不断发展。19世纪,公共卫生在很大程度上被理解为环境卫生和预防疾病的策略,如疫苗的使用。20世纪,公共卫生扩大到包括环境卫生、控制疾病、进行个体健康教育、组织医护人员对疾病进行早期诊断和治疗,发展社会体制,保障公民都享有应有的健康权益。目前,学术界通常采用WHO的定义:公共卫生是一门通过有组织的社区活动来改善环境、预防疾病、延长生命与促进心理和躯体健康,并能发挥个人更大潜能的科学和艺术。

公共卫生就是组织社会共同努力,改善环境卫生条件,预防控制传染病和其他疾病流行,培养良好卫生习惯和文明生活方式,提供医疗卫生服务,达到预防疾病,促进健康的目的。

(二)公共卫生基本职能

公共卫生的基本职能指的是影响健康的决定因素、预防和控制疾病、预防伤害、保护和促进人群健康、实现健康公平性的一组活动。具体来说,基本职能包括以下服务内容。

(1)疾病预防控制管理。

(2)公共卫生技术服务。

(3)卫生监督执法。

(4)妇女儿童保健。

(5)健康教育与健康促进。

（6）突发性公共卫生事件处理等。

（三）公共卫生基本特点

公共卫生是以促进人群健康为最终目标、以人群为主要研究重点、强调防治结合和广泛的社会参与、以多学科公共卫生团队为支撑，具有以下基本特点。

1.社会性

公共卫生服务是一项典型的社会公益事业，是人民的基本社会福利之一，因此公共卫生服务不能以营利为目的。

2.公共性

公共卫生服务表现为纯公共产品或准公共产品的供给，具有排他性和消费共享性的特点。

3.健康相关性

公共卫生服务的直接目的是保障公民的健康权益，所采取的措施和方法必须遵循医学科学理论和技术。

4.政府主导性

公共卫生服务的提供是政府公共服务职能的一个重要内容，政府必须承担公共卫生服务的供给责任：统一组织、领导和直接干预，提供必要的公共财政支出。

二、医疗服务与公共卫生服务的关系

（一）医疗机构与公共卫生专业机构

医疗机构和专业公共卫生机构均是依据相关法规设立的具有独立法人代表资格的机构，前者主要依据《医疗机构管理条例》而设立，为当地居民提供临床诊疗服务以及部分公共卫生服务，主要包括临床综合医院和肿瘤、口腔、眼科、传染病、妇产、儿童等专科医院。后者主要依据《中华人民共和国传染病防治法》《精神卫生法》《中华人民共和国食品卫生法》《职业卫生法》等设立的专业公共卫生机构，主要包括：疾病预防控制中心、卫生监督中心（所）、妇幼保健中心（院）、职业病防治院（中心）、健康教育和健康促进中心（所）、精神卫生中心（所）等。在同一地区医疗机构和专业公共卫生机构均隶属同级卫生行政部门管理。

医疗机构在医院内部为了统筹协调、指导和监督落实院内公共卫生服务工作，预防与控制医院内感染的发生和流行，并联系相关专业公共卫生机构，依据《医疗机构管理条例》的要求，设立了预防保健科（或公共卫生科）和医院感染控制科。在我国绝大部地区医院都设立预防保健科和医院感染控制科。近年来，我国许多地方卫生行政部门为了进一步明确医疗机构公共卫生职能，规定医院统一设置公共卫生科，便于辖区内公共卫生工作的衔接。无论称谓是预防保健科，还是公共卫生科，其基本职责都是统筹协调院内公共卫生服务工作，指导和监督院内各有关科室开展公共卫生服务工作，联系并接受专业公共卫生机构业务技术指导。

公共卫生专业机构是以开展和完成区域内公共卫生服务业务为主的部门，负责区域内公共卫生规划、计划的制订，公共卫生监测，开展专项调查研究，提出并落实预防与控制措施，分析和评估实施效果。

公共卫生专业机构与医疗机构之间是密不可分的合作伙伴关系，在公共卫生服务中，医疗机构离不开公共卫生机构，公共卫生机构也离不开医疗机构，两者间应实行无缝衔接。

（二）公共卫生服务与医疗服务的关系

医疗服务主要是针对个体，为个体提供诊断、治疗、预防保健方面服务。与医疗服务相比，公共卫生服务是针对群体,以人群为主要重点,强调防治结合和广泛的社会参与,以多学科公共卫生团队为支撑。公共卫生服务是一项典型的社会公益事业,不能以营利为目的,表现为纯公共产品或准公共产品的供给。除了基本医疗服务以外,医疗服务都不能列为公共产品。因此,公共卫生服务的提供是政府公共服务职能的一个重要内容,政府在公共卫生领域的主要职能包括:制定政策法规,制订和实施公共卫生发展规划计划,协调部门的公共卫生职责,执行公共卫生监督执法,组织、领导和协调公共卫生的应急服务。

三、医疗机构在公共卫生工作中的地位和作用

公共卫生工作离不开医疗机构,医疗机构是公共卫生体系不可或缺的重要组成部分,无论是传染病、慢性病、寄生虫病、地方病、职业病、因病死亡,还是突发公共卫生事件、食物中毒的发现都离不开医疗机构,其报告也依赖医疗机构,新生儿预防接种、妇女儿童保健、疾病监测、健康教育与干预,以及实施传染病的预防控制和传染病的救治、慢性病的治疗与控制均在医疗机构内完成。

医疗机构本身是传染病传播的高危场所,也是院内感染发生的高危场所,因而对医院在预防控制传染病的播散和医院内感染的发生提出了更高的要求,医院的规划、设计、布局,空调通风冷暖系统,给排水及污水处理系统,人流和物流系统,传染病门诊、洁净手术室、洗消供应室和 ICU 室等设置必须充分考虑满足控制传染病播散和院内感染发生的需要。医疗机构的医务工作者应掌握公共卫生基本知识,有承担公共卫生的责任意识,还应按相应法律、法规的要求切实履行其职责,及时、准确地发现报告传染病、精神病、职业病、糖尿病、高血压等疾病,实施重要传染病的监测、控制工作,做好就诊者的健康教育和干预工作。

(徐小双)

第二节 公共卫生与社区护理

一、公共卫生

(一)公共卫生护理的定义

美国耶鲁大学公共卫生教授温斯乐早在 1920 年即指出:"公共卫生是一种预防疾病、延长寿命、促进身心健康和工作效能的科学与艺术。通过有组织的社会力量,从事环境卫生、传染病控制及个人卫生教育;并组织医护事业,使疾病能获得早期预防及诊断治疗;进而发展社会机构,以保证社会上每一个人都能维持其健康的生活;使人人都能够实现其健康及长寿的权利。"

公共卫生的定义:"公共卫生是通过有组织的社会力量,以维持、保护和增进群众健康的科学和艺术。它除了提供特殊团体的医疗服务和关心疾病的防治外,对需要住院的群众,尤其贫穷的群众更是如此,以此保护社会。"

(二)目的及重要性

公共卫生的目的,主要是保护和促进整个社区人群的健康、预防疾病、早期发现、早期诊断和早期治疗疾病,如遇不可避免的残障及某些疾病,寻求最有效的措施,并争取服务对象的参与,以

发挥每个人最大的潜能。因此,社区医疗与社区护理应运而生。自解放尤其是改革开放以来,我国的政治、经济、文化、教育等方面均有长足发展,社区卫生从死亡率的降低、平均寿命的延长、急性传染病的有效控制、医疗人力资源的增长及医疗设施的不断提高等方面,更显示出社区医疗和社区护理工作的成效及重要性。

(三)目标

公共卫生的目标是减少不应发生的死亡、残障、疾病和不适,同时要保护、维持和促进人们的健康,以保证整体社区的福利。

二、公共卫生与社区护理

(一)公共卫生的业务范围

公共卫生业务是为解决大众健康问题而设的,它随时代的不同而异,可概分为"环境问题"与"卫生服务"两大类。

1.公共卫生的范围

自温斯乐及世界卫生组织的定义来分析公共卫生的范围如下。

(1)以"人"为对象:包括孕产妇、婴幼儿、托儿所、幼稚园学童、学生、员工等。

(2)环境:如环境卫生、安全用水、食物、营养、农药污染、噪音等。

(3)法规:如传染病防治条例、医疗法、护理人员法等法规的制定。

(4)医护人员训练、流行病学等调查、各项研究、卫生计划的执行及评价、生命统计、电脑化等。

(5)其他:如法律、政治体制、经济生活、生物环境、农业、工业、住宅、交通、教育等。

2.亨伦将公共卫生工作归纳为七类

(1)需以社区为基础来处理的活动。

(2)防范易引起疾病、残障或夭折的疾病因子或环境因子。

(3)综合性健康照顾活动。

(4)生命统计资料的收集、保存、分析和管理。

(5)开展个人及社区民众的卫生教育。

(6)从事卫生计划及评估。

(7)从事医学、科学、技术及行政管理的研究工作。

我国的业务范围:预防、医疗、保健、康复、健康教育、计划生育、技术服务。

综合以上可知,凡是能够促进健康、维护健康、预防疾病、早期诊断、早期治疗、加强复健及安宁照护等医学及与健康息息相关的非医学部门的业务,都是公共卫生的业务范围。

(二)社区护理的业务范围

社区保健服务中心是直接提供群众公共卫生护理的服务单位,而其护理人员亦是公共卫生团体中与群众接触最频繁的人员,以下就护理人员在社区保健服务中心的业务介绍如下。

1.医疗

门诊、转介服务,如在山区等医疗资源缺乏的边远地区另设有观察床及急救设施。

2.预防及传染病管理

各项预防接种、性病防治、肝炎防治、寄生虫防治、结核病控制、慢性病(高血压、糖尿病、精神病、脑卒中)防治。

3.家庭计划

应加强两性平等平权教育、家庭咨商、组织家庭的意义及功能、降低离婚率、单亲家庭子女的辅导。目前的工作着重在优生保健及有偶妇女的生育管理与宣导,并将低收入户、身体功能障碍(智障、残障)、精神科患者、不孕夫妇等列入优先服务对象。

4.妇幼卫生

将孕产妇、婴幼儿有遗传疾病等高危险群列为优先服务,并作子宫颈癌、乳癌筛检、婴幼儿发展测验等服务。

5.卫生教育

对预防、保健、医疗、复健、营养、视力保健、减少抽烟、嚼槟榔等,制定每个月宣导活动的主题,并透过义工、社区事业促进委员会的宣导,使群众获得足够的知识,改变态度,进而影响个人及家庭成员的行为,达到自我照顾的目的。

6.社区评估

评估社区年龄、疾病、十大死因、教育程度、性别、职业、交通等情形,另借由门诊、地段管理、转介及居家护理服务来评估个人、家庭、社区人口的卫生问题。

7.卫生行政

各项资料的搜集、统计、分析,并配合研究、流行病调查开展各项活动,推行政府卫生政策。

三、社区护理的特性、功能、目标与执行方法

(一)社区护理的特性

(1)社区护理的特性随着卫生所设立的宗旨而有所不同。一般而言,卫生所以防疫、传染病管制、促进健康、维持健康及预防保健为主,医疗为辅,对辖区所有群众提供服务。

(2)它运用社区护理专业知识、技术、理论、方法及评价方式来开展工作。

(3)以"家庭"为基本服务单位。

(4)服务对象为社区整体,包括健康与疾病、残障或临终者、家庭、团体、各年龄层及各社会阶层的人群。

(5)提供具有就近性、连续性、方便性、主动性、政策性、综合性、独立性及初级医疗性服务。

(6)运用社区组织力量,如妈妈教室、社区事业促进委员会、家政班等,以及群众的参与来推展工作。

(二)社区护理的功能

(1)控制传染病的发生及蔓延。

(2)发现除个人以外家庭、社区的共同性健康问题,并予以彻底治疗,解决卫生问题。

(3)以最少的预算达到最大的效果,即以预防保健为主,医疗为辅,达四两拨千斤之功能。

(4)以卫生教育的教导方式普及保健常识,群众能达到自我照顾的能力。

(5)社区评估,以社区群众的需求为导向,更切合社区群众的实际需要。运用流行病学的概念,及早发现疾病开始流行前的征兆,以抑制其扩大。

(三)社区护理的目标

公共卫生护理的立足之本是预防疾病,促进和维护健康,它的主要目标是培养社区群众解决健康问题的能力,进而能独立实行健康生活。

1.启发及培养保健观念

公共卫生护理工作步骤中以健康教育最为重要,而健康教育又以学校为基础。"世界卫生组织对学校健康教育主要强调保健教育普及,以及健康行为的养成"。一般公共卫生护理人员在筛检或团体活动时所做的护理指导或保健教育,其效果远不及家庭访视这种一对一的、密集的、针对个案专门问题的服务来得大。在中老年病服务中,年龄大的个案行为改变非常慢,若不经常家访并改变家人的观念,其饮食及行为改变将更加困难。培养群众正确的保健观念,不仅可减少疾病发生率,更可使人们获得高度的健康状态。

2.协助群众早期发现疾病、早期治疗

公共卫生护理人员接触群众的次数多、时间久,如有基本身体评估技巧及高筛检率,对潜在罹患疾病的个案能及早发现,所获得早期治疗的效果最佳。平时妇女防癌抹片检查、乳房自我检查、量血压、验血糖及个案的一些早期表现(如蜘蛛痣为肝硬化的先兆)等,均为协助群众早期发现疾病并能早期治疗,以及早去除不健康行为,而减少许多疾病的发生及不幸。

3.帮助群众建立健康的生活方式

生活习惯自幼即养成,父母教育及托儿所、幼儿园及其他就学期间培养健康行为较容易。影响健康生活的因素甚多,重要是要辅导群众自助助人,成立志愿者团体或运用社区促进委员会、家政班、妇女会发挥力量,做到保健人人一起来,使社会更健康。

四、社区护理的实施方式

公共卫生护理的执行方式可分为二大类。

(一)综合性的社区护理方式

综合性的公共卫生护理方式采取"社区管理"的不分科护理方式。此种护理方式即由社区护理人员负责该区域与健康有关的一切问题,包括社区的护理需要评估、诊断、计划、执行及评价;而其服务的对象则包括各年龄层、各社会阶层的人口群体,以及各种潜在或已存在的健康问题。

1.优点

(1)护理人员容易与家庭建立专业性人际关系,并取得家庭的信任。

(2)由于对该社区有较深入的了解,因此社区护理人员较能发现群众的真正问题,而所提供的服务也较能满足群众的健康需求。

(3)可减少对社区、家庭的干扰。

(4)可减少护理人力的浪费。

(5)社区护理人员较能以"家庭"整体为中心来考虑健康需要。

2.缺点

护理人员不可能样样专精,因此当其遇到无法解决的问题时,必须有能力去寻求社会资源,并作转介。

(二)分科的社区护理方式

分科的社区护理方式依护理业务的特性来分配工作,每一个护理人员均负责某一特定的业务,如家庭计划、结核病防治等。

1.优点

由于护理人员容易对其所负责的业务专精而成为该方面的专家。

2.缺点

分科的社区护理方式的缺点即为无法达到综合性的社区护理方式的优点。

（徐小双）

第三节　社区护理中的沟通技巧

随着社区卫生服务的不断发展壮大,越来越多的患者愿意到社区卫生服务中心(站)来就诊,基于社区卫生服务工作的特殊性,要求社区卫生服务机构的医务人员对待患者更要及时周到、细致灵活,因为医患沟通是医患关系建立后实现医患双方共同参与疾病诊治、恢复健康的重要环节,它贯穿于医疗的全过程,实施有效的医患沟通不仅有利于医疗质量提高;也有利于和谐医患关系的建立;还有利于化解或消灭医疗纠纷;更有利于推动医疗卫生事业的可持续发展。

一、沟通的基本概念

(一)沟通和有效的沟通

1.沟通

(1)沟通:指信息传递的过程,而护患沟通就是在医疗卫生领域中,护患之间通过语言和非语言的交流方式分享信息、含义和感受的过程。

(2)沟通过程中的要素。①沟通者:在人际沟通过程中,至少有两个人参与信息交换,而且在持续的信息交换过程中,每一个人既是信息的来源(发送者),又是信息的受者(接收者)。②信息:沟通者通过语言和非语言的信息传递含义。③渠道:是信息得以传递的物理手段和媒介,是联结发送者和接收者的桥梁。④反馈:反馈是当发送者确定信息是否已经被成功地接收,并确定信息所产生的影响的过程。

2.有效的沟通

(1)有效的沟通:护患(医患)之间进行了开放式的沟通,患者被告知了他们的诊断和治疗,而且被鼓励表达出了他们的焦虑和情感。

(2)护患沟通技能的评价标准:①事件发生在什么地方(Where)? ②沟通者是谁(Who)? ③沟通者的什么特征是重要的(What features)? ④在沟通过程中实际发生了什么(What occurs)? ⑤结果是什么(What outcome)? ⑥为什么沟通被认为是有效的/无效的(Why effective/ineffective)?

(二)沟通的基本形态

1.语言沟通

在所有沟通形式中,语言沟通是最有效、最富影响力的一种。古代西方医圣希波克拉底说过:"医师有两种东西可以治病,一是药物,二是语言。"语言与药物一样可以治病,许多患者会对他信赖的大夫说:"我一看见您,病就好了一大半。""听您这么一说,我感觉好多了。"消极的医患关系不仅增加患者的痛苦体验,还降低患者对医嘱的依从性,所以全科医师接诊时应十分注意遣词用句。

使用语言、文字或符号进行的沟通称为语言沟通,语言沟通又可细分为口头沟通和书面沟通。近年来,随着电子技术的发展,电子沟通也成为一种常见的语言沟通形式。例如,通过电话、广播、电子邮件等进行的沟通。

书面沟通是以文字及符号为信息载体的沟通交流方式,一般比较正式,具有标准性和权威性,同时具有备查功能。书面语言沟通在护理工作中占有十分重要的地位,应用于社区护理工作中的各个环节,如交班报告、护理记录、体温单、健康教育手册等。社区护理记录即以文字、图表等形式记录社区居民的健康档案,家访记录,健康教育的程序,以及免疫规划的过程等,它不仅是对患者进行正确诊疗、护理的依据,同时也是重要的法律文书。

口头沟通是指采用口头语言的形式进行的沟通,包括听话、说话、交谈和演讲。它一般具有亲切、反馈快、灵活性、双向性和不可备查性等特点。社区护理工作中的收集病史、健康宣教、家庭访视等多通过口头沟通完成。电子沟通是指通过特定的电子设备所进行的信息交换,具有方便、快捷等优点。例如,社区护理工作中的电话随访等,都是通过现代化的沟通方式实现的。此外,通过电子邮件的方式为患者提供健康服务的沟通方式也在逐渐增加,这就需要社区护理人员掌握必要的电脑操作技术和网络等电子资源的应用技能。

在使用语言沟通时我们可通过选择合适的词语、语速、语调和声调,保证语言的清晰和简洁,适时使用幽默,选择合适的时间和相关的话题等方法来提高语言沟通的有效性。在护理实践活动中,护士应做到与患者交谈时使用其能理解的词汇,忌用医学术语或医院常用的省略语;使用文明和礼貌用语。例如,要求患者配合时用"请";保证语义准确,避免对患者形成不良刺激;由于护士的语言既可治病,又可致病,护士用语必须审慎,尽量选择对患者具有治疗性的语言,使患者消除顾虑、恐惧并感到温暖;同时,在传递坏消息时要使用委婉的语言。如何提高自身的说话艺术,将信息顺畅、准确地传递给患者,值得我们护理人员不断地研究和探索。

2.非语言沟通

非语言沟通作为语言沟通技巧的有益补充,不仅能独立传递情感信息,还起着加强言语表达的作用。非语言沟通具有较强的表现力和吸引力,又可跨越语言不通的障碍,故往往比语言信息更富有感染力。作为社区护士,在社区的治疗与护理中,不能只注重护士的各项操作技能和语言修养,更应该擅长与患者之间的非语言沟通技巧,注重自己的非语言性表达,以加强护患关系、增强患者安全感、信任感及提高护理沟通效果。

除了语言沟通外,在日常交流中,人们所采用的沟通方式有 60%～70% 是非语言沟通方式。非语言沟通是一种使用非语言行为作为载体,即通过人的身体语言、空间距离、副语言和环境等来进行人与人之间的信息交流。即凡是不使用词语的信息交流均称为非语言沟通。在社区护理工作中,非语言沟通显得更为重要。许多对治疗、护理有重大价值的信息都是通过护士对患者非语言行为反应的观察和理解获得的,同时患者也依靠对护士非语言沟通的观察和理解,获得了大量的信息和感受。并且,在某些情况下,非语言交流是获得信息的唯一方法。例如,护理使用呼吸机的患者或婴儿时,除了仪器的检测和实验室的检查外,护理人员还需要从患者的表情、动作、姿势等来判断出患者是否存在某些病情变化或有生理需要。

(1)身体语言:常见的身体语言表现形式有仪表和身体的外观、身体的姿势和步态、面部表情、目光的接触和触摸。在医院环境中,护士可以通过患者的各种身体语言得到有关其身体健康状况、情绪状态、文化素养、个性特征、自我概念、宗教信仰等线索,从而洞察他们的内心感受,获得其丰富而真实的信息。例如,在社区卫生服务站,护士看到患者来就诊时双手抱膝、表情痛苦,甚至面色苍白时,就会知道患者可能存在严重的疼痛。在身体语言中面部表情是表达最丰富也最难解释的一种非语言行为,人类的面部表情复杂多样同时具有文化差异,善于观察并正确理解患者的面部表情是护理人员了解患者真实情况的基础。如果来社区卫生服务中心的患者双眼含泪,眉头紧皱,护士就会知道患者存在着某些不良的情绪,就需要及时地关注和倾听患者的需求。同时,护理人员可根据患者的性别、年龄、文化及社会背景,审慎地、有选择性地使用某些非语言沟通。例如,目光的接触,表情的传递以及触摸等,从而向患者传递关心、理解、安慰、支持和愿意提供帮助等情感。

(2)空间距离,即沟通双方所处位置的远近。空间距离直接影响着沟通双方的沟通意愿和沟通的感受,从而影响沟通的效果。美国人类学家爱德华·霍尔把人际交往中的距离分为以下4类,可以为社区护士的沟通距离提供一些建议。①个人距离:双方距离为30～90 cm,一般为50 cm左右,主要用于熟人和朋友之间。个人距离是护患间交谈的最理想的距离,这种距离可以提供一定程度的亲近而又不会使患者感到过分亲密。在个人距离的范围内,护士和患者沟通时的坐姿等也会影响沟通的效果。最理想的坐姿是患者和护士面对面,同时保持视线的平齐,以便于目光的接触。②社会距离:双方距离为1.2～3.7 m。主要用于正式的社交活动、一般商务、外交会议上的交往。社区护士对一组患者进行群体的健康宣教时可选择社会距离。③公众距离:双方距离为3.7～7.5 m。主要用于公共场所中人与人之间的距离。例如,演讲或报告时。④亲密距离:双方距离为8～30 cm,一般为15 cm左右,主要应用于极亲密的人之间,如情侣、孩子和家人。如果陌生人进入这种空间,会引起反感及不舒服的感觉或紧张感。在进行社区护理时,在正常的沟通过程中,护士应避免侵犯患者的亲密空间,从而保证患者沟通距离。但进行某些治疗的过程中,如肌内注射、导尿、灌肠等,如需与患者保持比较近的距离,需要提前征得患者的同意,并且注意保护患者的隐私。

二、社区护理中常用的沟通技巧

(一)护患信任关系的建立

在护理工作中,可以说良好的沟通,不仅仅建立在护士说话的艺术上,更是建立在护理过程与患者良好的护患关系上。如何建立良好的护患关系,应该多注重一些细节方面的服务,在与患者的交往中,细节主要表现在:爱心多一点,耐心好一点,责任心强一点,对患者热心点,护理精心点,动作轻一点,考虑周到点,态度认真点,表情丰富点,以及对患者尊重些,体贴些,理解些,礼貌些,真诚些,关心些,宽容些,大度些,原则些。而如何做一个值得信任的社区护士,需要在态度、知识、技术等各方面加强锻炼。

首先,要有一颗善良的爱心。只有心怀慈悲仁爱之心,才能真正理解和体谅患者的痛苦,才能真的在患者有困难的时候及时伸出自己援助之手,才能真正做到换位思考,站在患者的立场上想想患者最需要什么样的帮助。才能不怕脏累苦。例如,每次为居家的患者灌肠或拔出尿管后,都守着患者看着他们排出大小便后才心里踏实,从来没有感觉到那些粪便恶心,反而因为帮助患者解除了痛苦,心中欣喜不已。其次,不断提升自己的专业水平。护士是独立思考的行医者,不是医嘱的盲从者。一直以来,越来越多的护士只是应付医嘱,盲从于医嘱工作,没有了独立的思考。在工作时只是为了完成这项任务,而忘记了自己面对的是一个活生生的患者,他们的病情随时在变化着,既往的医嘱也有不适合的时候。忘记了医师也是普通人,他们给予的诊断和治疗方案也有错误和疏忽的时候,完全执行医嘱也有错误的时候,所以好护士也是独立思考的行医者,在工作中发现问题、思考问题、查阅资料、提出自己的建议、指出医师的错误,千万不要认为医嘱都是完全正确的,不要做医嘱的盲从者,只有那样才能保护患者的安全,也保护了自己的安全。能做到这些的前提是护士必须有足够丰富的专业知识和经验,才能发现问题,提出建议,让医师信任、佩服并听从。要终身谨记"慎独"精神。护理工作是严谨的,一丝不苟的。护士的一点马虎或者疏忽都可能酿成大错,查对制度是老生常谈,但是很多时候往往被忽视,其结果就是出现差错,轻者自己吓一跳,重者增加患者的痛苦,导致医疗纠纷。所以不论在哪个班次,哪个时间段,都要严格要求自己,做好每一项工作,这不是给别人看的,不是给领导做的,是做给我们自己的,是为我们社区的患者和家属做的。这样做得久了,社区居民自然会相信社区护士,与自己信任的社区护士进行沟通的时候,自然会更加心平气和,坦诚相待。

(二)倾听的基本技巧

"其实,我没有帮助患者做任何事情,我所做的事情只是听。"如果护士这样说或者这样想的话,说明护士可能还没有认识到有效倾听的复杂性和它能起到的巨大作用。"只是听"好像很简单,不需要努力,不需要专门的技巧。其实不然。"听"所起的作用是很大的,因为它能鼓励患者说出他们的经历和感受,它证实患者是有思想有感情的人,有些事情要说出来。它促进了护士与患者之间的互相理解。它给护士提供了信息,从而决定护士应该为患者做些什么。所以,倾听并不像它表面上那样简单。当护士在倾听的时候,其实许多事情正在发生。例如,护士在仔细地注意着她们听到了什么,观察到了什么。她们主要是想清楚地了解患者真正在表达什么含义,并且试图确定患者所说的话是什么意思。有效地倾听需要能够接纳患者,把注意力集中到患者身上以及具有敏锐的观察力。因此,所有这些不能说护士在倾听的时候"没有做任何事情"。

1.倾听的过程

倾听是一个复杂的过程,包含接收、感知和解释所听到的话。这个过程始于接收信息,而且是通过视觉、声音、嗅觉、气味、触觉和运动觉这些感觉器官来综合接收信息的。倾听过程的第一步主要是通过眼睛和耳朵来接收信息。接收信息的能力依赖于护士是否做好了准备倾听患者的心理准备,即护士是不是把注意力集中到了患者身上,而且要对这个患者和他所说的话感兴趣。接着,护士必须主动地去接收信息,而且接收到的信息必须被认为是重要的。一般的,在信息一经接收的非常短暂的时间内,护士就会对信息做出一种解释。有效地倾听不仅包括接收信息和感知信息,而且要正确解释它的含义。当护士正确解释了患者所表达的含义时,表明倾听是有效的。

2.做好倾听的准备

有效地倾听需要一些心理上的准备以达到一种准备听的状态。护士做好听的准备是主动和全部地接受患者所表达的经历和感受的基础。信息被接收之前,必须认识到做好接收信息的状态是重要的。首先,护士必须有想要倾听患者的意向,然后,护士还需要把这种意向传递给患者。护士们经常看起来"很忙",因此,没有时间准备倾听患者。护士匆忙的脚步和干不完的"活"占据了护士白天的大部分时间,护士实际上没有时间停下来倾听患者。以任务为中心的工作反映了一种价值观,即完成工作任务比患者更重要。患者被遗忘了,而且患者有一种感觉是护士的时间太宝贵了,不能打扰护士。

3.倾听的5个层次

最低是"听而不闻":如同耳边风,完全没听进去。

其次是"敷衍了事":嗯……喔……好好……哎……略有反应,其实是心不在焉。

第三是"选择的听":只听合自己的意思或口味的,与自己意思相左的一概自动消音过滤掉。

第四是"专注的听"：某些沟通技巧的训练会强调"主动式""回应式"的聆听,以复述对方的话表示确实听到,即使每句话或许都进入大脑,但是否都能听出说者的本意、真意,仍是值得怀疑。

第五是"同理心的倾听"：一般人聆听的目的是为了做出最贴切的反应,根本不是想了解对方。所以同理心的倾听的出发点是为了"了解"而非为了"反应",也就是透过交流去了解别人的观念、感受。

听,不仅仅需要耳朵。人际沟通仅有一成是经由文字来进行,三成取决于语调及声音,六成是人类变化丰富的肢体语言,所以同理心的倾听要做到下列"五到",不仅要"耳到",更要"口到"(声调)、"手到"(用肢体表达)、"眼到"(观察肢体)、"心到"(用心灵体会)。

(三)副语言的作用和意义

副语言即非语言声音,如音量、音调、哭、笑、停顿、咳嗽、呻吟等。副语言可以揭示沟通者的情绪、态度。如赞扬他人时,说话者音调较低,语气肯定,则表示由衷的赞赏;而当音调升高,语气抑扬时,则完全变成了刻薄的讽刺或幸灾乐祸。在护理实践中,护士可以通过患者的副语言了解其健康状况,如患者咳嗽的频率、持续时间、音色可帮助护士判断患者病情的严重程度、疗效如何。有些情境下,副语言所表达的实质性内容,要多于语言信息。护士要注意鉴别和倾听。

例如,在家庭访视的过程中,我们与患者的家属聊天,问及是否在照顾痴呆患者的时候觉得有负担,是否需要子女的帮助,他们马上回答说："不需要不需要……"然后皱眉,叹息,非常无助地补充了一句："他们工作都那么忙,我再苦再累也不能给他们添乱了。"从被访者的表情、语调中,我们可以察觉到比"不需要"更多的信息,这就是副语言所能传达出来的,更为丰富更为饱满,甚至更为准确的沟通信息。在社区工作中,社区护士与患者、家属甚至所管辖社区的居民关系更为密切和轻松,所以,在交流过程中更容易捕捉到副语言的作用,往往,一次皱眉,一声叹息,一次流泪,比语言表达的东西更加有用。

(四)观察在沟通中的作用

环境是影响沟通效果的一个因素,从环境的设置中,我们可以得到沟通所依存的一个背景,从而为沟通的氛围提供一些线索和信息。沟通环境是指沟通场所的物理环境和社会环境,包括周围物体的颜色,是否具有隐私性,是否是双方熟悉的场所,周围的声音、光线、温度、家具的安排和结构设计等。沟通者通过周围环境可以发送许多信息。如护患沟通时,护士选择安静、光线和温度适宜的单独房间,可以向患者传递护理人员对其尊重并会保护其隐私这一信息。

同时,在家庭访视的过程中,我们在每一次家访的时候,敲门之后,得到允许进入家中,应该首先学会的是察言观色。例如,我们到达的时候,患者穿着午睡的睡衣,睡眼惺忪地过来开门时,无论我们是否是按时到达,都应该意识到,我们打扰了患者的休息,在表示歉意后,再缓和地进入家访的正常程序,会让患者更容易接受,也更容易引导患者的思路,从梦境到现实中来。再例如,如果我们到达的时候,患者和家属都已经把水果啊,茶水啊都准备好(尽管家访不建议我们接受患者的招待),甚至已经在楼下等候,那么我们就可以先表达谢意,然后开启主题。

三、社区护理中沟通困难场景的应对

在社区护理工作中,经常会遇到沟通困难的案例,这样的情况,会影响社区护士的日常工作速度、效率甚至心情。

(一)知识缺乏型沟通技巧

人际沟通的发生是不以人的意志为转移的。通常我们认为,只要我们不说话,不将自己的心思告诉别人,那么就没有沟通的发生,别人就不了解自己。实际上,这是一个错误的观念。在人的感觉能力可及的范围内,人与人之间会自然地产生相互作用,发生沟通。无论你情不情愿,你都无法阻止沟通的发生。如果,在社区护理工作中,护士为了避免与居民发生冲突,干脆不与其进行交谈。事实上这一行为举止传递给服务对象的信息是护士的冷漠与对他人的不关心,反而导致服务对象的不满,影响社区服务工作的开展。在这一过程中,尽管没有语言交流,但是存在非语言的沟通,护士的表情、举止等同样在向服务对象传递着丰富的信息。

患者第一次接触糖耐量实验,对相关知识一点都不了解,与之交流时尤其要注意,避讳使用含糊的词语,要知道患者提问就是不明白,护士一定要详细、具体地告诉患者到底应该怎样做。否则既会造成患者痛苦,又造成了浪费。

(二)疑神疑鬼型沟通技巧

1.倾听

倾听并不只是听对方的词句,而且要通过观察对方的表情、动作等非语言行为,真正理解服务对象要表达的内容。

2.理解

理解她那种求生的欲望,她的那种不舍,以及由此引起的烦躁。

3.交谈

引发对方交谈的兴趣,谈她感兴趣的事情,像朋友一样的交谈,让她发泄她的不满,引导,缓解她的悲哀情绪。

(三)不依不饶型沟通技巧

护士要找好自己的位置,明确自己的护士角色,哪些话该说,哪些话不该说,说到什么程度比较合适。与患者交谈时要注意患者的态度,交谈困难就要及时调整,不要因此发生矛盾,不是所有的好心、好话都能有好的效果,交谈的对象、氛围、时间、地点非常重要。

在沟通过程中,沟通者必须保持内容与关系的统一,才能实现有效的沟通。如护士向护士长汇报时使用"你听明白了吗"这样的问话,显然不合适。因为这种问话通常用于上级对下级。在汇报工作时护士应说"不知我汇报清楚了没有?"来表明双方的关系是下级对上级,达到沟通内容与关系的统一。护士与服务对象是平等关系,沟通过程中,应体现平等的关系,不能居高临下,使用"你必须""你应该听我的"等命令式语言。对老人要像对父母长辈,对平辈要像对朋友。要尊重每一个人的习惯、隐私。从表面上看,沟通不过是简单的信息交流,不过是对别人谈话或做动作,或是理解别人说的话。事实上,任何一个沟通行为,都是在整个个性背景下做出的。我们每说一句话,每做一个动作,投入的都是整个身心,是整个人格的反映。护士的言谈举止、表情姿势等不仅仅是信息的传递,而且展现了护士对服务对象的态度、责任心等,是护士整个精神面貌的反映。因此,护士在社区护理工作中应注意自己的一言一行。

(徐小双)

第四节　健康教育

一、健康教育的基本概念

(一)健康的内涵

1948年,世界卫生组织将健康定义为:"健康不仅仅是没有疾病或不虚弱,而是身体的、精神的健康和社会适应的完美状态。"在《阿拉木图宣言》中,世界卫生组织不但重申了该定义,还进一步指出:"达到尽可能高的健康水平是世界范围内一项最重要的社会性目标,而其实现则要求卫生部门及社会各部门协调行动。"我国也在宪法中明确规定,维护全体公民的健康和提高各族人民的健康水平,是社会主义建设的重要任务之一。这些均说明健康是人们的基本权利,促进人群的健康是政府及相关部门所应承担的责任。社区卫生服务机构作为卫生部门的基层单位,在维护和促进人群健康的工作中起着举足轻重的作用。社区护士也应当学习和掌握相关知识,做好居民健康"守门人"。

对于健康的理解,应当注意以下两个方面内容。首先,健康是一个全方位的概念,包括生理健康、心理健康及社会适应能力良好。每一个人都是一个完整的整体,不应将其割裂成不同的部分。同样的,一个人的健康也应当是身体、精神的健康和社会适应完好状态,而不仅仅是不得病。基于这种理解,社区护士在工作中应当努力促进居民各方面健康水平的提高,而不仅仅将工作重点放在对躯体疾病的管理上。其次,从健康到疾病是一个连续变化的过程,即健康与疾病之间不存在明确的界限。真正绝对健康和极重度疾病的人在人群中都是极少数,绝大多数人是在两个极端之间的位置上不断地变化。换句话说,健康与疾病的状态是可以相互转化的。如果有适宜的干预,人们就能向更健康的水平发展,反之则可能向疾病的方向变化。因此,社区护士可以积极地采取健康教育、健康促进等干预措施,以便提高人群的健康水平。

(二)影响健康的因素

影响健康的因素种类繁多,基本可以归纳为以下4类。

1.行为和生活方式因素

行为和生活方式因素是指因自身不良行为和生活方式,直接或间接给健康带来的不利影响。如冠心病、高血压、糖尿病等均与行为和生活方式有关。

(1)行为因素:行为是影响健康的重要因素,许多影响健康水平的因素都通过行为来起作用。因此,改变不良行为是健康教育的根本目标。按照行为对自身和他人健康状况的影响,健康相关行为可以分成促进健康的行为与危害健康的行为两种。促进健康行为指朝向健康或被健康结果所强化的基本行为,客观上有益于个体与群体的健康。促进健康行为可以分成基本健康行为、预警行为、保健行为、避开环境危险的行为和戒除不良嗜好5种。基本健康行为指日常生活中一系列有益于健康的基本行为。如平衡膳食、合理运动等。预警行为指预防事故发生和事故发生以后正确处置的行为,如交通安全、意外伤害的防护等。保健行为指正确合理地利用卫生保健服务,以维持身心健康的行为。例如,定期体检、患病后及时就诊、配合治疗等。避开环境危险的行为指主动地以积极或消极的方式避开环境危害的行为。例如,离开污染的环境、避免情绪剧烈波动等。戒除不良嗜好指戒除生活中对健康有危害的个人偏好,如吸烟、酗酒等。危害健康的行为是指偏离个人、他人乃至社会的健康期望,客观上不利于健康的行为。危险行为可以分成不良生活方式与习惯、致病行为模式、不良疾病行为和违反社会法律、道德的危害健康行为 4 种。不良生活方式是一组习以为常、对健康有害的行为习惯,常见的有高脂饮食、高盐饮食、缺乏锻炼等。这些不良生活方式与肥胖、心血管系统疾病、癌症和早亡等密切相关。致病行为模式是指导致特异性疾病发生的行为模式。常见的是 A 型行为模式和 C 型行为模式。A 型行为模式是与冠心病密切相关的行为模式,其特征为高度的竞争性和进取心,易怒,具有攻击性。而 C 型行为模式是与肿瘤发生有关的行为模式,核心行为表现是情绪过分压抑和自我克制。疾病行为指个体从感知到自身有病到完全康复这一过程中所表现出的一系列行为,不良疾病行为多为疑病、讳疾忌医、不遵从医嘱等。违反社会法律、道德的危害健康行为。例如,吸毒、药物滥用、性乱等。

(2)生活方式:生活方式是一种特定的行为模式,是建立在文化、社会关系、个性特征和遗传等综合因素及基础上逐渐形成的稳定的生活习惯,包括饮食习惯、运动模式、卫生习惯等。生活方式对健康有巨大影响。有资料显示,只要有效控制不合理饮食、缺乏体育锻炼、吸烟、酗酒和滥用药物等不良生活方式,就能减少 40%~70%的早死,1/3 的急性残疾,2/3 的慢性残疾。

2.环境因素

人的健康不仅仅包括个体的健康,还包括个体与环境的和谐相处。良好的环境可以增进健康水平,反之可能危害健康。一般环境可以分为内环境和外环境。内环境指机体的生理环境,受到遗传、行为和生活方式以及外环境因素的影响而不断变化。外环境则包括自然环境与社会环境。自然环境包括阳光、空气、水、气候等,是人类赖以生存和发展的物质基础,是健康的根本。良好的自然环境对于维持和促进健康具有重要意义。社会环境包括社会制度、法律、经济、文化、教育、人口、职业、民族等与社会生活相关的一切因素,这些因素对健康的影响主要通过影响个体的健康观念、健康行为来实现。

3.生物学因素

常见的生物学因素包括遗传因素、病原微生物以及个体的生物学特性。

(1)遗传因素:遗传因素主要影响了个体在某些疾病上的发病倾向。有些人由于遗传缺陷而在出生时即表现为某些先天遗传病,也有些人则由于某些基因的变化而更容易罹患某些慢性疾病,如高血压、糖尿病和肿瘤。

(2)病原微生物:病原微生物导致的感染曾经是引起人类死亡的主要原因,而随着社会的发展,生活方式因素对健康的影响越来越大。但是,在儿童和老年人中间,病原微生物导致的感染仍然十分常见。

(3)个人的生物学特征:个人的生物学特征包括年龄、性别、健康状态等。不同的生物学特征导致个体对疾病的易感性不同。例如,结核病在老人、儿童和体弱的人群中更容易发生。

4.健康服务因素

健康服务又称卫生保健服务,是维持和促进健康的重要因素。社区卫生服务机构就是提供卫生保健服务的重要部门。健康服务水平的高低直接影响到人群的健康水平。

(三)社区健康教育

1.社区健康教育的概念和目标

健康教育是通过有计划、有组织、有系统的社会和教育活动,促使人们自愿改变不良的健康行为和影响健康行为的相关因素,消除或减轻影响健康的危险因素,预防疾病,促进健康和提高生活质量。社区健康教育是在社区范围内,以家庭为单位,社区居民为对象,以促进居民健康为目标,有计划、有组织、有评价的健康教育活动。其目的是发动和引导社区居民树立健康意识,关心自身、家庭和社区的健康问题,积极参与社区健康教育活动,养成良好的卫生行为和生活方式,以提高自我保健能力和群体健康水平。

社区健康教育的目标是:①引导和促进社区人群健康和自我保护意识。②使居民学会基本的保健知识和技能。③促使居民养成有利于健康的行为和生活方式。④合理利用社区的保健服务资源。⑤减低和消除社区健康危险因素。健康教育的核心目标是促使个体或群体改变不健康的行为和生活方式。然而,改变行为和生活方式是一项艰巨而复杂的任务。很多不良行为受到社会习俗、文化背景、经济条件和卫生服务状况的影响。仅凭社区卫生服务人员一己之力是很难达到理想效果的。因此,真正的健康教育除了包括卫生宣传,还要提供改变不良行为所必需的条件以便促使个体、群体和社会的不良行为改变。因此,社区护士在工作中,除了要出色地完成健康教育讲座等卫生宣传工作,还要有意识地与社区中各种部门或组织合作,努力创造适宜的环境与完备的条件,以便提高健康教育的效果。

2.社区健康教育的重点对象及主要内容

社区健康教育是面对社区全体居民的,因此,社区健康教育的对象不仅仅包括患者群,还包括健康人群、高危人群及患者的家属和照顾者。

(1)健康人群:健康人群是社区中的主体人群,他们由各个年龄阶段的人群组成。对于这类人群,健康教育主要侧重于促进健康与预防疾病的知识与技能。目的是帮助他们保持健康、远离疾病。由于年龄段不同,各个群体的健康教育重点也不尽相同。儿童的主要健康教育内容包括生长发育的促进、常见病的预防、意外伤害的防治、健康生活习惯的建立等。成年人的主要健康教育内容包括良好生活习惯的维持、避免不良生活刺激、老年期疾病的早期预防、心理健康保健等。女性则还要增加生殖健康、围生期保健、更年期保健等。老年人的主要健康教育内容包括养生保健、老年期常见病的预防以及心理健康等。

(2)具有致病危险因素的高危人群:高危人群主要是指那些目前仍然健康,但本身存在某些致病的生物因素或不良行为及生活习惯的人群。这一类人群发生某些疾病的概率高于一般健康人群,如果希望减少疾病发生率,这类人群是干预的重点。对高危人群的健康教育重点依然是健康促进与疾病预防,但与高危因素有关的疾病预防应当作为首选教育内容。高危人群主要健康教育内容包括对危险因素的认识、控制与纠正。

(3)患者群:患者群包括各种急、慢性病患者。这类人群依据疾病的分期可以分为临床期患者、恢复期患者、残障期患者及临终患者。对前三期患者的健康教育重点是促进疾病的康复,主要健康教育内容是与疾病治疗和康复相关的知识与技能。临床期患者更侧重于与治疗相关的内容,恢复期及残障期患者更侧重于康复的内容。对于临终患者,健康教育重点是如何轻松地度过人生的最后阶段,主要健康教育内容包括正确认识死亡、情绪的宣泄与支持等。

(4)患者的家属和照顾者:患者家属和照顾者与患者长期生活在一起,一方面他们可能是同类疾病的高危人群,另一方面长期的照顾工作给他们带来了巨大的生理和心理压力,因此对他们的健康教育也十分必要。对于这类人群,健康教育的重点是提供给他们足够的照顾技巧以及自我保健知识。主要健康教育内容包括疾病监测技能、家庭护理技巧以及自我保健知识等。

3.社区医护人员的健康教育职责

依照《中华人民共和国执业医师法》等有关法律法规,对患者进行健康教育是社区医护人员必须履行的责任和义务。中国卫生部在 2001 年 11 月印发的《城市社区卫生服务基本工作内容（试行）》中,将健康教育列为社区卫生服务的一项基本工作任务。因此,健康教育是社区医护人员向社区居民提供社区卫生服务的一项重要手段,社区医护人员是社区健康教育的主要实施者,其具体任务如下。

(1)做好辖区内的社区诊断,掌握影响社区居民健康的主要问题。

(2)依据市、区健康教育规划和计划要求,结合本社区的主要健康问题,制订社区健康教育工作计划和实施方案。

(3)普及健康知识,提高社区居民健康知识水平,办好社区健康教育宣传。

(4)针对社区不同人群,特别是老人、妇女、儿童、残疾人等重点人群,结合社区卫生服务,组织实施多种形式的健康教育活动。

(5)负责社区疾病预防控制的健康教育,针对社区主要危险因素,对个体和群体进行综合干预。

(6)对社区居民进行生活指导,引导社区居民建立科学、文明、健康的生活方式。

(7)对社区健康教育效果进行评价。

(8)指导辖区学校、医院、厂矿、企业、公共场所的健康教育工作。

二、健康教育计划的制订

健康教育计划是社区卫生服务人员根据实际情况,通过科学的预测和决策,制定出的在未来一定时期内所要达到的健康教育目标以及实现这一目标的方法、途径的规划表。同时,健康教育计划也应当是质量控制的标尺和效果评价的依据。制订健康教育计划的步骤与护理程序的实施步骤相仿,包括需求评估、确认问题、制订目标、制订计划与评价标准。

(一)健康教育需求评估

社区健康教育需求评估是社区护士通过各种方式收集有关教育对象和教育环境的资料,并对此进行分析,了解教育对象对健康教育的需求,为健康教育诊断提供依据。当社区护士希望在一个社区开展健康教育工作之前,一般需要进行以下两方面的评估。

1.教育对象的评估

在社区中,健康教育的对象可以是人群、小组或个人。对教育对象进行评估的主要目的是掌握教育对象的一般状况、各种健康问题及相对应的各种危险因素的发生率、分布、频率、强度,并了解教育对象的学习能力、学习态度和动机等。教育对象的一般状况包括年龄分布、性别构成、职业状况、受教育程度、家庭经济条件以及一般的生活习惯等,这部分资料可以通过问卷调查的方式获得。健康问题与危险因素则可以通过健康体检和相关因素调查来获得。学习能力可以通过观察、测量、考核等方式确定,学习态度和动机可以通过访谈、问卷调查等方式进行考察。

除了上述常用指标外,在对社区人群进行评估时,还可以调查居民对健康知识的了解程度、对相关信息的信任程度以及健康相关行为实施情况。例如,社区护士希望将高血压的防治作为下一步的健康教育内容,则可以通过访谈或调查问卷的方式了解社区居民是否了解高血压防治的相关知识,他们是否相信自己可以控制高血压,他们是否愿意通过改变自己的生活方式来防治高血压,他们实际的生活方式是什么样的等问题。通过对居民健康知识、健康信念和健康行为现状的评估,还可以发现他们真正的健康教育需求,为进一步开展健康教育工作做好准备。

2.社区环境评估

主要是指对社区的社会环境进行评估,以此了解居民的生产生活环境及可能存在的健康风险。一般包括两方面内容:①社区物理环境。常用的有明确社区边界范围;医疗保健服务地点距离居民居住地的远近,提供的服务是否及时;自然环境是否适宜居住,有无污染源或危险环境;人工建筑是否与自然环境协调,是否会威胁社区安全等。②人文社会环境。主要包括各种社会系统,如保健系统、福利系统、教育系统、经济系统、宗教系统、娱乐系统、沟通系统、安全与运输系统等。

单独依靠社区护士一般难以进行全面详细的社区环境评估,此时就需要借助社区内的其他资源,如居委会、业主委员会等机构,通过它们的协助了解社区基本的生活设施、卫生条件、交通状况及周边单位的性质等。社区护士通过分析获得的信息,可以发现社区内的健康风险并提供相应的健康指导。例如,通过环境评估,社区护士发现某小区有大量建设年代久远的楼房,走廊内的照明条件较差而且楼梯较陡,而在其中又居住了大量离退休老人。通过分析,护士认为这些老人发生跌落伤的可能性高于其他地区的老人,因此,在对这些老人进行合理运动的健康教育时,可以适当增加一些改善关节灵活性的运动方法,以减少老人发生跌落伤的概率。

社区护士在进行健康教育需求评估时,需要注意的问题是,所谓的健康教育需求,并不仅仅指社区居民主动提出希望了解的健康知识,还包括一些隐性的健康教育需求,即通过调查分析所发现的健康问题或健康风险。

(二)确认优先进行健康教育的问题

社区护士通过社区健康教育需求评估,常常会发现社区的需求是多方面的,此时就需要明确优先进行健康教育的问题。它应当是社区居民最迫切需要的,并且教育效果最为明显的问题。确认优先问题的基本原则如下。

1.依据对社区居民健康威胁的严重程度选择

优先选择致残致死率高者进行健康教育;优先选择发病率高者进行健康教育;优先选择相关危险因素影响面大者进行健康教育;优先选择与疾病转归结局有密切联系的内容进行健康教育。以本章开始案例中的社区为例,该社区经过评估,发现社区居民高血压患病率为25%,冠心病为13%,高血脂为11%,糖尿病为10%,脑卒中为3%。在这5类疾病中直接致残致死的疾病应当为糖尿病和脑卒中,但发病率最高者却是高血压,而且与另外几种疾病之间又有一定的联系,因此可以将高血压定为需要优先选择的健康教育问题。

2.依据危险因素的可干预性选择

优先选择明确的致病因素进行健康教育;优先选择可测量可定量评价的项目进行健康教育;优先选择可以预防控制、有明确健康效益的项目进行健康教育;优先选择社区居民能够接受、操作简便的项目进行健康教育。以我国老年人群常见的慢性病为例,高血压、冠心病、高血脂、糖尿病都与肥胖有密切联系,已有的大量研究资料都证实了肥胖与这些疾病的关系。此外,肥胖程度的变化可以通过测量身高体重和腰围等方法进行定量评价,因此,可以选择控制体重作为优先选择的健康教育内容。控制体重的方法有很多,最为简便易行的方法就是改变饮食习惯与适度运动,所以社区护士可以选择从这两方面内容开始进行健康教育活动。

3.按照成本-效益估计选择

优先选择能用最低成本达到最大的效果的项目进行健康教育。

4.分析主客观因素选择

优先选择居民最迫切希望了解而且外部客观环境较为理想的项目进行健康教育。如在2003年"非典"流行的时期,社区护士可以有针对性地对社区居民进行家庭消毒隔离知识的健康教育。

(三)制定健康教育目标

任何一个健康教育计划都必须有明确的目标,这是计划实施和效果评价的依据,如果目标制定不当,将直接影响健康教育计划的执行效果。

1.计划的总体目标

总体目标是计划希望达到的最终结果,是总体上的努力方向。如社区糖尿病管理的总体目标可以是"人人保持正常血糖"。这个目标一般较为宏观,需要长时间的努力才能达到,有时计划制订者本人并不能看到其实现,但正是因为总体目标的存在,可以使健康教育工作具有连续性和明确的方向。

2.计划的具体目标

具体目标是为实现总体目标而设计的具体、量化的指标。其基本要求是具体、可测量、可完成、可信并有时间限制。在实际工作中,经常出现的问题是目标不具体,如"通过健康教育使居民改变不良生活习惯",这个目标就过于笼统。目标不具体的直接表现就是目标的可测量性较差。例如,在上述目标中,不良生活习惯的改变就难以测量。此外,可完成和可信也是容易受到忽视的方面。以某社区糖尿病干预计划为例,其目标是"通过一年的健康教育,降低该社区糖尿病患者的死亡率和并发症的发生率与致残率。"在这个目标中,降低糖尿病患者的死亡率与致残率已经属于三级预防的目标,单纯依靠社区医疗力量已经无法达到。另一方面,降低并发症的发生率虽然属于二级预防目标,但也不是仅仅依靠安排十几次讲座就可以达到的,而是需要综合运用讲座、社区护士个体化咨询、患者同伴教育等手段来完成的。因此,一个良好的具体目标应当可以回答"对谁? 将实现什么变化? 在多长时间之内实现这种变化? 在什么范围内实现这种变化? 变化程度多大? 如何测量这种变化?"例如,"通过1年的健康教育,使社区内体质指数超过28的老年人中有30%体质指数下降到24以内"就是一个较好的具体目标的例子。在这个目标中明确回答了对谁(体质指数超过28的老年人),实现什么变化(体质指数控制在24以内),在多长时间之内实现这种变化(1年),在什么范围内实现这种变化(社区内),变化程度多大(30%的目标老人)等问题;对于如何测量的问题则可以在计划中详细阐述。

(四)制订健康教育计划

当健康教育目标确定以后,就需要制订健康教育计划了,其目的是准确地阐明健康教育的内容,即确定具体培训哪些内容,给予多少知识和技能以及如何培训这些技能。健康教育计划的制订主要是通过任务分析的方法来完成。

1.任务分析

设计健康教育的具体内容,首先应对教育对象所要完成的任务进行分解剖析,从分解后的每一部分任务中去寻找需要进行教育的具体内容。其基本原则就是把每一项工作看成是由一系列任务组成的,每一个任务包含不同的子任务,每个子任务的执行都需要一定的能力和技能,而这些能力与技能就是需要进行健康教育的内容。换而言之,健康教育的实质就是培训那些为完成任务所必须具备的知识、态度、交流技能、操作技能和决策技能,而后三者又可以看作为行为技能(图9-1)。

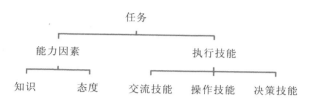

图 9-1　任务分析图示

　　下面以对社区糖耐量受损人群进行健康教育为例进行任务分析和确定健康教育内容的示例。

　　依据《中国糖尿病防治指南》中的要求,为减少糖耐量受损人群糖尿病的发生率,需要完成的任务包括重点人群筛查、生活方式干预和药物干预。其中,生活方式干预这一任务又包含下列子任务:使体质指数达到或接近 24,或体重至少减少 5%～7%;至少减少每天总热量 1 674～4 184 kJ(400～500 kcal);饱和脂肪酸摄入占总脂肪酸摄入的 30% 以下;体力活动增加到 250～300 分钟/周。根据任务分析可以确定培训内容。

　　(1)知识:体质指数的定义;食物的热量和饱和脂肪酸的含量;食物烹调方法对热量摄入的影响;有益于减少热量摄入和饱和脂肪酸摄入的食品;体力活动的定义。

　　(2)态度:相信减低体质指数可以降低糖尿病的发生率;认为可以通过调整饮食和适度运动来控制体重;相信自己可以改变以往的生活习惯。

　　(3)交流技能:能够向医护人员描述自己目前的生活习惯;能够与同伴交流改变不良健康行为的好处;能够正确寻求医护人员的协助。

　　(4)操作技能:学会/掌握正确的体重称量方法;正确的食物烹调方法;正确的运动方法。

　　(5)决策技能:正确选择低热量、低饱和脂肪酸的食品;正确选择适宜的运动;合理安排每天运动时间以便长期坚持。

　　如果觉得这样的分析还是较为笼统,可以进一步分析子任务的子任务,如在上述例子中可以再进一步分析“饱和脂肪酸摄入占总脂肪酸摄入的 30% 以下”这个子任务所需要的能力因素和技能因素,以便使健康教育的内容更为具体化。

　　2.选择评价方法

　　通过任务分析得出教育内容之后,可以根据需要培训的内容选择评价方法。知识性的内容可以通过让社区居民复述、解释、判断正误及举例说明的方法来评价其对知识的掌握程度。态度方面的内容可以通过访谈、观察等方法进行评价。交流技能可以通过实例示范或访谈的方法来评价。操作技能可以通过让居民实际操作演示的方法评价。决策技能则可以通过观察、示范、判断正误的方法来评价。

　　3.完成健康教育计划

　　明确的健康教育计划可以帮助社区护士准备教学内容、用具以及合理安排时间及准备评价用具,同时还可以使不同的护士在进行相同的健康教育内容时保持一致。

三、社区健康教育方法与技巧

　　所谓“工欲善其事,必先利其器”,要想获得良好的健康教育效果,必须合理选择教育方法。在社区中进行健康教育可以针对个人、家庭和群体,采取多种多样的方法。社区护士常用的健康教育方法有健康教育专题讲座、健康咨询、发放健康教育宣传材料等。社区护理人员掌握健康教育的基本方法和技能,将大大促进社区卫生服务中健康教育的开展,不断提高为社区居民健康服务的水平。

(一)健康教育专题讲座

健康教育专题讲座是专业人员就某一专题向社区的相关人群进行理念、知识、方法、技能等的传授。如糖尿病患者的饮食治疗、高血压患者的家庭用药指导等。在健康教育专题讲座中可能用到的方法和技巧主要有讲授、提问与讨论、角色扮演与案例分析、示教与反示教等。在具体实践过程中,社区护士可以根据教育对象的特点和教育内容的不同,综合选择这些技巧和方法。

1.讲授

讲授适用于传授知识,是最常用的教育方法,常常用来传授机制、定义或概念性的知识等,用其他方法不容易表达清楚,必须使用讲解、逻辑推理等方法方能阐明的部分。社区健康教育中的讲授最好能满足短小精悍、重点突出、直观生动的特点。

(1)短小精悍:是指讲座规模与讲座时间不宜过大过长。一般社区健康教育活动每次人数不超过30个,这样有利于护士和听课者之间的互动,能够提高居民听课的兴趣,也有利于护士观察居民的反应。每次讲授的时间也不要过长,最好不要超过 2 小时,一般以 30～60 分钟为宜。一般成年人注意力集中的时间大约在 1 小时,过长的时间容易引起听课者的疲劳,降低讲授效果。

(2)重点突出:在制订健康教育计划时,应当明确所讲的核心知识点是什么。所谓核心知识点,就是在任务分析中确定的为了达到目标所必须掌握的各种知识与技能。讲授时要给重点内容留出充分的讲授时间,以保证居民可以充分理解所讲的内容。需要的话还可以结合其他的方法反复强调或解释重点内容。

(3)直观生动:讲授时选用的教具以直观教具为宜,如挂图、模型等。直观的教具可以加深居民的理解,提高讲授效果。讲课的语言则应当生动鲜活。用居民可以理解的生活用语代替专业用词,用居民身边的例子代替枯燥的说教的方式可以起到提高讲授效果的作用。

以讲解高血压的监测为例,可以先用小区里高血压患者发生的危险情况作为开端,吸引居民关注高血压的危害性。接下来讲解什么是高血压,此时注意用"高压""低压"代替"收缩压""舒张压"这样的专业术语。接下来就是有关血压监测的意义和方法的讲解,这应当是这一次课的重点,至少要将一半以上的时间留给这部分内容。此外,还可以辅助以常用的血压监测仪器的实物或照片,以便加深居民的印象。

讲授时容易出现的问题是护士单方面向居民灌输知识,此时教育效果不如启发居民学习的动机、与居民产生双向互动的效果好。在上面的例子里,讲授开始时使用的实际例子就是启发居民学习动机的方法,而在讲解血压测量的方法时,还可以向居民提问或请居民协助做示范,这种互动既可以提高居民的学习兴趣,又可以改善居民的注意力,提高讲课效果。

2.提问与讨论

提问和讨论是鼓励居民参与到健康教育互动中来的最常用的方法。一般由护士提出希望大家回答或讨论的问题,然后通过居民的反馈或讨论来了解其对相关内容的认知程度、态度或其他相关技能的掌握程度。提问既可以用于讲授或讨论前的评估,也可以用于健康教育后的评价手段。而讨论则可以通过居民之间的互相交流、互相启发,起到调动居民学习积极性、丰富教学内容、提高教学效果的作用。提问和讨论适用于培训知识、态度、交流技能、决策技能,是使用广泛的健康教育方法。

(1)提问的要点:①问题应当是经过精心准备的,或者能够激发学习兴趣,或者可以开启思路,或者用于评估或评价。②提问之后要给居民留有充分的时间进行思考和反馈,让听众有时间消化问题才能强化认识、加深思考,问题与答案连接过分紧密会降低提问的效果。③当居民对问题进行反馈或讨论时,不要急于评价正确与否,应当为居民提供充分发表自己意见的机会。过快地对居民的看法进行评价容易打消其思考和表达的积极性,对以后类似的活动造成阻碍。④不要过度使用提问。每一次提问都可以吸引居民的注意力,提高他们听课的兴奋性,但过度使用会导致听众疲劳,减弱教育效果。

(2)讨论的要点:①控制分组讨论的人数。如果希望讨论气氛热烈、每个人都能够发表看法,则应控制每组讨论人数以 5~6 人为宜,最多不要超过 15~20 人。②明确需要讨论的内容。要提前充分准备,对需要讨论的内容和中间可能出现的问题要做到心中有数,以便控制讨论的节奏与方向。③讨论的时间要充分。根据讨论内容决定讨论时间,一般至少需要 5~10 分钟。这样才能保证每个人都能有时间思考和表达。④护士在讨论中起到主持的作用。由护士根据讨论的内容和预期的目的来引导讨论的方向与节奏,同时可以做记录。注意在讨论过程中也不要评价居民反应正确与否,以防阻碍讨论的进行。⑤在讨论结束后要及时总结。每一次讨论都有其预期的目的。如果是评估,则在讨论后要将评估的结果予以小结;如果是评价,则在讨论后应当对居民的反应予以评判,说明其对知识或技能的掌握程度如何,应当如何保持或改进。

以促进母乳喂养的健康教育为例,在开始课程之前可以先提问,"请各位妈妈们都说说你们现在用的是哪种喂养方法呀?为什么你们愿意使用这种方法喂养孩子呢?"这是对喂养现状的评估。根据评估结果,护士可以讲授母乳喂养与人工喂养相比所具有的优点。之后,可以组织妈妈们讨论:目前导致她们不愿意母乳喂养的原因是什么?那些选择了母乳喂养的妈妈是如何克服这些困难的?此时应当鼓励听众踊跃表达自己的看法,护士仅仅起到记录和鼓励所有人都发言的作用。在讨论之后护士还应当总结大家的意见,针对干扰母乳喂养的因素提出一些解决的方法或建议。整体时间控制在 1 小时左右,根据参加人数,保证讨论时间不少于 5~10 分钟。

3.角色扮演与案例分析

角色扮演是一种独特的教学方法,它主要用于改善态度和交流技能,培训决策技能时也可以使用这种方法。而案例分析主要用于培训决策技能和解决问题的方法。这两种方法有很多相似的地方,在实际工作中有时会混合使用。为完成一次角色扮演或案例分析,一般经过下列几个步骤。

(1)编写脚本或案例:编写的内容必须与教育内容密切相关,同时应当具有典型的背景、人物、人物关系。为提高教育效果,可以准备正反两个脚本,或者可以选择社区中实际发生的案例进行改编。

(2)组织角色扮演或案例分析:首先,确定角色时本着自愿的原则,决不能强迫。接下来护士需要给表演者解释剧情和各自扮演的角色的特点,保证其能够按照角色的特点表演。之后向观众解释他们需要观察的内容。整体表演时间以 5~10 分钟为宜,过于冗长会令人厌烦。表演结束后,护士可以提问观众对表演的反应,或者请扮演者陈述自己的感受,最后进行小结。组织案例分析的过程一般包括介绍案例、讨论案例、汇报与总结 3 个步骤,与分组讨论的方法相似,在此不再加以赘述。

4.示教与反示教

要达到最好的教育效果,必须同时提供给受教育者听、看和动手实践的机会,示教与反示教就是这样一种教育方法。所谓示教与反示教是指由教育者为教育对象演示一个完整程序及正规的操作步骤,然后由教育对象在教育者的帮助指导下重复这一正确操作的全过程。示教与反示教是培训操作技能的最重要的方法。在进行示教与反示教时应当注意以下几个问题。

(1)充分准备:教育者在进行示教前必须对所示教的内容有充分了解。以示教血压测量为例,护士不但要能够正确进行血压测量的步骤,还要对血压测量过程中容易出现的问题和需要注意的地方有深刻认识,这样在示范的时候才能够既准确又有针对性。此外,在社区开展的健康教育活动一定要立足于居民实际生活情景。还以测量血压为例,护士不但要能够正确使用水银血压计,还要能够使用家庭中常见的电子血压计。因此在准备教具的时候,不能仅仅准备医院里常见的,更应当准备家庭中常见的用具。还要注意的是,为保证练习效果,需要准备数量充足的教具,以便每个受教育者都有机会练习。

(2)分解示范:对居民不太熟悉的各种操作,尤其是较为复杂的操作,或者教育对象是年纪较大的老人,应当把整个操作过程分解成一个个简单的步骤,让受教育者掌握每一个分解步骤之后,再连贯操作。护士可以先连贯地将操作过程示范一次,然后分解示范每一个步骤,并同时讲解每个步骤的操作要点,最后再连贯示范全过程一次。

(3)指导反示教:在护士讲解和示范完毕后,应当让居民进行反示教,即练习。当居民在反示教的过程中,护士需要仔细观察居民每一个步骤是否正确,及时给予指导或纠正。首先可以让居民对每一个步骤单独练习,当每一个步骤都正确无误之后,则开始连贯地进行全部操作的反示教,此时主要是增加受教育者的熟练度。

(二)健康咨询

咨询就是通过帮助咨询对象分析明确他们的问题和提供正确的信息,帮助咨询对象自己做出正确的决定。健康咨询则是围绕健康问题展开的咨询。作为健康教育的形式之一,社区护士进行的健康咨询常常是一对一、面对面的咨询,此时护士不但要有丰富的医学护理知识,还要能够正确运用人际交流技巧。

1.健康咨询的基本步骤

健康咨询有 6 个基本步骤,而每一步骤又都需要不同的交流技能,各步骤间是相互衔接并需要不断地反复循环使用于咨询过程中。

(1)问候:咨询中的问候不是一般的寒暄,而是与咨询对象建立良好关系的关键性开始,特别是初次见面时的问候。护士不仅要衣着整洁、热情、大方,还要态度真诚。此时,要合理运用语言与非语言沟通技巧,尤其是非语言沟通技巧,让居民产生亲切和信任的感觉,这样才会将自己的真实问题告诉护士。需要注意的是,护士不要将自己的情绪带进咨询过程中,在整个咨询过程中都应该保持积极、宽容的心态,这样才能使健康咨询顺利进行。

(2)询问:询问先从一般性问题问起,逐渐深入到问题的本质。此时宜多使用开放性问题。如"今天感觉如何?""这两天血糖控制得如何?"在交谈中,护士要认真倾听,不要随便打断对方的讲话,以免导致其不能充分表达自己的问题。当居民提出问题之后,护士还要注意自己的反应,应当以正面、积极的反应为主,尽量不要简单评价对与错。

例如,一名新近诊断为糖尿病的老人对护士倾诉:"自从诊断为糖尿病以后,我就什么都不敢吃了。以前我一顿可以吃四两米饭,现在最多吃一两,饿的我好难受!"护士适宜的反应可以是:"是呀,饭量从一顿四两一下子减到一顿一两,这样恐怕谁都难以适应。可是糖尿病患者也可以吃饱呀。您如果有时间的话,我就给您说说怎么才能吃得饱又不会影响血糖,好不好?"在这段话中,护士首先理解了患者的感受,让他感觉到自己被接纳,之后又提出建议,进而引导患者学习食品交换份法。如果护士说的是:"谁让您什么都不吃的?糖尿病患者也不是什么都不能吃呀?来,我给您说说怎么吃。"与上一种方式相比,护士这样的表达会让对方感到自己的行为受到了否定,这种情况下,护士即便给患者讲解,也不容易引起对方的共鸣。

(3)讲解基本知识及方法:讲述和介绍一些基本知识与技能需要利用健康教育的手段。但由于此时教育对象比较单一,常常就只有1个居民在听,因而要针对前来咨询的人的具体情况给予讲解,做到有的放矢。例如,有位居民前来询问母乳喂养的方法,护士就可以不必从母乳喂养的优点谈起,而是直接介绍母乳喂养的具体方法。常用的教育手段可参见前面健康教育方法的介绍。

(4)帮助咨询对象做出合理的选择:咨询是帮助咨询对象做出选择,而不是强迫和劝告。这是护士在进行健康咨询中需要注意的重要问题。作为专业人士,护士常常会下意识地认为自己的建议都是正确的,因而忽略了居民才是真正最了解自己生活的人。要知道,一个人如果不是自觉自愿地做出改变,那么即便是暂时发生的改变,也无法持续很久。在社区健康教育与咨询的内容中,改变生活方式的内容占了很大的比重。对这一类的知识,如果居民不是发自内心的认可接受的话,是很难真正持久地改变自己的习惯。因而,护士此时要做的是,客观地从各个方面为居民分析利弊,最终让居民自己做出决定。当然,护士此时可以有一定的倾向性。例如,一名高血压患者对是否有必要每天监测血压有疑问,则护士可以向其介绍监测血压的重要性,同时询问是什么原因使他觉得不需要每天监测,然后针对这些原因提出解决的方法。如果最终居民还是没有接受建议,护士也不应该批评对方,而是可以通过主动为其测量血压的方法来完成血压监测。

(5)解释如何使用这些方法:如果希望知识真正转化为行为,则如何运用知识是很重要的问题。同样的,在健康咨询中护士除了讲解基本知识以外,还需要教导居民如何运用这些知识。尤其需要注意的是,知识的运用方法一定要符合居民本身的实际情况。如介绍家庭消毒方法时,应当以家庭内已有的设施为基础,如蒸煮、微波消毒、阳光暴晒等,而不一定非要使用消毒柜。只有符合居民实际条件又简便易行的方法才最容易被居民接受。

(6)接受反馈:接受反馈实际上发生在咨询的每一个步骤当中,每当护士讲解时或讲解后应当注意倾听和观察居民的反应。根据对方的反馈调整下一步要咨询的内容。例如,某位老人因为血压一直控制不稳定前来咨询,经询问,他一直没有改善饮食习惯。于是,护士开始向其讲解高血压患者饮食调节的方法,可是老人表示对此已经很熟悉,并且能够准确说出具体方法。此时护士就应当及时调整咨询方向,转而询问究竟是什么原因使老人无法改善饮食习惯,进而提出相应的解决方案。此外,对咨询对象的随访与追踪也是接受反馈的方法之一,尤其是慢性病管理中,长期连续的追踪有利于调节咨询方案,以便更好地为居民服务。

2.健康咨询的特点

成功而有效的咨询往往具有以下特点,也是护士在健康咨询中需要遵循的。

(1)良好的人际关系:信任是良好人际关系的基础,成功的健康咨询也是以信任为基础的。为建立良好的人际关系,护士必须合理运用沟通技巧,从初次见面开始就发展出相互信任和接纳的关系。

(2)宽松的沟通氛围:在健康咨询中应当允许居民充分地表达自己的意见,无论其问题如何,护士都应该保持着开放与接纳的态度,让对方感到无论自己有什么问题都不会被批评否定。此外,护士的咨询建议也不应该是强迫对方必须执行的,而是充分尊重居民的选择权,由居民自己做决定。开放宽松的沟通氛围有利于咨询的顺利进行。

(3)准确地发现问题:发现问题是解决问题的基础。社区护士在健康咨询中要保持一颗敏感的心,要能对居民的情况感同身受,这样才能准确发现对方的问题。尤其是对于一些隐藏的问题,可能居民本人也说不清楚,这时就需要护士利用专业技能来帮助居民分析和确认问题了。如一位脑卒中患者的家属告诉护士该患者不配合康复。评估后护士发现,一方面这名患者十分迫切地希望康复,另一方面又总是不愿意进行训练。为找出问题所在,护士连续几天上门为患者进行康复训练,还亲自为其进行示范。最终发现,原来家属使用的一些辅助器械与患者的身体不相称,导致患者在使用过程中肢体疼痛,而他本人语言表达又有困难,无法与家属沟通,最后只好选择抵制康复训练的方法来表达。在这个例子中,正是由于护士能够亲自尝试患者的训练过程,才发现了问题。因而,切实体验居民的感受是发现问题的关键。

(4)合理建议:健康咨询的建议应当是针对咨询对象的实际情况、能够确实解决其问题而又简便易行的方法。千篇一律、笼统模糊的建议是难以被接受的,只有结合实际情况、可操作性强的建议才会受到居民的欢迎。如在有关均衡膳食的咨询中,说明每天应当摄入多少热量、蛋白质、脂肪、糖不算好的建议,只有把这些数字转化成相当于多少菜、多少饭、几个鸡蛋、几两肉这样具体的食物时,才是真正解决问题的建议。

(5)保密:由于健康咨询与居民的生活密切相关,因而可能会涉及一些个人隐私问题,所以护士一定要注意遵守保密原则,不可以把居民的情况随便告诉给其他人。这是建立信任的基础。

(三)健康教育资料的设计制作

在进行健康教育时,如何选择和制定合适的教育资料是一项关键性的工作。在社区工作中,除了利用现有的健康教育资料以节省时间和经费外,很多情况下需要制作新的材料。制作健康教育资料应当注意以下的问题。

1.正确选择健康教育资料的媒介

按照媒介的特性不同,教育资料可以分成印刷类媒介和电子类媒介两大类型。基于制作简便、费用低廉的优点,印刷类媒介是最常见的类型。所谓印刷类媒介,就是一般所说的文字性资料,常见的有标语、宣传册或宣传单、宣传画等。其主要的优点是可以让居民享有阅读的主动权,不会产生强迫对方接受的感觉。此外便于保存也是印刷类媒介的一大优点。但由于阅读的主动权在居民手中,为提高阅读兴趣和效果,社区护士需要结合社区居民的特点及需求制作宣传资料,以保证受众的范围。相比较而言,电子媒介,也就是所谓的视听性资料,受众面就比较广,而且传播迅速、生动逼真,因而成为现代社会广为使用的传播手段。但其缺点是需要专业人员制作、费用高昂,因而在一般社区内的小型健康教育中并不经常使用。

2.合理安排健康教育资料的内容和形式

电子媒介的健康教育资料制作过程比较复杂,专业性强,因此通常不是由社区护士制作完成。此处仅介绍印刷类媒介的设计制作。

(1)标语:是最简练和最富有宣传性的一种健康教育形式。为吸引居民的注意,标语应当颜色鲜艳、字体醒目。而标语的内容则应当言简意赅而又具有鼓动性。例如,在小区门口张贴黄底红字的大标语"每天运动一小时,健康长寿过百岁"。要注意的是,由于字数有限,标语最主要的目的就是要告诉居民该做什么。如果还有空间,则可以说明为什么这么做以及如何去做。如"均衡饮食好"就说明了要求做什么。而"均衡饮食保健康"则说明了做什么和为什么这么做。"膳食宝塔为基础,均衡饮食保健康"中则包含了全部 3 个方面的信息。

(2)宣传册或宣传单:是印刷类宣传品中最常用而效果较好的一种。一般适用于内容较多、文字较长的情况。宣传单(册)常常被作为讲座的辅助资料,因而内容应当与讲座密切相关,既可以是讲座重点内容的总结或再现,也可以是讲座内容的补充。例如,讲解糖尿病食品交换份法时,宣传册的内容可以是食品交换份法的具体操作步骤,也可以是常见食物的食品交换份值。在形式方面,图文并茂的宣传单(册)更容易吸引居民的学习兴趣。制作出的宣传单(册)文字与纸张的对比应当强烈,字体应当清晰、大小适中,方便居民,尤其是老年人阅读。

(3)宣传画:是利用直观形象的方式进行健康教育,而且不受文化水平的影响,突破文字和语言的限制,是社区居民喜闻乐见的宣传方式。好的宣传画应当主题突出、色彩鲜明、清晰易懂。如果要配以文字,则注意不可喧宾夺主。

(徐小双)

第五节　居民健康档案

健康档案是社区卫生机构和乡村卫生院为城乡居民提供社区卫生服务过程中的规范记录,是以居民个人健康为核心、家庭为单位、社区为范围,贯穿整个生命过程、涵盖各种健康相关因素的系统化文件记录。是居民享有均等化公共卫生服务的重要体现,也为各级政府及卫生行政部门制定卫生服务政策提供重要的参考依据。基层医务人员以健康档案为载体,为城乡居民提供连续、综合、适宜、经济的公共卫生服务和基本医疗卫生服务。

一、居民健康档案的建立及内容

(一)建立居民健康档案的意义

居民健康档案是开展基本公共卫生服务和基本医疗服务的重要记录资料,在保证服务质量、科研教学等方面均有十分重要的作用,其意义在于以下方面。

(1)掌握居民一般状况,包括健康水平、危险因素、家庭问题以及可以利用的家庭和社区资源;为制订治疗方案、预防保健计划提供依据。

(2)及时汇总医疗卫生服务信息、更新健康档案,动态记录居民健康状况评价居民、家庭健康状况。

(3)评价社区卫生服务质量和技术水平的工具之一。

(4)系统而规范的居民健康档案为医学教学、科研提供实践依据。

(二)居民健康档案的建立方法

1.建档对象

以辖区内常住居民,包括居住半年以上的户籍及非户籍居民,以 0～6 岁儿童、孕产妇、老年人、慢性病患者和重性精神疾病患者等人群为重点。

2.建档方法

为居民建立健康档案的方法很多,入户建档是常用的方法,尤其是为上班族建档,但更应该充分利用各种机会首先为重点人群建立健康档案。比如辖区居民到乡镇卫生院、村卫生室、社区卫生服务中心(站)接受服务时,或通过入户服务(调查)、疾病筛查、健康体检时等,应及时宣传建档的意义,并为之建立健康档案。

3.建档原则

首先应以政策引导、居民自愿为原则,其次要突出重点、循序渐进。优先为老年人、慢性病患者、孕产妇、0～6岁儿童等建立健康档案。建档时更应资源整合、信息共享,以基层医疗卫生机构为基础,充分利用辖区相关资源,共建、共享居民健康档案信息,逐步实现电子信息化。

4.建档流程

居民在利用社区卫生服务常规门诊时建立健康档案,并进行建档后的第一次健康体检。

(三)居民健康档案的内容

在我国,健康档案内容分成3个部分,即居民健康档案、家庭健康档案、社区健康档案。从下面案例中可以了解到居民健康档案、家庭健康档案内容。规范的健康档案应包括以下基本内容。

1.居民健康档案

个人健康档案的内容包括个人基本信息、健康体检、重点人群健康管理记录和其他医疗卫生服务记录。

(1)个人基本情况。①人口学资料:姓名、年龄、性别、住址、电话、受教育程度、职业、婚姻、种族、经济状况、身份证号、医疗保险号等。②健康行为资料:吸烟、饮酒、饮食习惯、运动、就医行为等。③临床资料:疾病史、心理状况和家族史等基础信息。

(2)健康体检:周期性健康体检,含一般物理检查及部分辅助检查项目,了解健康状况,进行健康评价,目的是早期发现常见的疾病及危险因素及时采取防治措施,提高生活质量。

(3)重点人群健康管理:包括国家基本公共卫生服务项目要求的0～6岁儿童、孕产妇、老年人、慢性病和重性精神疾病患者等各类重点人群的健康管理记录。

(4)其他医疗卫生服务记录:包括上述记录之外的其他诊疗、会诊、转诊记录等。

总之与居民健康管理有关的资料均应归入居民健康档案中,如非药物干预记录、老年自理评估记录、老年居家环境安全评估记录等均应归入居民健康档案中。

2.家庭健康档案

家庭健康档案是以家庭为单位,记录其家庭成员和家庭整体有关健康基本状况、疾病动态、预防保健服务利用情况的系统资料。

包括家庭基本资料、家系图、家庭生活周期、家庭主要问题目录、问题描述等。

(1)家庭基本资料:包括家庭住址、电话、人数及家庭其他成员基本信息,与户主关系,按照年龄大小依次填写。

(2)家系图:以绘图的方式表示家庭结构及各成员的关系、健康状况等,是简单明了的家庭评价综合资料。

(3)家庭生活周期:从建立家庭至家庭成员死亡,通常家庭生活经过8个阶段,每个阶段包含了正常和可预见的转变,但还会遇见不可预见的危机,如夭折、离婚、失业、患上慢性病等,因此会使家庭生活的阶段发生变异,如离婚、再婚,独生子女离家上学、工作使家庭立即进入空巢家庭等。

(4)家庭主要问题目录:记录家庭生活周期各个阶段存在或发生的重大生活压力事件。记载家庭生活压力事件及危机的发生日期、问题。按发生的年代顺序逐一编号记录。

3.社区健康档案

社区健康档案是以社区为基础的卫生保健服务的必备工具,是了解社区卫生工作状况、确定社区中主要健康问题及制订卫生保健计划的重要资料。

通过居民卫生调查、现场调查和现有资料收集等方法记录反映社区主要环境特征、影响居民健康问题以及解决问题可利用的资源,确定社区的疾病防治重点和健康优先解决的问题。

社区健康档案包括社区基本资料、卫生服务资源、卫生服务状况、居民健康状况等几个部分。

二、健康档案的应用与管理

(一)健康档案的应用

按照国家基本公共卫生服务规范要求,下列情况均应使用健康档案。

(1)已建档居民到乡镇卫生院、村卫生室、社区卫生服务中心(站)复诊时,应持居民健康档案信息卡(或医疗保健卡),在调取其健康档案后,由接诊医师根据复诊情况,及时更新、补充相应记录内容。

(2)入户开展医疗卫生服务时,应事先查阅服务对象的健康档案并携带相应表单,在服务过程中记录、补充相应内容。已建立电子健康档案信息系统的机构应同时更新电子健康档案。

(3)对于需要转诊、会诊的服务对象,由接诊医师填写转诊、会诊记录。

(4)利用健康档案中提供的信息进行生活方式、家庭存在问题等干预,并记录于健康档案中。

(二)健康档案的管理

健康档案应统一存放于城乡基层医疗卫生机构。根据有关法律法规,城乡基层医疗卫生机构提供医疗卫生服务时,应当调取并查阅居民健康档案,及时记录、补充和完善健康档案。做好健康档案的数据和相关资料的汇总、整理和分析等信息统计工作,了解和掌握辖区内居民健康动态变化,并采取相应的适宜技术和措施,对发现的卫生问题有针对性地开展健康教育、预防、保健、医疗和康复等服务。以居民健康档案为平台,促进基层医疗卫生机构转变服务模式,实现对城乡居民的健康管理。

基层医疗卫生机构应建立居民健康档案的调取、查阅、记录、存放等制度,明确居民健康档案管理相关责任人,保证居民健康档案的正确使用和保管。

居民健康档案的管理要遵守档案安全制度,不得损毁、丢失,不得擅自泄露健康档案中的居民个人信息以及涉及居民健康的隐私信息。除法律规定必须出示或出于保护居民健康目的,居民健康档案不得转让、出卖给其他人员或机构,更不能用于商业目的。

(三)社区护士对健康档案的利用

在开展社区护理工作中,社区护士通过利用社区居民健康档案,为居民提供及时、有效的护理。

1.社区护士对个人健康档案的利用

(1)建立、完善健康档案:在社区居民首次就诊时,社区护士收集个人的一般资料、健康状况、健康问题等信息,为社区居民建立个人及家庭档案。如果是儿童,应记录免疫接种情况,以便查漏补种;如果是孕妇,应记录孕期检查时间、内容等;慢性病患者的记录内容包括就诊时状态、医疗史、家族史、病情及治疗用药效果、饮食及运动习惯、嗜好等。当个人、家庭的基本情况(如住址、电话等)发生变动时,根据情况及时修订,以完善档案记录。

(2)追踪、补充随访记录:将社区居民接受护理照顾或疾病监测等动态信息及时录入健康档案,使个人健康信息动态、完整,为全科医师的诊疗提供依据。

2.社区护士对家庭健康档案的利用

(1)家庭健康评估:社区卫生服务是"以家庭为单位"的管理,通过对家庭健康档案的信息查询,使社区护士了解家庭的基本特征,家庭内、外环境,家庭结构和功能,从而对家庭的健康状态及影响健康的因素做出整体的评估,制订出护理管理计划。

(2)协助家庭成员适时调整角色,促进家庭支持:通过家庭健康档案,了解家庭成员的特点,动员家庭成员调整内、外资源来改善家庭功能,对慢性病患者在情感、经济、平衡膳食、合理运动等方面给予支持,缓冲慢性病患者的精神压力,解决健康问题。

3.社区护士对社区健康档案的利用

(1)社区健康评估:通过社区卫生诊断,评估社区人口群体特征,包括人口数量、构成、健康状况、职业和医疗保障等,掌握社区资源,根据社区健康问题,为制订社区健康教育计划、社区护理计划提供参考。

(2)对特殊人群进行干预管理:利用社区健康档案中的信息,对特殊群体进行健康管理,可以使工作效率显著提高。通过对健康档案中的慢性病高危人群、空巢老人、低保人群、职业人群等标识的检索,了解特殊人群的特点、生活方式、存在的躯体、心理等方面的问题,追踪、记录特殊人群的身体功能及精神变化,以便提供持续性的照顾和护理。

(3)开展流行病学调查,进行科学研究:健康档案可以提供完整、详尽、客观的居民健康资料,是流行病学调查和护理研究的重要参考资料。

(徐小双)

第六节　药物避孕法及随访

药物避孕通常是指激素避孕,即利用女性甾体激素避孕。甾体激素避孕药的种类有口服避孕药、长效避孕针、缓释系统避孕药及避孕贴剂,激素成分是雌激素和孕激素。自 20 世纪 50 年代末口服避孕药问世以来,经过几十年的不断研究、改进和提高,如今临床已应用第二代、第三代孕激素的避孕药,极大地改变了节育技术及计划生育状况。目前,全世界有 1 亿以上的育龄女性(约占所有育龄女性 10%)服用避孕药物实施避孕。

一、激素避孕药物作用机制

激素避孕方法的避孕效果非常可靠。激素避孕对下丘脑 - 垂体 - 卵巢轴的功能调节和生殖器官有多环节的抑制作用,正确使用用药的有效率可以达到 99% 以上。激素避孕方法可逆性强,除了长效避孕药以外,停止使用后立即恢复生育力。

(一)抑制排卵

通过干扰下丘脑 - 垂体 - 卵巢轴的正常功能,发挥中枢性抑制作用:一方面抑制下丘脑释放促性腺激素释放激素(GnRH),使垂体分泌促卵泡激素(FSH)和黄体生成激素(LH)减少,影响卵泡发育;另一方面抑制垂体对促性腺激素释放激素的反应,不出现排卵前 LH 高峰,故不发生排卵。

（二）改变宫颈黏液性状

复方口服避孕药中的孕激素可对抗雌激素对宫颈黏液的作用,在服药周期中,宫颈黏液量减少并高度黏稠,不利于精子穿透,影响受精。

（三）改变子宫内膜形态与功能

胚胎着床的关键在于胚胎发育与子宫内膜生理变化过程精确同步,避孕药中的孕激素对抗雌激素作用,抑制子宫内膜增殖,使腺体停留在发育不完全阶段,不利于受精卵着床。

（四）影响输卵管功能

复方避孕药中的雌、孕激素持续作用使输卵管正常的分泌和蠕动发生异常,受精卵在输卵管的运行速度出现异常,同步性变化受到影响,从而干扰受精卵着床。

二、激素避孕药物的适应证

无服用激素避孕药物禁忌证、有避孕要求的健康育龄妇女。

三、激素避孕药物的禁忌证

（1）严重心血管疾病、血液病或血栓性疾病不宜使用避孕药中孕激素影响血脂蛋白代谢,可加速冠状动脉硬化;雌激素有促凝功能,使心肌梗死及静脉血栓发病率增加。此外,雌激素有增加血浆肾素活性作用,使高血压患者容易发生脑出血。

（2）急、慢性肝炎或急、慢性肾炎;恶性肿瘤、癌前病变、子宫或乳房肿块;内分泌疾病,如糖尿病及甲状腺功能亢进症;反复发作的严重偏头痛;需药物治疗的精神病。

（3）哺乳期（单纯含孕激素的避孕药除外）,因雌激素可抑制乳汁分泌,影响乳汁质量。

（4）原因不明的阴道流血、月经稀少或年龄＞45岁。

（5）吸烟成瘾者;年龄＞35岁的吸烟妇女也不宜长期服用避孕药,以免引起卵巢功能早衰。

四、激素避孕药物的种类

激素药种类繁多,按照药物组成可分为雌孕激素复方和单孕激素类;按照药物作用时间可分为短效、长效、速效和缓释类;按照给药途径可分为口服、注射、经皮肤、经阴道和经宫腔类。

（一）复方短效口服避孕药

1.药物特点

复方短效口服避孕药是雌、孕激素组成的复方制剂,雌激素成分为炔雌醇,孕激素成分随配方及制剂不同而变化。目前常用的剂型为薄膜包衣片。复方短效口服避孕药片包括单相片、双相片及三相片3种,目前国内尚无双相片。单相片在整个周期中雌、孕激素剂量固定;双相片的第一相雌、孕激素剂量较低,第二相中雌、孕激素剂量均增加;三相片中的第一相含低剂量雌激素与孕激素,第二相雌激素及孕激素剂量均增加,第三相孕激素剂量再增加,雌激素减至第一相水平。三相片配方合理,避孕效果可靠,突破性出血和闭经发生率显著低于单相片,恶心、呕吐等不良反应也减少,使三相片选用者逐年增多。正确服用的避孕有效率接近100%。

2.用药方法

（1）复方炔诺酮片（避孕片1号）、复方甲地孕酮片（避孕片2号）自月经第5日起,每晚1片,连服药22日,一般于停药后2～3日出现撤药性出血,似月经来潮,于月经第5日（停药第8日）,开始服用下一个周期药物。

(2)复方去氧孕烯片、复方孕二烯酮片及炔雌酮环丙孕酮片自月经第 1 日起,每晚 1 片,连服药 21 日,停药 7 日后,开始服用下一个周期药物。

(3)三相片于月经第 1 日开始服药,每日 1 片,连服 21 日,其中第一相(第 1~6 片)共 6 片,第二相(第 7~11 片)共 5 片,第三相(第 12~21 片)共 10 片。

3.注意事项

(1)若服用单相片出现漏服,必须于次晨补服。若漏服 2 片,补服后要同时加用其他避孕措施;若漏服 3 片,应停药等待出血后开始下一周期用药。

(2)三相片中每一相的雌、孕激素含量,是根据女性生理周期而设定的不同剂量。服药时,注意每一相药物颜色,按照药物标记的顺序服药。

(二)复方长效口服避孕药

1.药物特点

复方长效口服避孕药是由长效雌激素——炔雌醇环戊醚(简称炔雌醚)和人工合成的孕激素配伍制成,主要有复方左旋 18 甲长效避孕片及三合一炔雌醚片。药物口服后被吸收,储存于脂肪组织中而缓慢释放,达到长效避孕作用。避孕有效率达 96%~98%。

2.用药方法

(1)三合一炔雌醚片于月经第 5 日服第 1 片,5 日后加服 1 片,以后按第一次服药日期每月 1 片。

(2)复方左旋 18 甲长效避孕片于月经第 5 日服第 1 片,第 25 日服第 2 片,以后每隔 28 日服 1 片。

3.注意事项

复方长效口服避孕药激素含量大,不良反应多,服药期间应注意观察不良反应,必要时应及时就医。

(三)探亲避孕药

1.药物特点

探亲避孕药也称速效避孕药,除 53 号避孕药含双炔失碳酯外,均为孕激素制剂或雌、孕激素复合制剂。常见的探亲避孕药包括炔诺酮探亲片、甲地孕酮探亲避孕片 1 号、炔诺孕酮探亲避孕片、53 号避孕药。探亲避孕药的优点是服用时间不受经期限制,任何一日开始服用均能发挥避孕作用,适用于短期探亲夫妇应用,避孕有效率达 98%以上。

2.用药方法

(1)于探亲前 1 日或当日中午起服 1 片,此后每晚服 1 片,至少连服 10~14 日。

(2)53 号避孕药于第一次性交后立即服 1 片,次晨加服 1 片,以后每日服 1 片,每月不少于 12 片。

3.注意事项

若探亲结束未服完 12 片,则需每日服 1 片,直至服满 12 片。

(四)复方避孕针

1.药物特点

(1)复方己酸羟孕酮注射液(避孕针 1 号),每支含己酸羟孕酮 250 mg 及戊酸雌二醇 5 mg。

(2)复方甲地孕酮注射液(美尔伊避孕注射液),每支含甲地孕酮 25 mg 及雌二醇 3.5 mg。

(3)复方庚炔诺酮避孕针(Mesigyna),每支含庚炔诺酮 50 mg 及戊酸雌二醇 5 mg。

(4)复方醋酸甲羟孕酮避孕针(月纳,Lunella),每支含醋酸甲羟孕酮 25 mg 及戊酸雌二醇 5 mg。复方避孕针克服了单纯孕激素引起的月经不规则,使月经紊乱的发生率明显降低。

2.用药方法

(1)于月经第 5 日肌内注射 2 支,以后在每月撤药出血开始的第 10~12 日肌内注射 1 支。

(2)于月经第 5 日及第 12 日各肌内注射 1 支,以后在每月撤药出血开始的第 10~12 日肌内注射 1 支。

3.注意事项

(1)使用复方避孕针应按时、按剂量注射药物,严格按照首次注射的时间和剂量及以后注射的间隔时间与剂量,以免避孕失败。

(2)长期应用需注意雌激素可能带来的危害,定时随访,必要时做妇科检查。

(五)单孕激素避孕针

1.药物特点

单孕激素避孕针主要有醋酸甲羟孕酮避孕针(狄波普维拉——DMPA)及庚炔诺酮避孕针,主要不良反应为月经紊乱。

2.用药方法

(1)醋酸甲羟孕酮避孕针(每支醋酸甲羟孕酮 150 mg),每隔 3 个月注射 1 次。

(2)炔诺酮庚酸酯避孕针(NET-EN),每支 200 mg,每隔 2 个月注射 1 次。

3.注意事项

严格筛选使用对象,用药期间注意注射时间和剂量。月经紊乱严重者,应及时就医。

(六)皮下埋植剂

皮下埋植避孕术是有效、可逆的节育方法之一。Norplant 皮下埋植剂所用的药物为单纯的左炔诺孕酮,不含雌激素。随时可取出,恢复生育能力快,不影响乳汁质量,使用方便。一旦埋植可避孕 5 年,有效率为 99.9% 以上。

1.药物特点

我国研制的皮下埋植剂为左炔诺孕酮(LNG)Ⅰ 型和 Ⅱ 型。Ⅰ 型由 6 支长 3.4 cm,直径为 0.2 cm 的硅橡胶囊组成。每支囊内装有左炔诺孕酮(LNG)36 mg,共计 216 mg。Ⅱ 型由 2 支长 4.4 cm,直径 0.24 cm 的硅橡胶与 LNG 均匀混合的棒状物组成。每支含 LNG 75 mg,共计 150 mg,现在主要使用 Ⅱ 型。皮下埋植剂的优点是不含雌激素,不影响乳汁质量,可用于哺乳期妇女;随时可取出,使用方便;取出后生育功能恢复迅速。

2.作用机制

皮下埋植剂是以硅橡胶为载体,按恒定的释放速率将孕激素释入血液循环,通过抑制排卵、改变宫颈黏液的黏稠度,阻止精子穿过,抑制子宫内膜的正常增殖反应而达到长期避孕目的。皮下埋植避孕剂后,Norplant 硅胶囊(棒)恒定缓慢地向血液循环中释放左炔诺孕酮,释放量 30 μg/24 h。在埋植 24 小时后即能起到避孕作用。皮下埋植剂避孕时间为 5 年,平均年妊娠率为 0.3/100 使用者。

3.应用方法

于月经第 1~7 天内,在上臂或前臂内侧用 10 号套针将硅胶囊埋入皮下(Norplant Ⅱ 型:两根型,每根含左炔诺酮 75 mg)。植入前常规进行身体检查及妇科、乳腺、B 超盆腔检查、血常规等项检测,结果正常者方可行埋植术。术后 3 个月随访一次,以后每年一次,共随访 4 年。

4.注意事项

皮下埋植剂的放置与取出,需由医院专科医师开展。术前应做好咨询,术后局部加压包扎止血1小时,然后解除加压,保持局部干燥清洁1周。

(七)阴道避孕环

1.药物特点

阴道避孕环(contraceptive vagi nal ring,CVR)的原理同皮下埋植剂,通过载体携带甾体激素避孕药,制成环状放入阴道,阴道黏膜上皮直接吸收药物,产生避孕作用。国内研制的硅胶阴道环,也称甲硅环,药芯外层为硅橡胶,外径4 cm,断面直径为4 mm,单纯释放孕激素,甲硅环内含甲地孕酮200 mg,每日可释放100 μg,1次放置可避孕1年,累积妊娠率约为2.4%。国外还有释放雌、孕激素的复合阴道避孕环(CCCR)。阴道避孕环可由妇女自行放、取,十分方便。

2.应用方法

(1)单纯释放孕激素的阴道避孕环于月经第1~5日放入阴道后穹隆或套在宫颈上,国产的甲硅环可连续使用1年。

(2)复方阴道避孕环于月经第1~5日放入阴道,放入后可连续使用21天,取出后撤退性出血,每月更换1次,使用期限因环而异。操作简单方便,可由使用者本人在家中完成。如果未在这5天内放入,在放入后的7天内有性行为则仍需其他避孕措施。

3.注意事项

若性交时感到不适,可取出阴道避孕环,性交后3小时内重新放入阴道。避孕环自然脱落时,可清洗后重新放入。

(八)经皮避孕贴片

1.药物特点

经皮避孕贴片是一种新开发的非口服激素避孕产品,目前仅有一种类型,是由美国研制的Ortho Evra(EVRA),于2001年由美国食品及药物管理局(简称FDA)批准使用。该贴片内含0.75 mg乙炔雌二醇(EE)和6 mg甲基孕酮(norelgestromin,NGMN),每日可释放EE 20 μg和NGMN 150 μg,血浆药物水平EE为25~75 pg/mL;NGMN为0.6~1.2 pg/mL,其主要活性代谢产物是快诺酮(norethisterone)。药代动力学研究显示,Ortho Evra有较高的稳态浓度和较低的药峰浓度,其乙炔雌二醇的曲线下面积(AUC)和平均稳态浓度较含35 μg乙炔雌二醇的口服避孕药高出约60%,而最高血药浓度则比口服避孕药低25%左右。Ortho Evra是一面积为20 mm² 肉色的正方形小贴纸,可分为3层,表层是一块防水的塑胶薄膜保护层,中间一层载有药物并具有黏性,最里层是底纸。

2.应用方法

经皮避孕贴片应贴于干净、干燥、完整的皮肤部位,如臀部、上臂、腹部、躯干部位(乳房以外),其中贴于腹部者药物的吸收水平较其他3个部位低约20%,但平均血浆浓度均在有效药物浓度范围内。贴片每周更换1次,连续使用3周,接着停用1周,要求在每周的同一天更换。日常的洗澡、游泳、运动甚至桑拿或者潮湿的环境都不影响其黏附性。如果在使用过程中出现贴片脱落现象,应尽快重新贴上。

3.注意事项

皮肤过敏或表皮剥脱等皮肤病者禁用;皮肤红肿、瘙痒或者被紧身衣服摩擦的地方避免使用;肥胖者慎用。

五、激素避孕药物不良反应及处理

(一)类早孕反应

1.临床表现

约 10% 妇女服药初期出现轻度食欲减退、恶心、头晕、困倦,甚至呕吐等类似早孕反应。

2.处理方法

轻者不需处理,坚持服药,2～3 个月后症状自行减轻或消失;重者可口服维生素 B₆ 10 mg,每日 3 次,连服 7 日。若治疗无效,可停药,更换制剂或改用其他避孕措施。

(二)阴道流血

1.临床表现

少数妇女服药期间出现不规则少量经间期阴道流血,称突破性出血。多因漏服、迟服(不定时服药)避孕药物所致,此外,可能与药片质量受损、服药方法错误及个体体质差异等因素有关。

2.处理方法

(1)点滴出血者,不需特殊处理。

(2)出血量稍多者,需每晚加服炔雌醇 1～2 片(0.005～0.01 mg),与避孕药同时服至 22 日停药。

(3)若阴道流血量如同月经量或流血时间接近月经期者,应当作为一次月经处理,停止用药,在流血第 5 日再开始按规定重新服药。重者也可考虑更换避孕药。

(三)月经过少或闭经

1.临床表现

1%～2% 妇女服药后出现月经量明显减少,甚至闭经。

2.处理方法

绝大多数经量过少或停经者,停药后月经能恢复正常。也可采取:①月经过少者可每晚加服炔雌醇 1～2 片(0.005～0.010 mg),与避孕药同时服至 22 日停药。②停药后仍无月经来潮且排除妊娠者,应在停药第 7 日开始服用下一周期避孕药,以免影响避孕效果。③连续发生两个月停经者,应考虑更换避孕药种类;若更换药物后仍无月经来潮或连续发生 3 个月停经时,应停药观察,等待月经复潮,及时就医,应查找原因。停用避孕药期间,需采取其他避孕措施。

(四)皮肤色素沉着

1.临床表现

少数妇女服药后颜面皮肤出现蝶形淡褐色色素沉着。

2.处理方法

不需治疗,多数妇女停药后色素可自行消退或减轻。

(五)体重增加

1.临床表现

少数妇女较长时期服用含第一代或第二代孕激素的避孕药后体重增加,与避孕药中孕激素成分减弱雄激素活性作用或雌激素引起水钠潴留有关。

2.处理方理

虽然体重有所增加,但不致引起肥胖,也不影响健康。一般不需治疗,可更换含第三代孕激素的避孕药。

（六）其他症状

偶有出现头痛、乳房胀痛、复视、皮疹或性欲改变等症状，可对症处理，严重者停药。

六、激素避孕药物远期安全性

（一）与肿瘤的关系

1.宫颈癌与乳腺癌

近年有关长期服用甾体激素避孕药是否增加宫颈癌与乳腺癌的发生率，一直存在争议，有待于进一步研究。

2.子宫内膜癌与卵巢癌

避孕药中所含孕激素可防止子宫内膜过度增生，对子宫内膜具有一定保护作用，长期服用复方口服避孕药能降低子宫内膜癌的发病率；研究显示，长期服用复方口服避孕药也能降低卵巢癌发生的风险性。

（二）与心脑血管疾病的关系

1.脑卒中及心肌梗死

低剂量甾体激素避孕药使心脑血管疾病发生的风险性降低，特别是对于年龄＜35 岁，无吸烟及无高血压史或服药期间血压正常的妇女，脑卒中及心肌梗死的发病率更低。但长期应用甾体激素避孕药可增加脑卒中及心肌梗死的发病率。

2.血栓性疾病

雌激素使凝血因子增高，应用较大剂量雌激素可引起血栓性疾病。通常认为雌激素每日的安全剂量应＜50 μg，目前国内应用的甾体激素避孕药雌激素含量在 30～35 μg，属于低剂量甾体激素避孕药，即使长期服用也不增加血栓性疾病的发病率。

（三）与生育和子代发育的关系

1.生育

约 80％长期服用甾体激素避孕药的妇女，于停药后 3 个月内恢复排卵，一年内恢复者达 95％～98％，表明长期服用甾体激素避孕药停药后不影响生育。

2.子代发育

服用甾体激素避孕药的妇女停药后妊娠，不增加胎儿畸形的发病率。应用长效甾体避孕药者，应停药 6 个月后妊娠更安全，胎儿健康和发育不受影响，也不增加出生缺陷的发病率。

（四）与机体代谢的关系

1.糖代谢

甾体激素避孕药中雌、孕激素成分及剂量，与糖代谢异常有一定关系。部分妇女长期应用甾体激素避孕药出现糖耐量降低，但空腹血糖值正常、尿糖阴性，停药后胰岛功能及糖耐量均恢复正常。

2.脂代谢

雌激素可使低密度脂蛋白（LDL）降低、高密度脂蛋白（HDL）升高，孕激素可使高密度脂蛋白降低。高密度脂蛋白增高可防止动脉硬化，对心脏和血管有保护作用，低密度脂蛋白作用相反。因此，有心血管疾病潜在因素（高龄、长期吸烟、高血压等）的妇女不宜长期服用甾体激素避孕药。

3.蛋白代谢

甾体激素避孕药对蛋白代谢的影响较小,停药后可恢复正常。

七、口服避孕药物保健指导

(1)保健人员告知服药者服用避孕药的不良反应。如体液潴留、体重增加、乳房触痛、头痛、阴道突然性出血、黄褐斑、真菌感染、痤疮、恶心、疲倦。如反应严重可考虑改换避孕药类型和剂量,以减轻不良反应。

(2)指导服用避孕药者,科学调理饮食。如多摄入富含 B 族维生素的食物(小麦、玉米、肝、肉类)及叶酸的食物。也需增加维生素 C、维生素 A 的摄入量。

八、随访

我国《计划生育技术服务管理条例》规定,保障公民的生殖健康权利,要保障公民对避孕方法的知情选择权,确保育龄群众得到安全、有效、适宜的避孕节育服务。《临床技术操作规范·计划生育学分册》等相关规范也要求在使用避孕药之前应进行健康筛查,使用避孕药之后应进行随访。本文旨在运用帕累托图了解我国农村地区已婚育龄妇女使用避孕药前的健康筛查和随访检查情况,为规范避孕药的使用和随访提供科学依据。

帕累托定律又名二八定律,由意大利经济学家、社会学家 Vilfredo paretov 于 19 世纪末提出,他发现自然界存在一种普遍的不平衡现象:关键的少数与次要的多数,即 80% 的价值来自于 20% 的因子。该定律目前广泛受到医疗研究者的青睐,该定律被引申为处理问题时需将有限的精力花在关键的少数上面,不要平均地分析处理问题。通过绘制帕累托图,将各个问题从最主要到最次要进行排序,从而为决策者制定有效的管理措施提供参考。

(一)资料与方法

1.评价内容

2009 年 1 月 1 日～3 月 31 日,在江苏、吉林、云南、广东四省,按照经济水平、卫生条件和计划生育工作基础差异选取有代表性的 10 个县/市,参照我国《临床技术操作规范·计划生育学分册》、《计划生育技术服务规范专集》和《计划生育技术服务质量管理规范》的要求,针对当地新使用避孕药的已婚育龄妇女,评价其避孕药使用前的健康筛查情况,包括体格检查(体温、脉搏、呼吸、血压、体重、皮肤、静脉曲张、乳房、视觉障碍、心、肺、肝、脾)、妇科检查(外阴、阴道、宫颈、子宫、附件)和辅助检查(宫颈细胞学检查、B 超检查),以及随访时的检查情况,包括体重、血压、乳腺检查、妇科检查和 B 超检查。

2.相关定义

本次评价中,将符合避孕药使用相对禁忌证的对象列为"高危",提示该妇女使用避孕药的风险较高,应加强随访,对其用药情况给予高度关注。

将对象第一次使用避孕药定义为"首次使用",曾经使用过避孕药定义为"再次使用"。

3.分析方法

利用 Excel 软件进行数据处理和帕累托图分析。

(二)结果

1.对象基本情况

本次评价最终收到来自于江苏、吉林、云南三省 6 个县/市的 74 份使用避孕药(针)健康筛查、首次登记和随访记录表。其中首次使用的有 27 人（36.49%），再次使用的有 47 人（63.51%）。74 名对象均为经产妇，年龄 21～44 岁，平均（34.21±5.12）岁。10 个高危对象分别为年龄 ≥40 岁（9 人）和高血脂（1 人）。对象所用避孕药涉及短效口服避孕药（左炔诺孕酮炔雌醇（三相）片 48 人、复方左炔诺孕酮片 7 人）和注射避孕针（复方庚酸炔诺酮注射液 17 人、复方甲地孕酮注射液 2 人）两大类。所有对象均至少完成 1 次随访，其中有 43 人（58.11%）随访了 2 次。仅有 3 人在随访中表示在使用过程中有不良反应发生，最终有 2 人因此停用避孕药（表 9-1）。

表 9-1 避孕药首诊登记和随访情况

项目	首次使用		再次使用		合计	
	例数/n	构成比/%	例数/n	构成比/%	例数/n	构成比/%
是	2	7.41	8	17.02	10	13.51
否	25	92.59	39	82.98	64	86.49
避孕药名称						
左炔诺孕酮炔雌醇（三相）片	10	37.04	38	80.85	48	64.86
复方庚酸炔诺酮注射液	11	40.74	6	12.77	17	22.97
复方左炔诺孕酮片	4	14.81	3	6.38	7	9.46
复方甲地孕酮注射液	2	7.41	0	0.00	2	2.70
1 次	27	100.00	47	100.00	74	100.00
2 次	9	33.33	34	72.34	43	58.11
不良反应						
有	1	3.70	2	4.26	3	4.05
无	26	96.30	45	95.74	71	95.95
使用情况						
续用	26	96.30	46	97.87	72	97.30
终止	1	3.70	1	2.13	2	2.70
合计	27	100.00	47	100.00	74	100.00

注：首次使用者中高危为年龄≥40 岁 2 例；再次使用者中高危为年龄≥40 岁 7 例，高血脂 1 例。首次使用者中副反应为头晕恶心 1 例；再次使用者中副反应为恶心 1 例，乳房胀痛、头晕、恶心、失眠 1 例。

2. 避孕药使用前健康筛查和随访中的问题分类

在 74 名对象的避孕药使用前健康筛查和随访过程中存在一些问题，本文将这些问题归为 5 类，并按照发生频数进行排序，分别计算其构成比和累计构成比（表 9-2）。

表 9-2 避孕药使用前健康筛查和随访中的问题

序号	项目	频数	构成比/%	累计构成比/%
1	随访时检查项目不全面	141	46.69	46.69
2	用药前健康筛查项目不全面	95	31.46	78.15
3	特殊对象未加强随访	56	18.54	96.69

续表

序号	项目	频数	构成比/%	累计构成比/%
4	用药不符合说明书要求	6	1.99	98.68
5	1次发药量过多	4	1.32	100.00
	合计	302	100.00	

3.帕累托图分析

以避孕药使用前健康筛查及随访中的问题类型为横坐标,以各类问题发生的频数(左侧)和构成比、累计构成比(右侧)为纵坐标,绘制帕累托图(图9-2)。

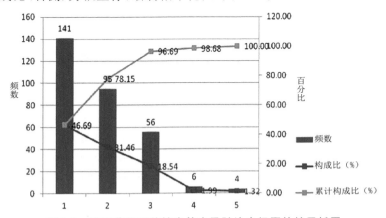

图 9-2 避孕药使用前健康筛查及随访中问题的帕累托图

通过帕累托图分析,进一步对问题的级别进行分类。帕累托图通常是根据累计构成比的不同,将问题按照重要性分别记为 A、B、C 三类。其中,累计构成比在 0%～80% 区间时,称为主要问题,记为 A 类;累计构成比在 80%～90% 区间时,称为次要问题,记为 B 类;累计构成比在 90%～100% 区间时,称为一般问题,记为 C 类。

在本研究中,避孕药使用前健康筛查及随访中存在的主要问题是用药前健康筛查和随访时检查项目不全面,一般问题是特殊对象未加强随访、用药不符合说明书要求和 1 次发药量过多(表 9-3)。值得注意的是,10 名高危对象在用药前筛查时均未做宫颈细胞学检查,6 人未做 B 超检查。此外,10 人随访了 1 次,8 人随访了 2 次,即有人(20%)未加强随访。随访中存在项目检查不全的有 15 人次,占 83.33%。

表 9-3 帕累托图问题级别分析

问题	项目(序号)	累计构成比区间/%	类型
主要问题	1、2	0～80	A 类
次要问题	—	80～90	B 类
一般问题	3、4、5	90～100	C 类

4.避孕药使用前健康筛查及随访中的主要问题

(1)随访时检查项目不全面随访记录中的 5 个检查项目在两次随访中均存在不同程度未检查的情况,其中妇科和乳腺 2 项检查在两次随访中未查的比例均较高,其累计项目漏查率分别为

66.67%和38.46%（表9-4）。

表9-4　随访中项目检查不全的情况

序号	未检查的项目	第1次随访		第2次随访		合计	
		例数/n	构成比/%	例数/n	构成比/%	例数/n	构成比/%
1	体重	1	1.35	1	2.33	2	1.71
2	血压	1	1.35	2	4.65	3	2.56
3	乳腺检查	26	35.14	19	44.19	45	38.46
4	妇科检查	45	60.81	33	76.74	78	66.67
5	B超检查	9	12.16	4	9.30	13	11.11
6	随访人数	74	—	43	—	117	—

（2）用药前健康筛查项目不全面　74名对象在用药筛查时均存在检查项目不全面的情况。除1人未测量血压外，检查不全的项目主要集中在辅助检查，包括74人均未做宫颈细胞学检查，另有21人未做B超检查。

5.避孕药使用前健康筛查及随访中的一般问题

（1）特殊对象未加强随访　包括在用药筛查时由于年龄≥40岁和高血脂作为避孕药使用的高危对象各1例，月经情况中痛经18例、经期不规则6例、经量多5例，处于哺乳期5例，以及用药后体重明显增加（≥5 kg）18例、主诉有恶心的副反应但未停药1例、乳腺检查有小叶增生1例。

（2）用药不符合说明书要求　包括5名哺乳期对象使用了复方庚酸炔诺酮注射液，1名年龄＞40岁的对象使用了复方左炔诺孕酮片。复方庚酸炔诺酮注射液说明书提示，该药未进行过关于在人乳汁中分泌的试验，对婴儿的影响尚不清楚，因而哺乳期妇女不宜使用；复方左炔诺孕酮片说明书提示，40岁以上妇女禁用。

（3）一次发药量过多　涉及2人共计4人次，均发生在同一地区，使用的药品均为左炔诺孕酮炔雌醇（三相）片。2人均在用药后1个月进行了1次随访，其中1人在首诊登记和随访中均一次性发放了10个月用量的药品，另1人在首诊登记和随访中均一次性发放了8个月用量的药品。

（三）讨论

计划生育是我国的基本国策，使用避孕药品是公民实行计划生育的基本方法和技术之一。在我国避孕药品作为非处方药进行管理，除计生系统免费发放外，个人也可通过药店、超市等途径购买。另外，我国育龄妇女使用避孕药的比例较低，但绝对使用人数庞大，并且避孕药不同于普通药品，是提供给有避孕需求的健康人群使用的。因此，实行避孕药品首诊登记制度和随访服务规范是对我国广大育龄妇女进行避孕方法知情选择、计划生育优质服务的充分体现和必然要求。

WHO依据个人特征和已知的已经存在的医学/病理情况，对避孕方法的适用情况进行了划分，明确了适当的随访对避孕药的使用有特别的益处。一项针对全球147个国家的调查也显示，口服避孕药在美国、加拿大、西欧等大部分发达国家是作为处方药进行管理的。在其他国家，口服避孕药虽然不是处方药，但使用前也需要对使用者进行健康筛查。

以美国为例，妇女在首次使用避孕药之前，医生必须向其说明药物的益处和风险，使用方法和注意事项。在对妇女进行健康筛查、了解病史、合并用药、进行体重、血压等检查合格后，方可确定为避孕药的使用对象。服药后需要对使用者进行随访,评估血压等相关问题,必要时再次给予用药指导;无特殊问题,方可提供后续 12 个月的避孕药物。在服药期间,鼓励妇女发生问题时及时就诊。

本文应用帕累托图法进行分析,依据发生的频数将避孕药使用前健康筛查和随访中的问题由高到低进行排序,然而这并不能代表各个问题在避孕药实际使用中的重要程度。一方面,本文结果发现避孕药使用前健康筛查和随访中的主要问题是健康筛查和随访时检查项目不全面,其他问题是特殊对象未加强随访、用药不符合说明书要求和 1 次发药量过多。高危对象在用药前筛查时均未做宫颈细胞学检查,20% 未加强随访,83.33% 在随访中检查项目不全面,提示在我国避孕药品的首诊登记和随访服务亟待规范。另一方面,本次评价中使用避孕药的对象均能够进行首诊登记,并至少完成 1 次随访,说明了在我国实施避孕药品首诊登记制度和随访服务规范的可行性。至于进一步完善和落实避孕药品首诊登记制度与随访服务规范的具体举措则有待深入探讨。

(王俊霞)

参 考 文 献

［1］张世叶.临床护理与护理管理［M］.哈尔滨:黑龙江科学技术出版社,2020.

［2］窦超.临床护理规范与护理管理［M］.北京:科学技术文献出版社,2020.

［3］王婷,王美灵,董红岩,等.实用临床护理技术与护理管理［M］.北京:科学技术文献出版社,2020.

［4］方习红,赵春苗,高莹.临床护理实践［M］.长春:吉林科学技术出版社,2019.

［5］赵安芝.新编临床护理理论与实践［M］.北京:中国纺织出版社,2020.

［6］蒙黎.现代临床护理实践［M］.北京:科学技术文献出版社,2018.

［7］王林霞.临床常见病的防治与护理［M］.北京:中国纺织出版社,2020.

［8］沈燕.实用临床护理实践［M］.北京:科学技术文献出版社,2019.

［9］程娟.临床专科护理理论与实践［M］.开封:河南大学出版社,2020.

［10］张文燕,冯英,柳国芳,等.护理临床实践［M］.青岛:中国海洋大学出版社,2019.

［11］彭旭玲.现代临床护理要点［M］.长春:吉林科学技术出版社,2019.

［12］尹玉梅.实用临床常见疾病护理常规［M］.青岛:中国海洋大学出版社,2020.

［13］姜永杰.常见疾病临床护理［M］.长春:吉林科学技术出版社,2019.

［14］管清芬.基础护理与护理实践［M］.长春:吉林科学技术出版社,2020.

［15］孙彩粉,李亚兰.临床护理理论与实践［M］.南昌:江西科学技术出版社,2018.

［16］万霞.现代专科护理及护理实践［M］.开封:河南大学出版社,2020.

［17］刘有林.实用临床护理实践［M］.哈尔滨:黑龙江科学技术出版社,2018.

［18］任潇勤.临床实用护理技术与常见病护理［M］.昆明:云南科技出版社,2020.

［19］吴欣娟.临床护理常规［M］.北京:中国医药科技出版社,2020.

［20］孙平.实用临床护理实践［M］.天津:天津科学技术出版社,2018.

［21］吕巧英.医学临床护理实践［M］.开封:河南大学出版社,2020.

［22］徐宁.实用临床护理常规［M］.长春:吉林科学技术出版社,2019.

［23］孙丽博.现代临床护理精要［M］.北京:中国纺织出版社,2020.

［24］赵倩.现代临床护理实践［M］.北京:科学技术文献出版社,2019.

［25］池末珍,刘晓敏,王朝.临床护理实践［M］.武汉:湖北科学技术出版社,2018.

［26］张铁晶.现代临床护理常规［M］.汕头:汕头大学出版社,2019.

[27] 周英,赵静,孙欣.实用临床护理[M].长春:吉林科学技术出版社,2019.

[28] 邵小平,杨丽娟,叶向红,等.实用急危重症护理技术规范[M].上海:上海科学技术出版社,2020.

[29] 黄俊蕾,赵娜,李丽沙.新编实用临床与护理[M].青岛:中国海洋大学出版社,2019.

[30] 伍海燕,贺大菊,金丹.临床护理技术实践[M].武汉:湖北科学技术出版社,2018.

[31] 许家明.实用临床护理实践[M].北京:中国纺织出版社,2019.

[32] 张俊花.临床护理常规及专科护理技术[M].北京:科学技术文献出版社,2020.

[33] 王绍利.临床护理新进展[M].长春:吉林科学技术出版社,2019.

[34] 刘淑芹.综合临床护理实践[M].北京:科学技术文献出版社,2020.

[35] 明艳.临床护理实践[M].北京:科学技术文献出版社,2019.

[36] 李伟,尚文涵,冯晶晶,等.护理人员常见职业暴露监测与防护指标的构建[J].中国护理管理,2023,23(1):6-11.

[37] 曾聪.基于护理信息能力培养的中职信息技术基础课程混合式教学改革与实践[J].卫生职业教育,2023,41(8):43-46.

[38] 李馨宇,姚春艳,肖清.预见性护理程序的临床应用现状[J].全科护理,2022,20(25):3476-3479.

[39] 黄晨,潘红英,庄一渝,等.医院护理信息应急体系的构建及效果评价[J].护理与康复,2023,22(2):53-56.

[40] 高晔秋,刘娟.信息化技术在基础护理技术实训教学中的应用[J].医药高职教育与现代护理,2023,6(1):22-25.